Maximilian Medlitsch

HERZ ÜBER INS ABENTEUER

Max Medlitzsch

Herz über ins Abenteuer

Was ein bayrischer
Wirtschaftsjournalist mit
33 Heilern
in Indien erlebt

SAN ESPRIT
VERLAG

IMPRESSUM

Maximilian Medlitsch,

»Herz über ins Abenteuer – Was ein bayrischer Wirtschaftsjournalist mit 33 Heilern in Indien erlebt‹«

1. Auflage 2024

Umschlaggestaltung: Manuela Herbert, Leon Seipel, Christian Schulz

Umschlagfotos: Annette Müller, Werner Dück, Stock Foto

Lektorat: Gotlind Blechschmidt, Barbara Decker

Layout, Satz, Bildbearbeitung: Tom Groß, allgraphix.de

ISBN: 978-3-943099-33-1

San Esprit GmbH & Co KG, Seestr.2, 83119 Obing, info@san-esprit.de

www.san-esprit-verlag.de

SAN ESPRIT
VERLAG

Inhalt

VORWORT

Ich lasse mich in den maroden Sitz fallen und atme richtig tief durch. Der Bus setzt sich in Bewegung, rund 40 übereinandergestapelte Reisende werden von den ersten Schlaglöchern durchgeschüttelt. Alle lachen! Dieser Moment im Bus ist für mich überwältigend. Die ersten sehr aufregenden Stunden des Camps liegen hinter mir und die enorme Anspannung fällt von mir ab. Endlich kann ich einmal an etwas anderes denken, als an den Ablauf des Camps oder an meine Mutter im Krankenhaus. Ich sehe mich um und blicke in strahlende Augen, höre fröhliches Lachen und das eine oder andere belustigte Kreischen, wenn es durch ein besonders tiefes Loch in der Straße geht, rundum freudestrahlende, gelöste und begeisterte Gesichter. In diesem Moment realisiere ich erst so richtig: Wir sind 40 Leute in Südindien, in ›unserem‹ Bus, die gemeinsam zum Mittagessen chauffiert werden.

Zwick mich – ist das wirklich wahr? Ja, es ist kein verrückter Traum, sondern Realität. Ja! Aber ich kann es trotzdem kaum fassen. Während einer der englischsprachigen amazinGRACE®

Ausbildungen, die ich regelmäßig auf Mallorca durchführe, war eine Teilnehmerin aus Indien auf die Idee gekommen, ein paar Heiler von uns würden nach Indien reisen und dort kostenlose amazinGRACE-Sitzungen geben. Toller Gedanke, hatte ich mir gedacht, und einfach mal per E-Mail in unserem Netzwerk angefragt, wer von den Schülern und Absolventen der Heilerschule eventuell mitreisen wollte.

Der Ansturm war geradezu überwältigend gewesen. Und am Ende konnten wir tatsächlich nicht alle mitnehmen, die gerne mit dabei gewesen wären.

Und nun sind wir hier, zusammen in diesem Bus. Der Journalist Maximilian Medlitsch und Autor dieses Buches, steht bestens gelaunt und scherzend in der Tür und muss aufpassen, dass er wegen der Schlaglöcher nicht mit dem Kopf an das Dach knallt. Das Camp hat bereits begonnen. Ich frage mich, was er wohl erfahren und schreiben wird. Die ersten Wunderheilungen sind bereits schon geschehen. Die Rührung und die Freude aufseiten der Heiler, Menschen auf diese Weise zu helfen und zu heilen, innerhalb eines solch unbeschreiblichen Abenteuers, eingebettet in eine förderliche Gemeinschaft, ist für mich überwältigend spürbar. Die Freude und das Staunen gehen mir sprichwörtlich unter die Haut. Ich fühle mich, als wäre ich inmitten Gottes eigener Familie.

Ein ganzer Bus voller bunt gemischter Heiler in Hochstimmung! Wir sind keine normalen Touristen, sondern Abenteurer, die im Außen helfen und dadurch sich selbst im Inneren unglaublich nahekommen. Jeder Einzelne hat an diesem ersten Vormittag schon eine Heilung bewirkt und dadurch den eigenen Wert unmittelbar erlebt und erfahren. Dankbarkeit ist spürbar. Eine Dankbarkeit, die berauscht, mit dabei zu sein bei dieser Reise – einer heiligen, heilenden Reise. Es sollte eine lebensverändernde Reise werden, auf der der Gebende zum Empfangenden wird. Wir sollten die wohl größte Dankbarkeit und Achtung von den Menschen empfangen, die uns zur Heilung aufsuchten. Doch das wussten wir an diesem Mittag alles noch nicht. Wir waren Abenteurer auf einem Road Trip in die Dankbarkeit.

Ich bin unendlich dankbar dafür, dass ich dieser »Schnapsidee« gefolgt bin, dass ich leichten Sinnes genug war, dieses Wagnis einzugehen, und für all die ungeahnten Belohnungen, die ich dafür erhalten habe. Mein Dank an alle Unterstützer, ganz besonders an jene, die wir heilen durften, wird mich für immer begleiten.

Die Geschichten in diesem Buch sind Tatsachenberichte. Es sind die Beobachtungen eines Journalisten, der selbst kein Heiler ist und deshalb eine neutrale Sicht auf die Dinge hat, nur das ein oder andere Mal durch die Brille der Begeisterung und seiner phänomenal guten Laune eingefärbt.

Es macht mir sehr viel Freude, mittels dieses Tagebuchs die ereignisreiche Zeit im Camp rückblickend nochmals zu erleben, und zwar durch die Augen eines weitgehend objektiven Beobachters. Max' Eindrücke berühren mich zutiefst, weil dadurch meine eigene Wahrnehmung bestätigt und fundierter wird.

Was bleibt zu sagen? Herzlichen Dank für diesen wundervollen Bericht. Dieser spiegelt unsere große Freude, Euphorie und Dankbarkeit wider.

Gemeinsam haben wir viel Licht in viel Dunkles gebracht und für so manch einen eine endlose Nacht in helllichten Tag verwandelt.

Annette, »Neti« Müller

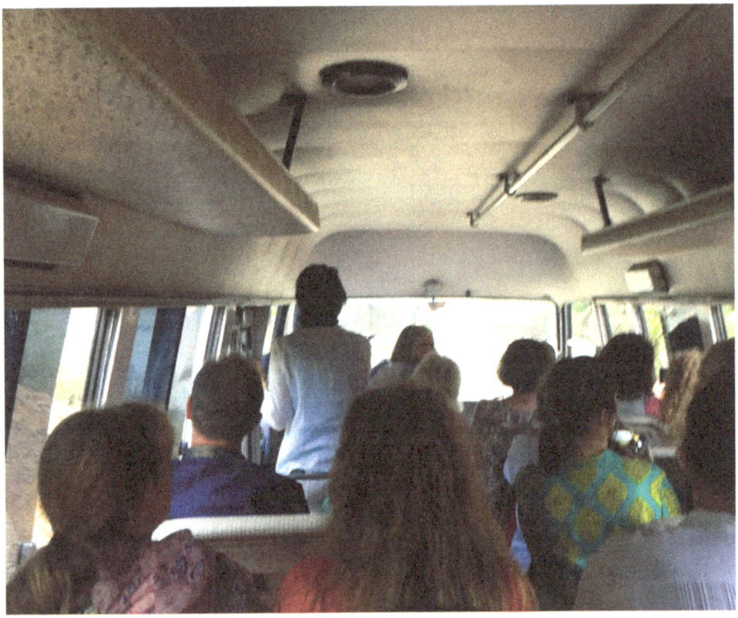

EINLEITUNG

Als ich das erste Mal mit Annette Müller in Kontakt kam, konnte ich mir im Traum nicht vorstellen, wohin das alles führen würde. Meine Tätigkeit als Journalist umfasste zu diesem Zeitpunkt überwiegend die Ressorts Politik und Wirtschaft. Trotzdem schrieb ich einen Artikel über einen befreundeten Unternehmer, der eine gemeinnützige Initiative in Indien starten wollte. Anlass für ihn war seine Lippen-Kiefer-Gaumenspalte. Er selbst hatte das Glück, in einem Land aufzuwachsen, dessen medizinische Versorgung ihm einen operativen Eingriff ermöglichte, durch den diese angeborene Fehlbildung behoben werden konnte. Dieses Glück haben Kinder in vielen Teilen der Welt nicht, darunter Indien, wie er mir im Rahmen des Interviews mitteilte. Für sie wollte er sich starkmachen. Ich muss vermutlich nicht darlegen, wie berührend diese Geschichte ist. Zumindest für mich persönlich, und sie ist definitiv emotionaler als der Bericht über die neuen gesetzlichen Regelungen zur gewerblichen Drohnennutzung, den ich im Anschluss verfasste.

Weitreichende Folgen sollte der Artikel bewirken, als ihn Annette Müller las. Über den befreundeten Unternehmer suchte sie den Kontakt zu mir, und ich war neugierig, worauf das hinauslaufen würde. Bereits wenige Wochen nach unserem ersten Treffen berichtete sie mir von ihrem ambitionierten Vorhaben, ein Healing Camp in Indien durchzuführen. Schon früher hatte mich die Internationalität von Annette Müllers Unternehmensgruppe beeindruckt. Herausragend ist ihr Werdegang.

Annette Müller wurde 2004 bei einem Unfall unheilbar verletzt. Durch das energetische Heilen fand sie zu neuer Lebenskraft und entwickelte ihre eigenen Heilmethoden. Auch gründete sie die erste stationäre Klinik für energetisches Heilen und die daran angeschlossene Heilerschule ÉCOLE SAN ESPRIT. Annette Müller gilt als Deutschlands erfolgreichste Botschafterin für das energetische Heilen und bemüht sich erfolgreich um ein Miteinander von moderner Schulmedizin und energetischem Heilen. Im September 2019 wurde sie für diesen Brückenbau mit dem Mind-Change-Award ausgezeichnet.

Ihre Heilmethoden unterrichtet sie auch in englischer Sprache auf Hawaii, in Kalifornien und auf Mallorca. Doch mit einer so großen Gruppe von Heilern nach Indien zu reisen, sollte definitiv ein neuer Höhepunkt sein, selbst für Annette Müller. Als sie mich dann auch noch fragte, ob ich mitkommen wolle, um die Reise dokumentarisch zu begleiten, musste ich nicht lange überlegen. Was für eine großartige Gelegenheit! So weit weg zu fliegen und dort ein Reisetagebuch über das Wirken von 33 Heilern schreiben. Das klang doch mal spannend, wenngleich ich mir in keiner Weise vorstellen konnte, was mich erwartete.

Ich selbst bin ja weder Geistheiler noch hatte ich je mit dem energetischen Heilen in meinem bisherigen Leben als Wirtschaftsjournalist irgendwelche Berührungspunkte gehabt. Ich musste zunächst recherchieren, was darunter überhaupt zu verstehen war. Inzwischen bin ich absolut überzeugt, auf der Basis von Ergebnissen, die ich beobachtet habe. Ich habe gesehen wie Menschen, zuvor gekrümmt und langsam laufende über Neunzigjährige, plötzlich einen Stepptanz hinlegten und Treppen in Windeseile bestiegen. Dabei bin ich unglaublich froh, dass ein Kameramann all das Unglaubliche für einen Dokumentarfilm festgehalten hat. Niemals hätte ich ansatzweise gedacht, meine Sichtweise derart zu verändern. Ich glaube an wissenschaftliche Fakten. Doch was ist Wissenschaft eigentlich? Fragt man einen Experimentalphysiker, so wird dieser antworten: »Alles, was ich messen kann.«

Nun, ich kann die Heilerfolge sehen und ich kann sie auch messen. Genau das hat eine Studie vor Ort gemacht, die Ergebnisse gemessen, und das bisweilen mit einem sehr guten Ergebnis. Ist der Zeitpunkt also nicht mehr weit, bis energetisches Heilen auch wissenschaftlich anerkannt ist? Und sind Annette Müller, das großartige SAN ESPRIT-Team und die vielen Schüler und Absolventen demnach nicht eigentlich Pioniere im Auftrag der Wissenschaft? Das wird die Geschichte in den kommenden Jahrzehnten zeigen. Solch ein Paradigmenwechsel wäre nicht der erste in der Historie der Medizin. Ich für meinen Teil konnte mir meine fundierte Meinung an den Hunderten von Heilerfolgen bilden, die ich mit eigenen Augen sah, und ich bin bei weitem kein leichtgläubiger Mensch. So ganz verstehe ich noch nicht, wie es funktioniert, aber ich weiß, *dass* es funktioniert.

Doch auch jenseits dieser bewusstseinserweiternden Momente war das Healing Camp eine außerordentliche Erfahrung. Es ist eine Geschichte von 33 Helden, pardon, ich meine natürlich Heilerinnen und Heilern. Ihr selbstloser Einsatz und ihr Glaube an das Gute sind für mich wahrhaftig inspirierend, so wie dies für viele Hundert Menschen in Pondicherry lebensverändernd war. Hatte ich zunächst noch Bedenken, wie die Heiler wohl auf einen Journalisten reagieren würden, der sie auf Schritt und Tritt begleitete, nahmen sie mich ab dem ersten Tag in ihrer Mitte auf. Dafür danke ich euch! Wir haben gemeinsam Wundervolles erlebt, gelacht, geweint und an so manchem Abend zusammen getrunken und getanzt.

Wenn ich zurückblicke, denke ich an die vielen wundervollen Gespräche, den Spaß, den wir hatten und welche Ehre es mir war, euch zu begleiten! Ihr seid unglaublich, und ich danke jedem Einzelnen für die inspirierende Zeit.

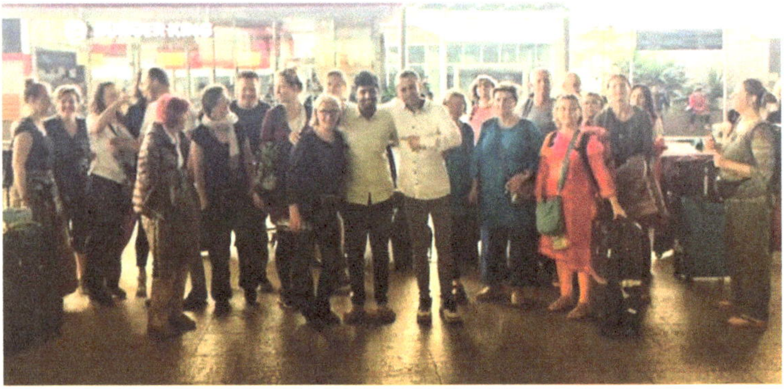

Wir Abenteurer am Flughafen

WIE ALLES BEGANN

Seinen Anfang nimmt das ambitionierte Projekt im Mai 2016, während Annette Müller auf Mallorca amazinGRACE, ihre Methode des energetischen Heilens, in englischer Sprache unterrichtet.

Eine Inderin, extra aus Mumbai angereist, bringt den Stein ins Rollen. Von ihren Heilerfolgen inspiriert, entsteht in ihr der Wunsch, die Heilmethode zurück nach Indien, zu den Wurzeln, zu bringen und mit zwei oder drei Heilern dort Kranke zu heilen. Als sie diesen Vorschlag Annette Müller unterbreitet, ist diese hellauf begeistert.

Die SAN ESPRIT-Gründerin hat seit jeher ein besonderes Verhältnis zu Indien, studierte dort die vedischen Schriften und bezeichnet den Subkontinent als ihre spirituelle Heimat. Noch am selben Abend fragt sie innerhalb ihres Netzwerks von Schülern und Absolventen an, wer Interesse an einer solchen Reise hätte. Die Resonanz ist überwältigend. Innerhalb kürzester Zeit erhält sie 53 Anfragen für die Indienreise. Aus organisatorischen Gründen muss jedoch die Anzahl der

Interessenten reduziert werden, denn Annette Müller weiß, dass die indische Infrastruktur den Anforderungen der Logistik nicht gewachsen ist und die unzureichenden Strukturen das Projekt gefährden können.

Schon im Februar des darauffolgenden Jahres reiste die Gründerin von SAN ESPRIT nach Pondicherry, um das Projekt vorzubereiten. Dort lernte sie Prof. Dr. Prabhat Poddar kennen. Der berühmte Architekt, der unter anderem den bekannten Oneness-Tempel in Varadaiahpalem geplant hat, bekundete seine Unterstützung. Ein wunderbarer Mentor für das Unterfangen! Vor Ort erkundete Annette Müller zunächst die Umgebung, besichtigte Hotels für die Heiler und Hallen für das Camp. Auch das Einholen erster Genehmigungen bei Ämtern und Ärzten stand auf dem eng getakteten Zeitplan der Initiatorin.

Im Mai 2017 zeigte sich, dass das Projekt unter einem guten Stern stand. Die renommierte Wirbelsäulenexpertin Dr. med. Cordelia Schott, die zu diesem Zeitpunkt die Ausbildung absolvierte, kündigte ihre Zusammenarbeit mit Annette Müller an. Gemeinsam sollte eine Schmerzstudie während des Healing Camps durchgeführt werden, um die Wirksamkeit der amazinGRACE-Methode zu erforschen.

Inzwischen hatte auch Hollywood-Regisseur Emmanuel Itier, mit dem Annette Müller seit 2016 Filmprojekte durchführt, sein Interesse an einer dokumentarischen Filmbegleitung bekundet. Vor Ort ist Filmer Werner Dück im Einsatz, der von seiner Freundin Isabella Hayder begleitet wird. Sie und Annette Müllers Tochter, die Schauspielerin Gwenn Wunderlich alias Anya Gwenn Müller, unterstützen ihn.

Mit dabei sind Robin Johnson, die Managerin für Annette Müllers englischsprachige Einsätze, und Melanie Endres supportet die Administration. Im Herbst 2017 wird das Team noch um mich als Journalisten ergänzt, der die Erlebnisse in einem Reisetagebuch festhält.

Um einen reibungslosen Ablauf der Indienreise zu gewährleisten, reiste Annette Müller bereits am 20. Dezember 2017 nach Indien und traf abschließende Vorbereitungen. Hilfreich zur Seite stand ihr Annette Bokpe, die am 27. Dezember anreiste. Zur besseren Unterscheidung der beiden Annettes findet Annette Müllers spiritueller Name Neti Verwendung.

Der Rest der Delegation reiste in der darauffolgenden Woche an. Offizieller Beginn des Camps war der 6. Januar 2018.

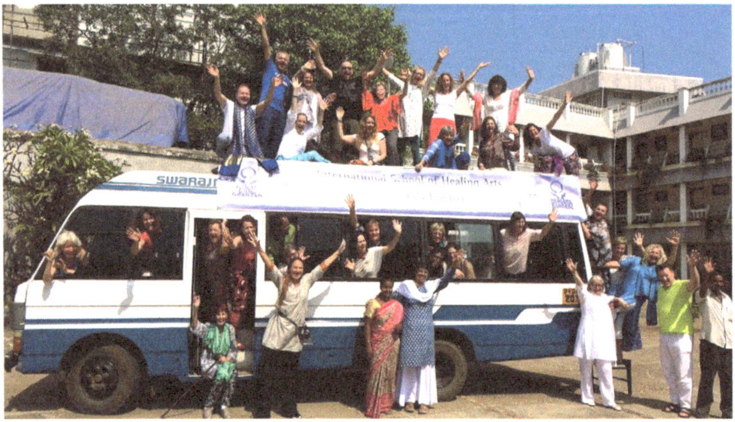
SWARAJ

Samstag, 30. Dezember:
Ein holpriger Start

In wenigen Tagen ist es also so weit, die große Indienreise steht an, zusammen mit den ›Heilern ohne Grenzen‹. Noch empfinde ich alles als surreal. Indien, die Heiler, ein Healing Camp. Ich kann es kaum erwarten, doch noch sind es einige Tage bis zur Abreise. Annette Müller ist bereits dort. Heute um 20 Uhr sind wir zum Telefon-Interview verabredet. Ein Blick auf die Uhr verrät, dass der Zeitpunkt gekommen ist. Es klingelt pünktlich.

»Hallo Max! Grüß dich! Na, wie geht es dir, bist du schon aufgeregt?«, eröffnet sie mir enthusiastisch das Gespräch. Das schätze ich sehr an der SAN ESPRIT-Gründerin. Sie hat stets ansteckend gute Laune.

»Hallo Neti, schön von dir zu hören. Mir geht es gut, ich bin schon sehr neugierig auf unsere Reise. Wie laufen die Vorbereitungen in Indien, hattest du eine gute Anreise?«, frage ich sie.

Neti hält kurz inne, dann antwortet sie: »Eine Katastrophe. Als ich nach einer gefühlten Ewigkeit um drei Uhr nachts in Chennai gelandet bin, sollte mich eigentlich ein Fahrer abholen und in das wenige Stunden entfernte Pondicherry bringen. Leider war der Fahrer nicht vor Ort, als ich ankam. Ich wartete, aber er kam einfach nicht. Am nächsten Tag habe ich dann erfahren, dass er dachte, ich würde erst um 15 Uhr ankommen, und so hat er die Nacht stattdessen im Bett verbracht«, scherzt Neti gewohnt locker.

Das bewundere ich an ihr. Sie denkt positiv und ist optimistisch, bleibt in stressigen Situationen entspannt und lässt sich nicht aus der Ruhe bringen.

»Wie ging es weiter?«, frage ich neugierig.

»Naja, irgendwie habe ich mir dann doch noch eine Fahrgelegenheit besorgt. Allerdings war es eine recht abenteuerliche Autofahrt. Sei gespannt auf Indien, Max!«, entgegnet sie mir und ich spüre, dass sie am anderen Ende der Leitung gerade schmunzelt.

»Wie meinst du das?«, hake ich etwas verunsichert nach.

»Sagen wir so, ich habe mir selbst verboten, aus dem Fenster zu sehen.«

»Bitte was!?«, frage ich verwirrt.

Dann beginnt die reise- und lebenserfahrene Annette Müller damit, mir die indische Infrastruktur zu schildern. Das Straßenbild ist von Hunderten von Menschen erfüllt, die sich chaotisch ihren Weg bahnen, und zwar zu jeder Tages- und Nachtzeit. Marode Straßen. Wellblechhütten. Absolutes Verkehrschaos ohne erkennbare Regeln.

»Und dann war da noch dieser Mann, der mitten auf der Autobahn an der Leitplanke stand. Plötzlich kam ihm ein verbeulter, alter Bus entgegen, der kurz langsamer wurde. Dann ist der Mann einfach in das fahrende, nennen wir es Vehikel, reingesprungen. Unfassbar!«, bringt sie die Situation auf den Punkt.

»Am Hotel angekommen«, fährt sie fort, »keine Reaktion seitens der Belegschaft. Also musste ich erst einmal vor der verschlossenen Türe warten. Nach weiterem Hin und Her konnte ich dann gegen sechs Uhr morgens ins Hotel, aber nicht in mein Zimmer. Das klappte dann erst gegen Mittag. Alles in allem ... typisch Indien.

Aber halb so wild, ich habe es mir am Pool gemütlich gemacht und dort eine Runde gedöst.«

Bunt, chaotisch, laut! So in etwa habe ich mir Indien immer vorgestellt. Die Vorstellung ist eine Sache, die Realität allerdings eine andere. Ich weiß noch genau, wie schockiert ich im Alter von etwa fünf Jahren war, als mein Vater mich zu meinem zweiten Auslandsurlaub mitnahm, abgesehen von Österreich. Wir waren auf Kreta, und die Zustände dort haben mich zumindest einmal verwirrt.

Zugegeben, ich kannte zu diesem Zeitpunkt nur München, Tegernsee und Wien, da war Kreta schon etwas anderes. Trotzdem war es ein toller Urlaub. Aber genug des gedanklichen Abschweifens. Wie denn nun der erste Eindruck ist, möchte ich von Neti wissen.

»Indien ist unglaublich laut«, setzt sie ihren Bericht fort. »Ernsthaft, es ist einfach immer ohrenbetäubend laut. Warte ...«, sagt die SAN ESPRIT-Gründerin, während sie ihr Hotelzimmer verlässt.

Beim Betreten des Balkons vernehme ich sofort laute Hupgeräusche, krächzende Vögel und viele weitere Eindrücke, die ich nicht so recht einzuschätzen vermag.

»Wow, das ist wirklich sehr laut!«, bestätige ich.

»Und dabei bin ich noch in einer der ruhigeren Gegenden«, scherzt sie trocken.

Ob man sich daran gewöhnt? Damals hatte ich noch keine Vorstellung davon, dass die wahre Herausforderung nicht der Lärm, sondern der Geruch sein würde.

»Wie laufen denn die Vorbereitungen?«, möchte ich von ihr wissen.

»Gut, aber es ist sehr viel zu tun. Die Hotels der Delegation checken, Gespräche mit Ärzten vor Ort, Treffen mit den ortsansässigen Schreinern, um die benötigten Massagebänke zeitgerecht in Empfang zu nehmen, Besprechung mit Star-Architekt Prabhat Poddar, der uns vor Ort unterstützt, und das ist nur die Agenda für morgen. Aber ich bin mir sicher, dass hier alles gut organisiert sein wird, wenn ihr ankommt!«

Egal was sie macht, sie macht es hundertprozentig und mit vollem Engagement. Das konnte ich in dem Jahr, das ich Neti nun kenne, beobachten.

»Ja und wie ist es sonst so, die Landschaft, die Architektur?«, frage ich sie neugierig.

»Es ist auf jeden Fall ein echter Kulturschock. Hier fühlst du dich wie auf einem anderen Planeten, auch wenn Pondicherry sehr gepflegt ist. Es ist eine ehemalige französische Kolonie. Für indische Verhältnisse ist es hier relativ modern und man trifft viele westliche Ausländer. Das wesentliche Problem in

Indien ist die Infrastruktur, es gibt kaum sichere Wege und Straßen. Das ist teilweise sehr gefährlich. Zudem gilt es, den Linksverkehr zu beachten«, erklärt die auslandserfahrene Heilerin, nicht ohne auch noch über das herausragende Essen zu schwärmen: »Die Küche hier ist übrigens phantastisch. In deinem Hotel gibt es jeden Tag ein hervorragendes französisches Frühstück, mittags und abends wirst du mit Köstlichkeiten der indischen Küche verwöhnt. Das wird dir gefallen.

Außerdem wird die ›Tea Time‹ in Indien geradezu zelebriert. Hier wachsen fantastische Sorten.«

Nach diesem Gespräch habe ich Feuer gefangen. Ich lasse die Bedenken hinter mir und möchte mich überraschen lassen. Zum Abschied bringt die Initiatorin der ›Heiler ohne Grenzen‹ noch einmal zum Ausdruck, wie sehr sie sich auf das Projekt sowie meine Teilnahme freut. Mir geht es genauso. Ich kann es kaum mehr erwarten. In ein paar Tagen ist es endlich so weit.

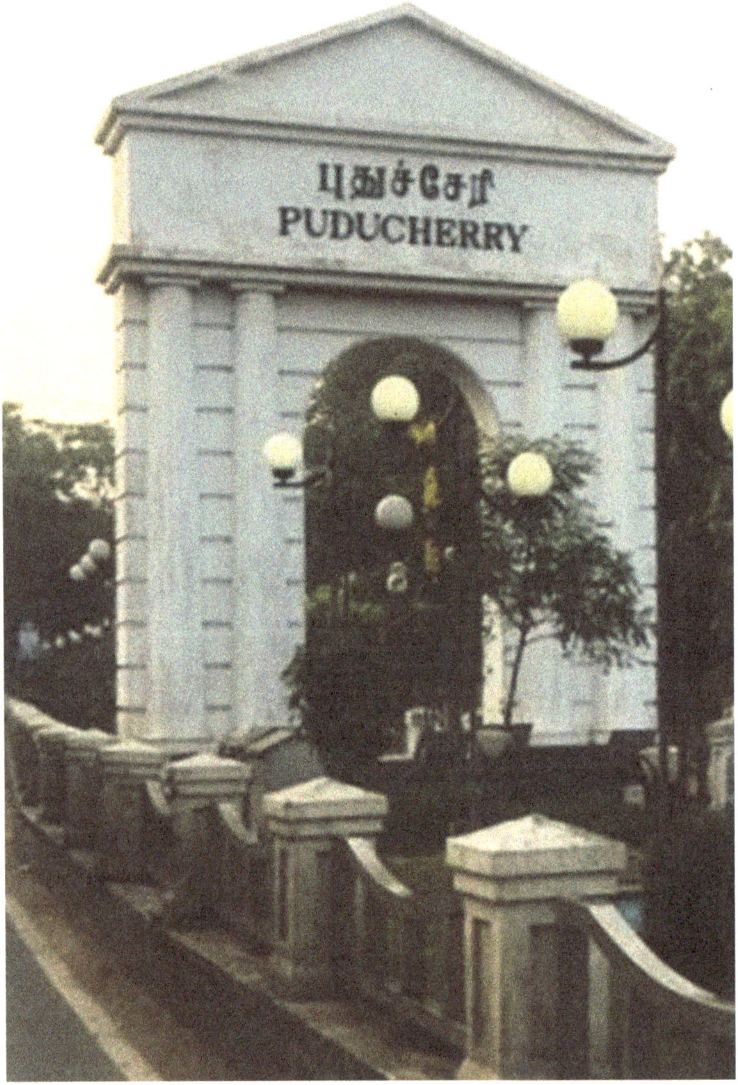

 Das Tor zur Stadt

Montag, 1. Januar 2018: Die Welt auf dem Weg nach Pondicherry

Na, da hat sich 2018 ja etwas sehr Schönes ausgedacht, ich weiß nicht so recht, was ich von einem Jahr halten soll, das mit einem Montag beginnt. Glücklicherweise verzichtete ich am gestrigen Silvesterabend auf den Genuss von Alkohol – und so fühle ich mich blendend.

Während mich die Sonnenstrahlen durch den Vorhang meines Südbalkons wecken, suche ich mein Handy und schalte es ein. Dutzende neue Nachrichten aus unserer Healing Camp WhatsApp-Gruppe, die chronologisch von »Guten Rutsch!« bis hin zu »Frohes Neues!« reichen.

So viele neue Menschen, das bereitet mir ein wenig Bauchschmerzen. Ich lebe gerne zurückgezogen, stehe ungern selbst im Mittelpunkt und genieße auch am liebsten das Wochenende allein mit einem guten Buch. Nun habe ich 14 Tage vor mir, in denen ich rund um die Uhr begleitet werde, oder vielmehr bin ich derjenige, der begleitet. Wie das wohl sein wird? Um das soziale Miteinander zu fördern, texte ich zum vermutlich zweiten Mal in die Gruppe:

»Frohes Neues!« Dazu einen Link mit einem VPN-Client. Der ist im Ausland sehr wichtig. Dort ist man die meiste Zeit auf mehr oder weniger öffentliches drahtloses Internet, kurz WLAN, angewiesen. Dass Hacker alles mitschneiden können, was wir dort virtuell tun, wissen die wenigsten. Ich gehe immer auf Nummer sicher! Kurz darauf antwortet mir eine Eva-Maria mit den Worten »Danke, Maximilian«.

Zu diesem Zeitpunkt wusste ich noch nicht, wie sehr mir diese Dame mit ihrer geraden, herzlichen Art in Indien ans Herz wachsen würde. Wenige Stunden später erhalte ich dann, der WhatsApp-Gruppe sei Dank, sogar ein Bild von Eva und ihrer Gefährtin Marianne.

Die beiden Damen kommen aus Wien, haben sich während der Ausbildung an der École SAN ESPRIT kennengelernt und senden ihre Grüße aus dem Airport Hotel, also sind die ersten Heiler ohne Grenzen schon in den Startlöchern, während ich immer noch mit dem Packen beschäftigt bin und an der Auswahl verzweifle. 36 Grad!

Das ist ordentlich, denke ich mir, während mein Blick aus dem Fenster auf den Schnee im Garten schweift. Was darf ich auf keinen Fall vergessen? Habe ich auch wirklich alles dabei?

Vorsichtshalber lasse ich meine Kontaktlinsen in Deutschland, denn die Augen sind empfindlich für Infektionen. Falls dem Wasser aus der Leitung nicht zu trauen ist, sollte ich mir vielleicht besser nicht mehrmals täglich ins Auge fassen. Ja, ich weiß, ich bin ein Viren-Phobiker mit ausgeprägtem Vollsyndrom. Stets weiß ich, welche kritischen Kontaktflächen ich seit dem letzten Händewaschen berührt habe. Richtig schlimm war das alles, als ich noch ein kleiner Junge war. Meine Mutter musste mich quasi mit Gewalt vom Waschbecken fernhalten. Im Winter platzte meine Haut sogar an den Händen auf, wegen des vielen Händewaschens mit anschließendem Gang hinaus in die Kälte. Damals gab es Handcreme kombiniert mit Baumwollhandschuhen, um sie über Nacht einwirken zu lassen. Aus dem kindlichen Waschzwang resultierte schließlich ein bewusstes Interagieren mit meiner Umwelt. Man kann darüber denken, was man will ..., aber ich kann mich nicht erinnern, in den letzten Jahren irgendwann einmal krank gewesen zu sein, trotz Grippewellen und einer Norovirus-Epidemie an meiner damaligen Schule, die deshalb sogar vom Gesundheitsamt geschlossen werden musste. Warum erzähle ich das?

Nun ja, auch wenn ich mein Verhalten im Gegensatz zu früher nicht mehr als zwanghaft einstufen würde, so ist Indien dennoch eine ganz persönliche Herausforderung für mich hinsichtlich meines Bedürfnisses nach Hygiene. In diesem Kontext hatte ich ein wirklich tolles Gespräch mit Heilerin und Bestsellerautorin Annette Bokpe, die bis zu ihrer Scheidung eine waschechte afrikanische Kronprinzessin gewesen war und während der Indienreise eine geschätzte Freundin werden sollte. Sie ist eine dieser inspirierenden Begegnungen, für die ich sehr dankbar bin, doch dazu später mehr. Als ich sie, wie einige andere der Mitreisenden, vorab interviewte, fiel das Thema auf meine Bedenken. Aus meinem kleinen Hygienetick machte ich kein Geheimnis, und so amüsierte sie sich köstlich darüber, dass der Aufenthalt eine Grenzerfahrung für mich werden würde. Danke, Annette! Genau das habe ich gebraucht. So in etwa bewertete ich zutiefst sarkastisch ihre Anmerkung am Telefon. Doch dann zeigte sie mir anhand ihrer jahrelangen Erfahrungen in Entwicklungsländern auf, wie sehr mich diese Erlebnisse persönlich weiterbringen würden.

Sie muss es wissen. Nachdem sich der Kronprinz von Allada in sie verliebt hatte, heirateten die beiden und Annette wurde Prinzessin. Dies führte unter anderem zu dem Erlebnis, dass ihr eine vollautomatische Kalaschnikow an den Kopf gehalten wurde, um sie auszurauben. Ich liebe ihre Geschichten. Und ihre Weisheit. Der Austausch mit ihr hatte mir bereits einen neuen Blickwinkel eröffnet. Trotzdem bleiben die Kontaktlinsen daheim, da lasse ich nicht mit mir reden. Dieser Entschluss geht natürlich zulasten meiner Eitelkeit, ich hasse es, eine Brille zu tragen. Nun gut, alle Klamotten sind eingepackt sowie Arbeitsmaterial und Hygieneartikel.

Überraschenderweise lässt sich der Koffer wider Erwarten schließen. Sehr gut, dann nur noch alles ins Auto tragen ... geschafft. Während ich draußen den Wagen einräume, fange ich angesichts der eisigen Kälte an, mich nach Indien zu sehnen. Wow, 36 Grad Celsius und Sonnenschein. Sehr angenehm im Winter. Morgen dann, denke ich mir, und nehme zunächst noch mit meinem warmen Wohnzimmer vorlieb. Ich habe mir wirklich Sorgen gemacht, dass ich meine ganzen Sachen nicht in den Koffer bekommen würde. Hat doch ganz gut geklappt so weit. Und jetzt mache ich es mir gemütlich. Oh! Ich habe das Moskitonetz vergessen. Also noch einmal raus zum Auto, Koffer wieder in die Wohnung, umräumen, überlegen, was ich daheimlassen muss; das Netz nimmt mit seiner Drahtfassung viel Platz ein, doch es ist ein unverzichtbarer Begleiter in Indien.

So, jetzt aber: Das Packen ist endgültig geschafft!

Jetzt noch ein letztes Mal ins Fitnessstudio, bevor es losgeht. Ich kann es immer noch nicht fassen, dass ich bald am Strand spazieren werde, in einem weit entfernten Land. Meine Freunde kommen nicht aus dem Staunen heraus, als ich es ihnen bei einem gemeinsamen Abendessen berichte.

Ja, das Leben als Journalist hat auch seine Vorzüge. Den Begriff »Lügenpresse« kennt in Indien wahrscheinlich niemand. Fairerweise muss ich sagen, dass ich derartige Bezeichnungen für meinen Berufsstand nur aus dem Fernsehen vernehme. Bei uns im schönen Oberbayern sind viele Dinge weitgehend in Ordnung.

Jetzt ist es 21 Uhr: Es ist der Abend vor der Abreise. Einen letzten Blick werfe ich in die WhatsApp-Heilergruppe, bevor ich mich schlafen lege. Ein gewisser Martin Kälin verkündet, dass die Schweiz, damit meint er seine Nationalität, auch an Bord sei, und schickt einige Bilder vom Flughafen, unter anderem den Abschied von seinen bezaubernden Kindern.

Auch Martin wird mir im Zuge der Reise seine Lebensgeschichte offenbaren. Es ist die eines ehemaligen Rohstoffmanagers, eine sehr harte Branche mit bedenklichen Praktiken. Er wird während des Camps vollends zum Heiler werden und zu sich selbst finden. Seine Erzählungen sind mir bis heute eingehend im Gedächtnis. Ich will nun wirklich nicht zu viel verraten oder den Spannungsbogen übertrieben aufbauen, aber die Menschen, denen ich im Zuge meiner journalistischen Begleitung während der Indienreise begegnen und die ich kennenlernen durfte, sind allesamt außergewöhnliche Persönlichkeiten. Und es erfüllt mich mit einem gewissen Stolz, ihre Geschichten erzählen zu dürfen.

Gegen 22 Uhr abends, ich bin schon fast eingeschlafen, klingelt das Telefon. »Wer ruft denn jetzt an?«, frage ich mich etwas verwirrt. Der Blick aufs Handy zaubert mir ein Grinsen ins Gesicht: Annette Müller live aus Indien. Sicher ein letztes Update. Augenblicklich hellwach gehe ich ans Telefon:

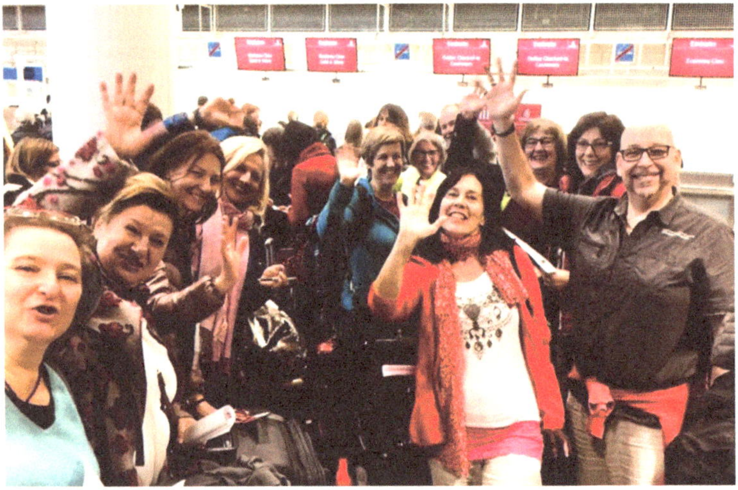

So früh am Flughafen München, mit so guter Laune

»Hey, Neti, na wie geht's?«

Sofort folgt die euphorische Antwort:

»Hey, Max, du bist aber gut gelaunt. Und ich dachte, du schläfst vielleicht schon. Ich bin total aufgeregt und kann das Ganze noch nicht wirklich fassen. In Kürze ist es so weit, aber ich glaube es erst, wenn ihr alle da seid.« Ja, da ist etwas dran. Auch für mich ist die Situation äußerst surreal.

»Also, meine Koffer sind gepackt«, entgegne ich ihr voller Vorfreude.

»Das ist super, ich freue mich riesig. Es ist alles vorbereitet. Jetzt fehlt nur noch ihr. Mena und Sonya aus den USA und Annette Bokpe sind bereits hier, und wir waren schon schwimmen im Pool.«

Das hört sich ziemlich gut an. Habe ich doch eine falsche Vorstellung von unserem Reiseziel?

»Wow, ein Pool? Das hört sich herrlich an. Gut, dass du das noch sagst. Dann packe ich schnell noch meine Badehose ein«, entgegne ich ihr.

»Ich glaube, du würdest da nicht rein wollen«, folgt die ernüchternde Antwort aufs Wort.

»Warum das?«, frage ich nach.

»Es riecht sehr stark nach Chlor und um uns herum lauern krächzende Krähen. Das hat durchaus etwas von einem Stephen King-Roman. Ich wollte heute noch entspannen, bevor es dann losgeht, aber die starrenden Krähen lassen einem keine Ruhe. Fürchterlich!«

Okay, aber das entspricht doch ziemlich genau meinen Vorstellungen von unserem Reiseziel.

»Und erst diese unaufhörlichen Hupgeräusche im Hintergrund. Das ist wirklich heftig«, merke ich an.

»Oh ja, aber die höre ich inzwischen gar nicht mehr. Stimmt, es hupt die ganze Zeit. Ich bin gespannt, was dich mehr überwältigt – der Geruch oder die Geräusche«, entgegnet sie trocken.

Klasse. Etwas sarkastisch antworte ich: »Du weißt wirklich, wie du Vorfreude weckst.«

Dann legt sie noch einen oben drauf: »Hey, ich habe doch noch überhaupt nichts über die Hygiene hier berichtet.«

Eine Minute lang folgt kein Wort meinerseits. Dann die Nachfrage:

»Max? Bist du noch dran?«

Es vergehen noch einige Sekunden, ehe ich antworte.

»Ja. Ich glaube schon«. Natürlich war das nur ein Spaß, wenngleich mit wahrem Kern.

Dann folgen aufbauende Worte von der Initiatorin des Healing Camps: »Aber jetzt mal im Ernst, das wird ein tolles Abenteuer. Ich kann es nach wie vor einfach überhaupt noch nicht fassen, dass das jetzt alles Realität wird. Es ist ein Traum, der nun wahr wird. Wir konnten in den vergangenen Jahren gemeinsam so vieles erreichen, doch das ist ein neuer Höhepunkt. Max, dieser Trip wird dein Leben verändern!«

Davon bin ich überzeugt. Die Reise ist schon jetzt etwas Besonderes für mich: »Ich kann es kaum erwarten. So weit war ich noch nie außerhalb meiner Komfortzone, aber ich freue mich unglaublich darauf. Ich kann mir allerdings noch überhaupt nicht vorstellen, was mich dort erwartet.«

»Also eines kann ich dir schon mal verraten, es erwartet dich großartiges Essen. Pondicherry ist außerdem ein wunderschöner Ort, hier wird es dir auf jeden Fall sehr gut gefallen. Und ich kann dir noch etwas versprechen. Wir werden jede Menge Spaß haben.«

Gute Antwort. »Darauf wette ich!«, entgegne ich enthusiastisch, »Hast du noch letzte Tipps für mich?«

Dann überlegt sie kurz, bevor es wie aus der Pistole geschossen kommt: »Führe so viele Interviews, wie es nur geht! Fange die Stimmung und die Emotionen aller Mitreisenden ein. Dieser Trip wird sie verändern. Wenn du mit deinen Worten und Werner Dück mit seiner Kamera die Stimmung schon am Flughafen einfangt, wird das großartig. Ganz wichtig ist mir dabei deine neutrale Sicht auf die Ereignisse.«

Das bekomme ich hin. »Apropos Veränderung ... Hat Indien dich denn verändert?«, will ich von ihr wissen.

Ohne lange nachdenken zu müssen antwortet sie: »Selbstverständlich! Mein erstes Mal in Indien war der wichtigste Aufenthalt in meinem gesamten Leben, weil ich hier erlebt habe, wie gut es mir eigentlich geht. Armut im Fernsehen ist etwas komplett anderes, als über arme Menschen hinweg auf dem Bürgersteig gehen zu müssen.

Menschen, für die es ein Luxus ist, einen Karton als Unterkunft zu besitzen. Das hat mir verwöhnter West-Göre den Kopf richtig zurechtgerückt. Als Teenager, der in gehobenen Verhältnissen groß geworden ist, war das ein einschneidendes

Erlebnis. Das hat viel in mir verändert«, gibt die gebürtige Hessin preis.

Da spricht sie etwas Wesentliches an. Ich finde es toll, wie offen sie mir aus ihrem Privatleben erzählt. Meine Arbeit wird das um einiges leichter machen, und das Buch interessanter.

»Da sprichst du etwas wirklich sehr Interessantes an. Ich glaube, das wird uns allen guttun, mir selbst sicher auch. Ich lasse mich jetzt einfach mal überraschen. In jedem Fall ist meine Vorfreude auf das Abenteuer kaum zu toppen. Jetzt muss ich nur noch die Nacht herumbringen, und dann geht es los!«

Nachdem mir Neti noch liebe Grüße und eine sichere Reise wünscht, beenden wir das aufschlussreiche Gespräch. Es wird mir nun immer stärker bewusst, welchen lebensverändernden Charakter solch eine Reise in sich birgt. Wird Indien auch mich verändern?

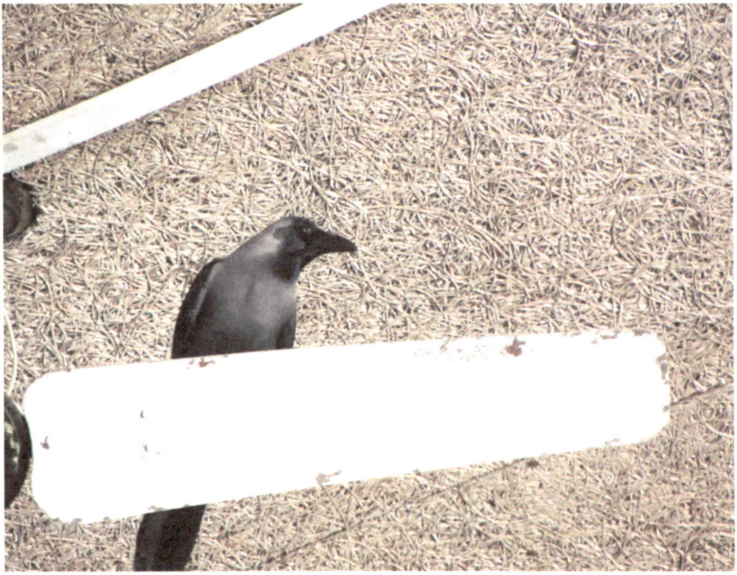

Dienstag, 2. Januar 2018: Niemals: Das lasse ich mir doch nicht entgehen!

Es ist sehr früh, als ich an diesem Morgen aufstehe. Normal brauche ich ewig, um aus dem Bett zu kommen. Unter 30 Minuten Wake-up-Time geht bei mir überhaupt nichts. Noch einmal umdrehen, vor sich hindösen. Die ersten freiwerdenden kognitiven Ressourcen nutze ich, um den Fernseher einzuschalten und Nachrichten zu hören, wie jeden Morgen.

Doch nicht so heute. Ich wache 15 Minuten vor dem Weckton auf, hoch motiviert wie lange nicht mehr – INDIEN ruft! Jetzt geht es also wirklich los. Sogleich springe ich aus meinem Bett und unter die Dusche. Zum vielleicht ersten Mal in meinem jungen Leben fange ich unter ebendieser zu singen an. »In the jungle, the mighty jungle, the lion sleeps tonight ...« Immer noch summend ziehe ich mich an und mache mich für die Fahrt zum Flughafen fertig.

Das erneute Schleppen meines Koffers (ich habe die Badehose trotzdem eingepackt) betrachte ich als morgendlichen Work-out. Endlich habe ich mein Auto erreicht, die Ankunft am Flughafen München wird in 50 Minuten sein, das Parken meines Wagens mit einkalkuliert –, die Zeit läuft und die Reise wird immer realistischer. Dabei klingelt mein Smartphone schon seit 5 Uhr morgens im Minutentakt. Die WhatsApp-Gruppe der Heiler ohne Grenzen hält alle über die individuelle Anreise der Teilnehmer auf dem Laufenden, die ersten schicken Fotos von ihrer nahenden Ankunft am Flughafen München, von dem aus die Gruppenreise startet. Es entwickelt sich eine einzigartige Euphorie, denn alle wissen, bald geht's los. Auf nach Indien! In die weite Ferne! Als ich kurz nach 8 Uhr morgens die Eingangshalle des Flughafen Münchens betrete, sehe ich auf meinem iPhone schon die erste besorgte Nachricht: »Maximilian? Bist du da?« Sie stammt von

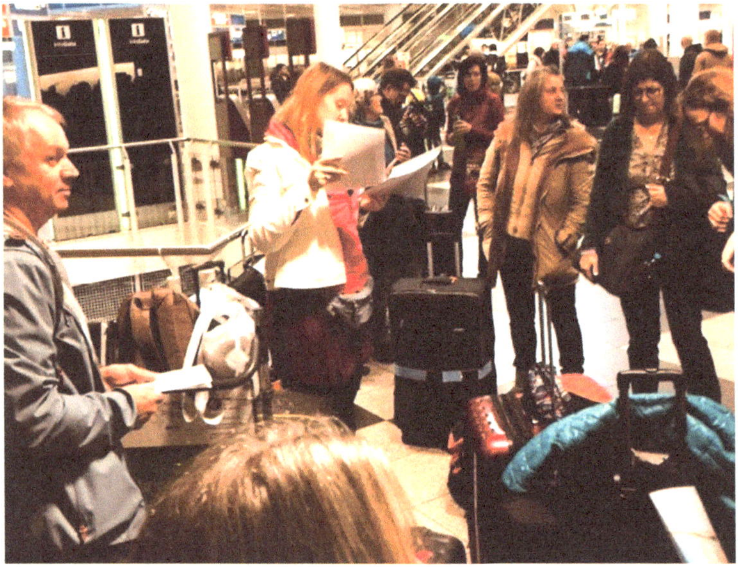

Angi prüft, ob alle da sind

einer gewissen Angelika Höhne, die mir in den letzten Tagen sehr behilflich war, als es um organisatorische Fragen ging.

Noch bevor ich antworten kann, gleich ein Anruf von Neti Müller aus Indien: »Max, bist du schon auf dem Weg?«

Ich sage ihr, dass ich gerade am Flughafen angekommen bin.

»Puh, na da bin ich aber erleichtert. Ich hatte schon Sorge, du kneifst doch noch in letzter Sekunde und kommst nicht.«

Schmeichelhafte Aufmerksamkeit, so früh am Morgen. Um auch die besorgte Angelika zu beruhigen, schicke ich ein Foto von der Reisegruppe, die ich soeben erblicke, per WhatsApp.

»Wir dachten schon, du drückst dich«, entgegnet mir Annette Bokpe prompt schriftlich.

»Niemals – das lasse ich mir doch nicht entgehen!«

Endlich in der Reisegruppe angekommen – ich kannte den Großteil der Mitreisenden bislang nicht – erblicke ich zuerst Thomas Krack. Den hatte ich wenige Tage zuvor interviewt und dabei sehr viel Spaß gehabt.

»Wir Männer müssen zusammenhalten. Ein paar gesellige Abende mit ein paar Bierchen sind ja sicher drin.« Von wem diese Aussage stammt, lasse ich an dieser Stelle offen. Dass unter uns ein gewisser Konsens besteht, liegt auf der Hand. Doch zu den Abenteuern des ›Wolfsrudels‹, wie ich das Gespann aus Thomas Krack, Gerhard Neugebauer und meiner Wenigkeit kurzentschlossen benenne, ebenfalls an anderer Stelle mehr.

Jetzt müssen zuerst die übrigen Strapazen des Fernreisens gemeistert werden. Die Koffer müssen fernreisetauglich gemacht werden (dabei fällt mir ein, dass ich immer noch Thomas' Gepäckband habe, das er mir freundlicherweise ausgeliehen hat).

Nachdem der Koffer aufgegeben wurde, folgt die Passkontrolle. Dort muss ich einer bildhübschen, aber überraschend kritischen Bundespolizistin erklären, wie ich es geschafft habe, zwei Personalausweise zu verlieren. Die sind wirklich sehr gründlich. Nachdem ich scherzhaft versichere, dass ich künftig weniger schlampig sein werde, darf ich die Kontrolle passieren. Und dann geht alles ganz schnell. Security Check, der Weg zum Gate, das Einsteigen ins Flugzeug, in wenigen Minuten werden wir starten.

Eine freundliche Dame setzt sich neben mich. Nachdem wir ein wenig geplaudert haben, stellt sich heraus, dass sie ebenfalls ein Mitglied der SAN ESPRIT-Delegation ist und nach Indien reist. Zugegeben, die Wahrscheinlichkeit war durchaus hoch bei so einer großen Gruppe, doch noch kenne ich bisher die wenigsten. Einer von ihnen ist Gerhard Neugebauer, den ich auch schon interviewt hatte. Kurz vor dem Abflug wuselt er sichtbar nervös in Richtung Toilette. Stimmt, da war was, er mag das Fliegen nicht so gerne. Während ich die meiste Zeit beim Fliegen tief und fest schlafe, denn ich habe einen hervorragenden Schlaf, konnte er während des Fluges kein Auge zumachen, wie er mir später berichten wird.

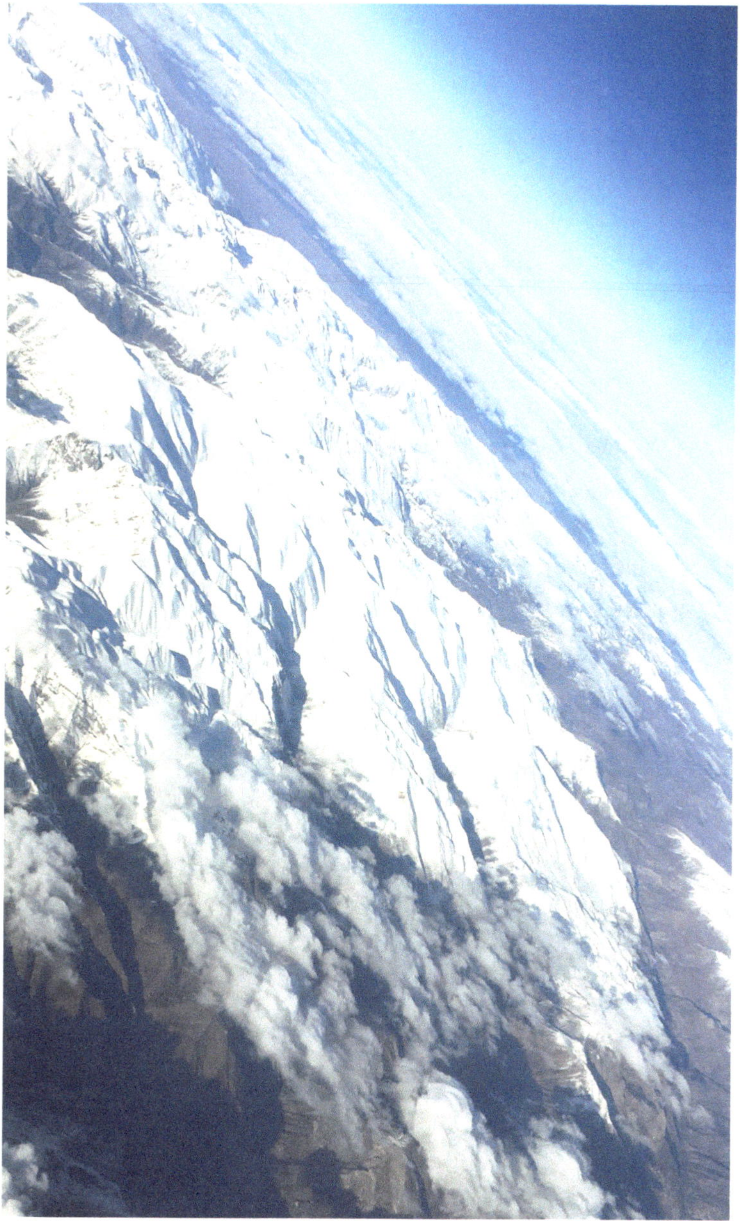

Taurus-Gebirge, Türkei

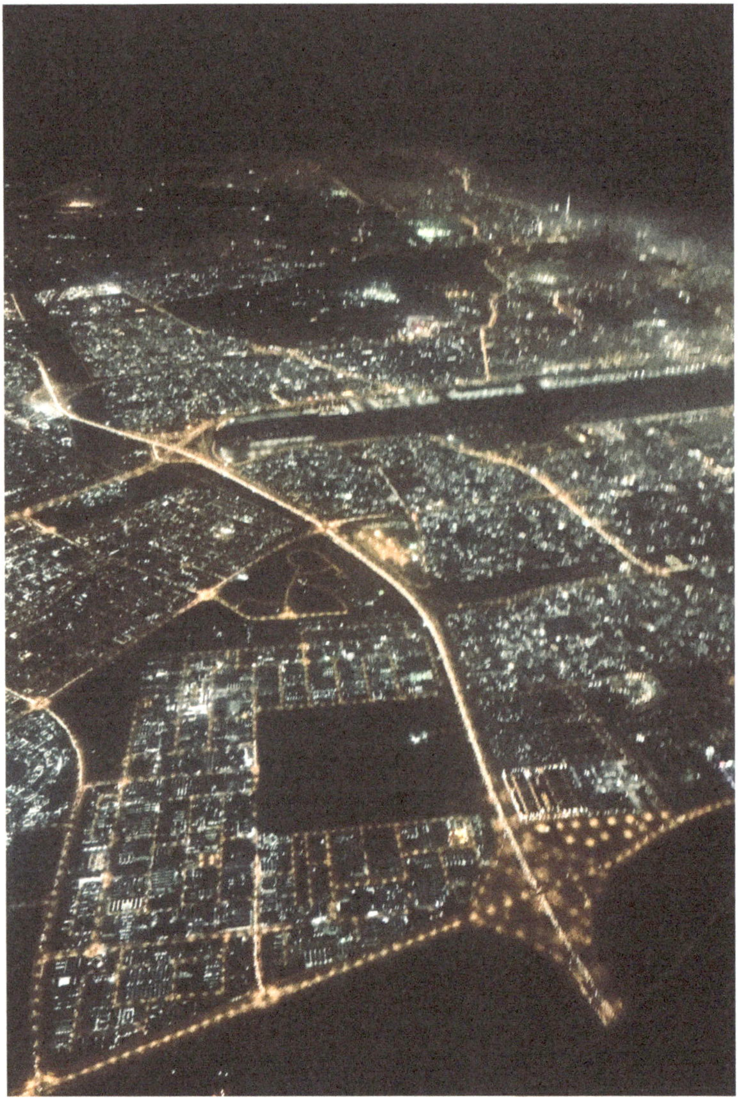

 Landeanflug Dubai

Wie erwartet, schlafe ich bald ein. Als ich wenige Stunden später wach werde, fliegen wir gerade über das atemberaubend schöne Taurus-Gebirge der Türkei. Nachdem ich die ersten Eindrücke des Aufbruchs in die Ferne eifrig in mein MacBook getippt habe, fallen mir erneut die Augen zu. Ich bin wie gemacht fürs Fliegen.

Als wir gegen Abend den Persischen Golf erreichen, erstrahlt Dubai in seiner vollen Pracht. Ich habe noch nie ein derart eindrucksvolles Panorama einer Metropole gesehen. Schon von Weitem blinken die Lichter der Stadt, es ist gigantisch.

Die aus dem Nichts geschaffene Stadt macht mir in diesem Moment den Einfluss des Menschen auf die Umwelt erst so richtig bewusst. So weit das Auge reicht, hell leuchtende Straßenzüge, Hochhäuser und die klar umrissenen Konturen einer Retortenstadt. Noch vor wenigen Jahrzehnten gab es hier nichts als Sand und Wüste, heute erstreckt sich dort ein imposantes Monument menschlicher Ingenieurskunst und Technik. Sofort fällt auf, dass selbst die fernen Autobahnen hell beleuchtet sind. Die dunklen Flecken der Wüste wirken aus dem Flugzeug wie riesige Seen und Teiche.

Länger als gedacht dauert der Landeanflug über das Emirat, er kommt einem inszenierten Sightseeing-Flug gleich, oder einer Machtdemonstration. Seht her – das ist Dubai!

Nachdem wir bei der Zwischenlandung das Flugzeug verlassen haben, flaniere ich alleine durch den riesigen Flughafen von Dubai. Dieser wurde seit seiner Errichtung 1960 imposant ausgebaut und ist mit einer Fläche von 1400 Hektar und mehr als 88 Millionen Passagieren jährlich der drittgrößte der Welt. Über 90.000 Beschäftigte kümmern sich hier um den reibungslosen Ablauf. Dubai ist eine Stadt der Hyperlative.

Kaum vorstellbar, dass derzeit bereits der zweite, noch größere Flughafen in Dubai entsteht. Dieser soll dann endgültig der größte der Welt werden und dem Emirat die Vormachtstellung im internationalen Luftverkehr sichern. Ich bin schon von diesem hier überwältigt. Überall Lichter, Multikulti und hochmoderne Gebäudekomplexe.

Schnell macht sich trotz der guten Verpflegung an Bord bei mir Hunger breit und ich suche mir einen sympathischen irischen Laden, der schmackhafte Clubsandwiches anbietet. Ich erkenne in einer Gruppe aus drei Leuten Mitreisende der San Esprit-Delegation wieder und bitte sie, Platz zu nehmen und mir Gesellschaft zu leisten.

Während des Gesprächs stellt sich ein Verdacht, den ich seit kurzem hege, als richtig heraus. Der angesehenste Steuerberater meiner Heimatstadt, dessen Kanzlei ich selbst kenne, ist Heiler ohne Grenzen.

Da er mich noch nicht persönlich kennt, kann ich der Versuchung nicht widerstehen, mir einen kleinen Spaß mit ihm zu erlauben. Die meisten der Gruppe hatten bereits von dem mitreisenden Journalisten gehört, entsprechend ging im Zuge unseres Tischgesprächs auch der ein oder andere Scherz auf meine Kosten. Klar, über Stereotype kann man gut ins Gespräch kommen. Doch die Rache folgt zugleich.

Ich kündige deshalb meine mysteriösen Fähigkeiten an. »Ihr

seid vielleicht Heiler, aber ich habe auch mentale Kräfte.«

Ich bitte also, vermeintlich zufällig, den Herrn Steuerberater mir nicht zu erzählen, was er denn arbeitet, er solle sich bitte seinen Arbeitsplatz genau vorstellen, im kleinsten Detail. An dieser Stelle sei erwähnt, dass alle Mitreisenden aus verschiedenen Teilen Deutschlands, Österreichs und weiteren Ländern kommen und er nicht damit rechnen konnte, dass ich die kleine unbedeutende Stadt in unserem Landkreis, in dem er arbeitet, genauestens kenne. Ich schließe die Augen und meine, er solle nun gedanklich aus dem Fenster schauen und für sich behalten, was er im Geiste sehe.

»Ich sehe einen Platz, einen Marktplatz mit den Ständen eines Bauernmarktes. Und eine Kirche, da steht eine große Kirche«, rufe ich höchst konzentriert.

Im ersten Moment sind alle völlig verdutzt und schauen ungläubig. Eine der Frauen fragt ihn, ob das denn nun stimme, was er bestätigt. Dann fragt er mich, ob ich im Vorfeld zu seiner Person recherchiert hätte. Ich löse das Ganze amüsiert auf und wir stellen fest, wie viele gemeinsame Bekannte wir haben. Übrigens auch den befreundeten Unternehmer, der mich und Neti ›zusammengebracht‹ hat. Was für ein Zufall! Viele meiner Unternehmerfreunde sind seit Jahren seine Mandanten.

Er ist eine Koryphäe im Steuerrecht und postet auf Facebook Videos, in denen er wechselnde Themen erläutert. Zudem ist er ein überzeugter und passionierter Heiler, wie wir noch erkennen werden. Irgendwie passt das für mich nicht wirklich zusammen, aber es gefällt mir immer wieder herauszufinden, dass entgegen der öffentlichen Meinung das energetische

Heilen nicht zwingend ein Sammelbecken für weltfremde Esoteriker ist. Nein, unter ihnen gibt es sogar renommierte Steuerberater; mal ernsthaft, was liegt denn noch weiter von diesem Klischee entfernt? Vielleicht ein Rohstoffmanager aus der Schweiz? Doch dieser ergänzt das Team der Heiler ohne Grenzen ebenfalls.

Zwar war ich auch vor der Reise kein Mensch, der allzu viel auf Vorurteile und Schubladendenken gab, immerhin sollte man als Journalist aufgeschlossen sein als Voraussetzung für dieses Metier –, doch nach dieser Reise kann ich endgültig versichern, dass der Schein oftmals trügt. Und wie fatal es ist, Menschen auf eine Facette ihres Selbst zu reduzieren. Jeder Mensch ist einzigartig, doch manche verblüffen einen so sehr, dass man es kaum zu beschreiben vermag.

Dabei muss ich auch an Gerhard Neugebauer und Thomas Krack denken. Gerhard, einst leitender Techniker in einem Krankenhaus, ein bayerischer Handwerker und gestandenes Mannsbild, kündigt seinen sicheren Job als Beamter, um in leitender Funktion an der École SAN ESPRIT tätig zu werden, so überzeugt ist er vom Geistigen Heilen nach Annette Müller. Davon ist auch Thomas Krack überzeugt. Dieser war im ›früheren Leben‹ erfolgreicher Unternehmer und leitete als selbstständiger Handwerker eine Bäder- und Fliesenausstellung samt Onlineshop und 25 Mitarbeitern. Dazu war er ein Materialist, wie er im Buche steht. Einst ließ er sich zur Hochzeit mit Europas längster Stretch-Limousine fahren, besaß eine Villa mit 300 Quadratmetern und vielen Zimmern und alles Weitere, was sich ein Materialist so wünscht, um vermeintlich glücklich zu sein. Damit das alles irgendwann realisiert und bezahlt werden konnte, arbeitete er mehr als zwei Jahrzehnte rund um die Uhr. Alles drehte sich nur im die Arbeit, sodass er die schönen Dinge, die er besaß, nicht einmal mehr genießen konnte. Denn alles, was er abgesehen vom Schlafen tat, war schuften. Dies führte ihn in den Burn-out, gefolgt von einem langen Klinikaufenthalt.

Der Wendepunkt kommt, als er seine neue Lebenspartnerin zu den Heilertagen im Chiemgau begleitet und dort Gerhard Neugebauer trifft. Er spricht ihn verwundert darauf an, dass er doch aussehe wie ein Handwerker. Ein altes Sprichwort sagt: «Ein Fischer wird aus der Ferne immer einen anderen Fischer erkennen«, und so verhielt es sich auch bei den beiden.

Auf den Heilertagen erlebt Thomas die gleiche Überraschung wie ich. Unter den Heilern sind Banker, Journalisten, Geschäftsleute, Mediziner, Handwerker und sogar Steuerberater und natürlich viele weitere Menschen aus den unterschiedlichsten beruflichen Branchen mehr, mit denen ich so nicht gerechnet hätte. Ebenso wenig Thomas Krack, der an jenem Tag beschloss, Heiler zu werden, und heute, just in diesem Moment, am Flughafen Dubai als Heiler ohne Grenzen zusammen mit uns auf seinen Anschlussflug nach Indien wartet. Es sind Geschichten wie diese, die mir auf der Reise begegnen und die mich zutiefst faszinieren.

Um 21 Uhr Ortszeit hat das subjektiv sehr kurze Warten ein Ende und das Boarding für den Anschlussflug nach Chennai in Südindien beginnt. Weitere Heilerinnen aus anderen Ländern sind in Dubai zugestiegen. Kaum im Flugzeug sitzend, beginnt auch schon mein erstes Erlebnis, das mir kulturelle Unterschiede zwischen ›hüben und drüben‹ aufzeigt. Es ist das respektlose und unverschämte Verhalten einer dem Anschein nach gut betuchten indischen Großfamilie vor mir. Ich kann mich noch an den netten Herrn erinnern, ich vermute aus Bayern, der auf dem Flug nach Dubai vor mir saß. Dieser drehte sich zu Beginn zu mir um und fragte mich höflich, ob es denn in Ordnung wäre, wenn er die Lehne etwas nach hinten verstelle. Freundlich entgegnete ich ihm ein »Selbstverständlich«, und bedankte mich für die rücksichtsvolle Nachfrage. Was wäre die Welt für ein herrlicher Ort, wenn alle Menschen höflich und etwas einfühlsamer wären?

Nun denn. Beispielhaft rücksichtslos sind jedenfalls die erwähnten Mitreisenden vor mir. Da wird der Sitz so weit nach hinten verstellt, dass eine freundliche Stewardess den Herrn auch ohne meine Bitte aufweckt und ihn maßregelt.

Inzwischen ist die Familie der Mittelpunkt des Fluges. Die Kinder schreien und ein übler Fäkaliengeruch durchdringt die Reihen ... Doch es folgt schon kurz darauf eine äußerst positive Begegnung, als mich mein indischer Sitznachbar in exzellentem Englisch anspricht. Woher ich denn käme und was ich in Indien vorhätte, fragt er mich. Bevor ich ihm antworte, überlege ich kurz, wie er denn wohl auf einen Journalisten reagieren würde. Egal, denke ich mir, und schildere ihm meine dokumentarische Begleitung der Reise.

Er ist begeistert und erzählt mir seinerseits von seinem Master-Studienaufenthalt in den USA, seiner Faible für die westliche Kultur und seinem Vorhaben, die Familie in der Heimat zu besuchen. Wir verstehen uns auf Anhieb und so versuche ich ihm einige interessante Antworten auf Fragen zu entlocken, die ich bezüglich des indischen Subkontinents habe.

Ich berichte ihm von meinem Antrag auf ein indisches Visum. Das ganze Prozedere hat mich nachhaltig verunsichert. Was Indien denn für ein Land sei, in dem Einreisende penibel genau zu ihrer ethnischen Herkunft befragt werden, möchte ich wissen. Das erinnert mich an den Ahnenpass, von dem ich im Geschichtsunterricht der siebten Klasse erfuhr, als wir über das Dritte Reich sprachen. Galt das Interesse damals einer etwaigen jüdischen Abstammung, zielten die Fragen im indischen Visumsantrag auf den verhassten Nachbarn Pakistan ab.

Ich fand das alles sehr befremdlich, denn abgesehen von der Herkunft wollte man auch wissen, ob man in den vergangenen Jahren als Tourist in das nordwestlich von Indien gelegene Land gereist sei. Unverblümt frage ich ihn, was das solle, immerhin hat uns die Geschichte unzählige Male gelehrt, wohin staatlich geförderte Ausgrenzung führt.

Zu meiner Überraschung erhalte ich einen lehrreichen Exkurs in indischer Geschichte. Nach dem Rückzug der britischen Kolonialmacht vom Subkontinent 1947 erhoben die beiden Nachfolgestaaten Indien und Pakistan Anspruch auf die Fürstenstaaten Jammu und Kaschmir. Als eine von Pakistan unterstützte Revolte in der Region ausbrach, bat die Führung Indien um militärische Hilfe. Indiens Bedingung war der formale Beitritt. Als dieser beantragt wurde, kam die indische Streitmacht zu Hilfe. Seitdem gab es immer wieder Kriege, Revolten und Konflikte zwischen beiden Staaten, die auch zu deren Nuklearisierung sowie zur Gründung des Staates Bangladesch geführt haben. Mein Sitznachbar bedauert sichtlich, wie aus Menschen, die einst das selbe Land geteilt hatten, erbitterte Erzfeinde werden konnten. Nach Schilderung der zahlreichen Vergehen, die beidseitig, aber dem Anschein nach vor allem von Pakistan begangen wurden, verstehe ich den Einreiseprozess nun ein bisschen besser, wenngleich ich ethnische Diskriminierung nach wie vor verurteile. Wir lenken das Gespräch auf ein neutraleres Thema, und so schildert er mir die spannenden kulturellen Unterschiede, die ich bald erleben darf. Mein Reiseziel Pondicherry beschreibt er mir als wunderschönen Ort mit einer tollen Landschaft und offenen, herzlichen Menschen.

Es ist jetzt Mitternacht, ich bin gespannt auf die nächsten beiden Wochen und freue mich umso mehr, in weniger als zwei Stunden zu landen. Währenddessen ist Gerhard, der sympathische Rosenheimer mit gewissen Bedenken, die er mir vorab in seinem Interview geschildert hat, ebenfalls in Kontakt mit seinem Sitznachbarn, wenn auch unfreiwillig. Der dezent adipöse, groß gewachsene Inder lehnt kuschelnd an dem gutmütigen Bayern und schläft tief und fest. Wenn doch nur jemand Gerhards etwas verlorenen und verzweifelten Blick auf einem Foto festgehalten hätte, es wäre das Buchcover geworden.

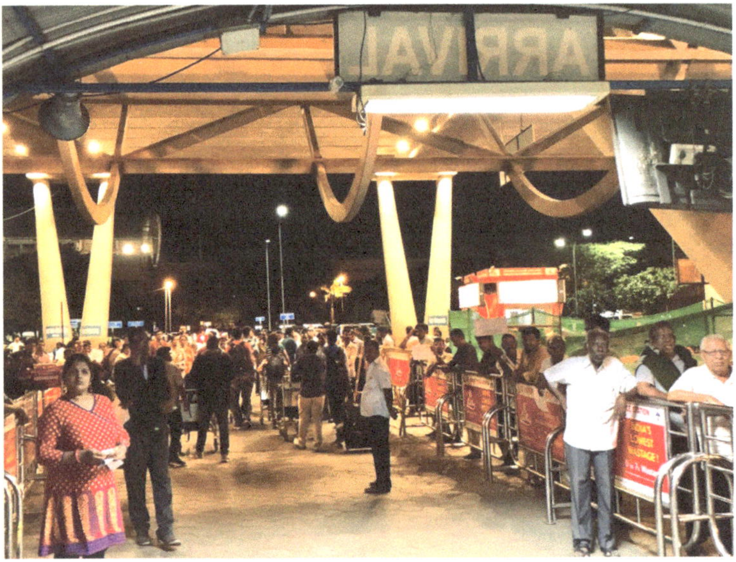

Mittwoch, 3. Januar 2018:
Erste Eindrücke des Subkontinents

Nun ist es also so weit, wir haben den indischen Luftraum erreicht. Faszinierend, diese modernen Flugzeuge. Auf dem Bildschirm vor mir, der wie ein Samsung-Tablet wirkt und eine Unmenge an Filmen offeriert, verfolge ich die Flugroute in Echtzeit. Ein letztes Mal, bevor ich indischen Boden betrete, überlege ich, was mich wohl erwarten wird. Schon jetzt bin ich weiter von meinem Heimatort entfernt als je zuvor in meinem Leben.

Indien kannte ich bisher vor allem aus Bollywood-Filmen und Berichten über bedrückende Armut. Ich weiß, keine guten Quellen um ein Land zu beschreiben. Beeindruckt hat mich eine Anekdote von Apple-Gründer Steve Jobs. Bevor er den Weltkonzern gründete, reiste er nach Indien, um sich für eine gewisse Zeit im Ashram Kainchi Dham in den nordindischen Bergen aufzuhalten. Eigenen Aussagen zufolge habe er dort die Inspiration gefunden, was er in seinem Leben erreichen wolle. Was Jobs in den darauffolgenden Jahren schuf, sollte das Leben von Hunderten Millionen Menschen verändern, durch die Entwicklung des Smartphones und so manches mehr. Es gibt noch einen weiteren ›Tech-Gründer‹, der in Indien seine

Bestimmung fand. Facebook-Chef Mark Zuckerberg. Als der Harvard-Student in seinen frühen Gründerjahren mit dem Gedanken spielte, seine Plattform zu verkaufen, wandte er sich an einen seiner Mentoren, Steve Jobs. Dieser riet ihm, einen bestimmten Tempel in Indien zu besuchen, er selbst habe dort seine Vision der Zukunft entwickeln können.

Zuckerberg befolgte den Rat und entschied sich nach dem Tempelaufenthalt gegen den Verkauf. Diese Anekdote erzählte er dem damaligen indischen Premierminister Narendra Modi bei einem gemeinsamen Treffen 2015. Heute beeinflusst Zuckerberg das Leben von Milliarden Menschen und er hat die Art und Weise sozialer Interaktion für immer verändert.

Auch wenn ich kein Mensch bin, der Spiritualität zu seinen charakteristischsten Wesenszügen zählt, so bin ich doch sehr aufgeschlossen gegenüber dem Neuen, dem Unbekannten. Diese Geschichten aus dem Leben zweier der größten Pioniere unserer Zeit finde ich beeindruckend. Ein etwaiger Hippie-Esoterik-Stempel ist somit kaum haltbar. Zum einen ist die indische Spiritualität jahrtausendealt. Zum anderen stehen wenige Menschen so sehr für die Moderne wie Jobs und Zuckerberg, und beide trafen nach einem Aufenthalt in Indien die folgenreichsten Entscheidungen ihres Lebens.

Wie wird es mir selbst ergehen? Werde ich mich verändern? Es sind Überlegungen wie diese, die mich beschäftigen, als ich plötzlich durch eine etwas holprige Landung aus meiner Gedankenwelt gerissen werde.

Jetzt bin ich da! Indien! Es ist 2:12 Uhr nachts Ortszeit. Ich kann meine Vorfreude kaum zurückhalten. Was ich selbst nicht vermag – das Bremsen der Emotionen –, schafft das indische Flughafenpersonal jedoch mit Leichtigkeit. Ab der ersten Minute bekomme ich einen Eindruck von der ›Effizienz‹ beziehungsweise dem kompletten Mangel an dieser grunddeutschen Eigenschaft. So dauert es sehr lange, bis wir das Flugzeug nach der Landung verlassen können. Aber egal.

Indien! Endlich! Meine Freude wird auch nicht durch den etwas gewöhnungsbedürftigen Geruch getrübt, der in der Luft liegt. Nun geht es weiter zum Einreiseschalter. Nach einer weiteren Stunde, in der an drei Schaltern vielleicht gerade mal 20 Menschen die Einreise erlaubt wurde, stehe auch ich vor dem kleinen Mann von der Passkontrolle.

Ich blicke etwas verdutzt, als sowohl mein Gesicht als auch mein Fingerabdruck biometrisch erfasst werden. Ein Vorgang, der etwa 15 Minuten dauert. Endlich darf ich passieren, während ich mich freue, diesmal nicht auf meine verlorenen Ausweisdokumente angesprochen zu werden. Auch bei der Auslieferung des Reisegepäcks zeigt sich die Abwesenheit jedweden Gefühls für Effizienz.

Nachdem ich, wie auch der Rest der Mitreisenden, eine Stunde vergeblich auf meinen Koffer gewartet habe, beschließe ich schon einmal Geld zu wechseln. Für jeden Euro erhalte ich 66 Rupien. Das ist zwar deutlich weniger als der offizielle Wechselkurs, aber in Ermangelung von Alternativen mache ich diesen für mich sehr schlechten Deal wett, mit der Erkenntnis, so viel wie möglich mit Kreditkarte zu bezahlen, um den offiziellen Wechselkurs zu bekommen.

War ich bei der Abgabe meiner Fingerabdrücke bei der Einreise nur ein wenig verwundert, staune ich nun umso mehr, dass ich sogar für das Wechseln von Geld eine Kopie meines Reisepasses dalassen muss, mit einem genauen Vermerk, wie viel Geld ich gewechselt habe. Da lobe ich mir doch die amerikanische NSA, also den US-amerikanischen Auslandsgeheimdienst, deren Bespitzelung geschieht um einiges subtiler und vor allem unbemerkt.

Als wir nach zwei Stunden Wartezeit unsere Koffer endlich erhalten (ich verkneife mir jetzt einen Kommentar zu der Qualität organisatorischer Abläufe), dürfte unserer Weiterreise eigentlich nichts mehr im Wege stehen. Eigentlich.

Als wir uns sammeln und zu unserem Erstaunen feststellen, dass alle Koffer heil angekommen sind, eine der größten Sorgen innerhalb der Gruppe, stellen wir darüber hinaus schockiert fest, dass Helga Weyer, die zunächst Probleme mit ihrem Visum hatte, immer noch nicht passieren durfte.

Das Problem ist, die Reisepassnummer auf dem Visum stimmt nicht mit der tatsächlichen Reisepassnummer der Heilerin überein. Schuld war ein Zahlendreher. Dennoch wurde der Antrag vorläufig bearbeitet und das Visum bewilligt. Der Fehler hätte zwar beim Boarding auffallen müssen, dennoch gab die Airline das Okay. Laut den indischen Sicherheitsbehörden lag hier eine Vernachlässigung der Sorgfaltspflicht vor. Glück für die knapp 1,60 Meter große Ingenieurin aus der San

Esprit-Verwaltung, die nun passieren darf, wohingegen der Airline eine Geldstrafe auferlegt wird.

Entgegen meiner scherzhaften Anmerkungen musste Helga die Zeit bis zur Klärung weder in einer Zelle verbringen noch wurde sie zurückgeschickt. Stattdessen blieb die sympathische Frohnatur unter Zuhilfenahme der emotionalen Heilmethode SKYourself sehr entspannt. Damit meistert sie jede Stresssituation, wie sie mir verrät.

Weiter geht's! Ein Teil der Gruppe hat sich bereits aufgemacht, um die Shuttle-Busfahrer, die uns nach Pondicherry bringen sollen, davon abzuhalten, aufgrund der Verzögerung ohne uns loszufahren. Nun verlasse auch ich den Flughafen und steuere auf den Ausgang zu.

Der Gestank schlägt mir unvermittelt brutal entgegen. Nie zuvor in meinem Leben habe ich einen solch penetranten und unangenehmen Geruch vernommen. Ekelhaft. Dazu noch die feuchte Luft. Das hat mich erst einmal umgewatscht, wie der Bayer sagt. Auch das Klima wirkt anfangs wie ein Schock, denn wenige Stunden zuvor habe ich mich noch über den Schnee auf meinem Auto geärgert, den ich von der Frontscheibe abkehren musste. Jetzt ist es über 30 Grad heiß.

Wobei ich mich darüber nicht im Geringsten beschweren will. Aber dieser unfassbare Lärm. Ununterbrochen hupt es irgendwo. Das kann man sich nicht vorstellen.

In diesem Moment erinnere ich mich zurück an die Ausführungen meiner früheren Neuropsychologie-Professorin zur raschen Adaption an neue Verhältnisse. Wir Menschen sind in der Lage, uns an sämtliche Gerüche innerhalb kurzer Zeit zu gewöhnen, so sehr, dass diese uns nicht mehr auffallen. Gleiches gilt für Geräusche. Ich bezweifle diese Erkenntnis, während ich meinen Koffer Richtung Bus schleppe, und bezweifle, dass die werte Frau Professorin je in Indien gewesen ist. Nun beginnt das Abenteuer also endgültig. Zwei indische Busse warten schon auf uns, einer für den Transport der Koffer und ein weiterer, um die Mitreisenden ans Ziel zu bringen.

Drei mutige Heiler, überwiegend Frauen, erklären sich bereit, mit erstgenanntem Bus zu fahren, um eine sichere Ankunft des Gepäcks zu gewährleisten. Ich würde jetzt gerne behaupten, dass ich mit der großen Gruppe mitgefahren bin, um die Stimmung der Mehrheit besser einzufangen. Das war auch tatsächlich meine Absicht. Doch irgendwie bin ich aufgrund meines ausgezeichneten Schlafes, wie bereits eingangs erwähnt, prädestiniert für Reisen jeglicher Art und so habe ich die Hälfte der Zeit schnarchend mit dem Kopf an das Fenster des Busses gelehnt verbracht. Aber nur den Mittelteil der Fahrt!

Niemals werde ich die ersten 45 Minuten Reise durch Indien vergessen, und was sich dort zu sehen bot. Doch zuerst zu den wagemutigen Heilern. Um auf Nummer sicher zu gehen, fotografieren wir das Nummernschild des voranfahrenden Busses, falls etwas schieflaufen würde. Da konnte einem schon mulmig werden.

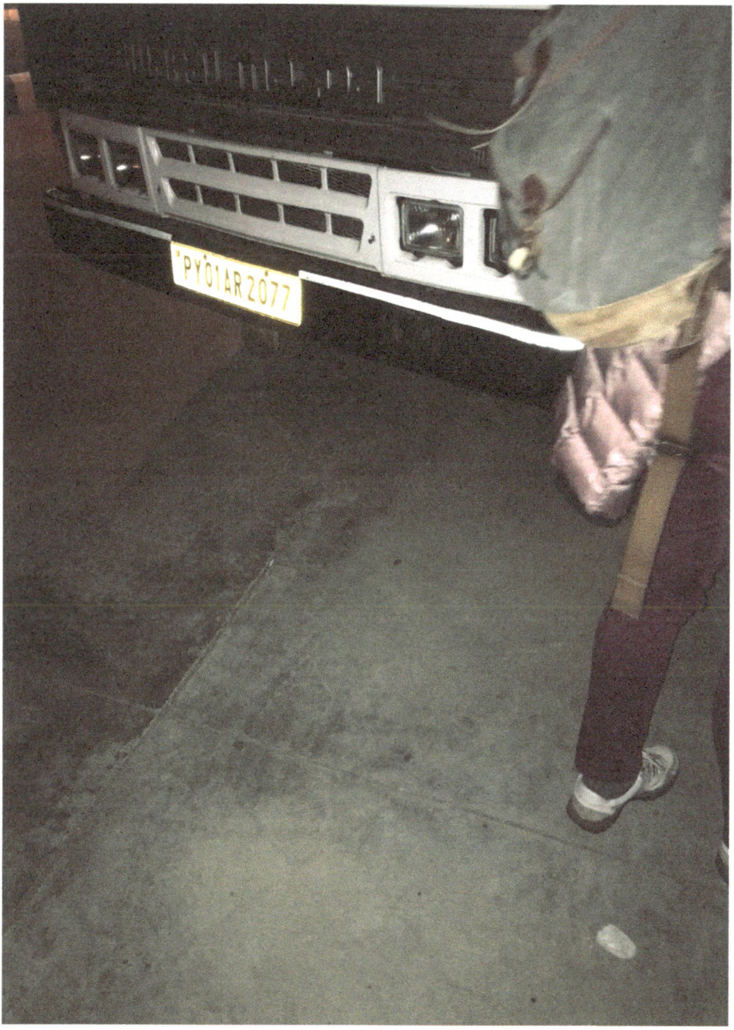

Sicher ist sicher: Noch wissen wir nicht, was uns erwartet

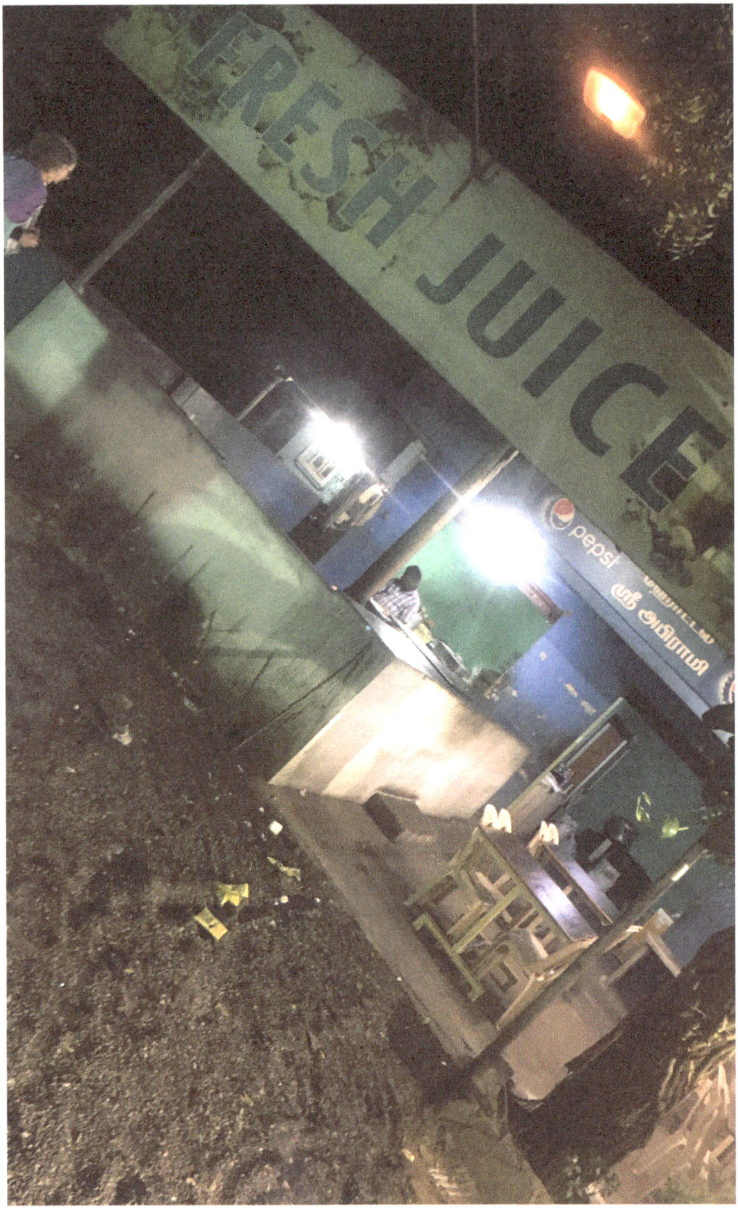

Kurze Stärkung, dann geht es weiter

Die Eindrücke, die sich uns auf der folgenden dreistündigen Fahrt bieten, sind für europäische Verhältnisse gelinde gesagt schockierend. Unbefestigte Straßen, Häuser, die mehr Bauruinen gleichen als Wohnunterkünften oder Geschäftshäusern. Derartige Szenerien sind eher die Regel als die Ausnahme. Was sofort auffällt, ist das pulsierende Leben, das, egal zu welcher Tages- und Nachtzeit, überall stattfindet. Als das Dunkel der Nacht den Zenit erreicht, nicke ich, von den Strapazen der langen Reise geschafft, für kurze Zeit weg.

Als ich wieder aufwache, halten wir gerade an einem ›Saftladen‹ (ja, tatsächlich ein Saftladen mit frischen, fruchtigen Säften), der hat auch um 5:30 Uhr geöffnet und es scheint nicht so, als hätte er eben erst die Presse bedient.

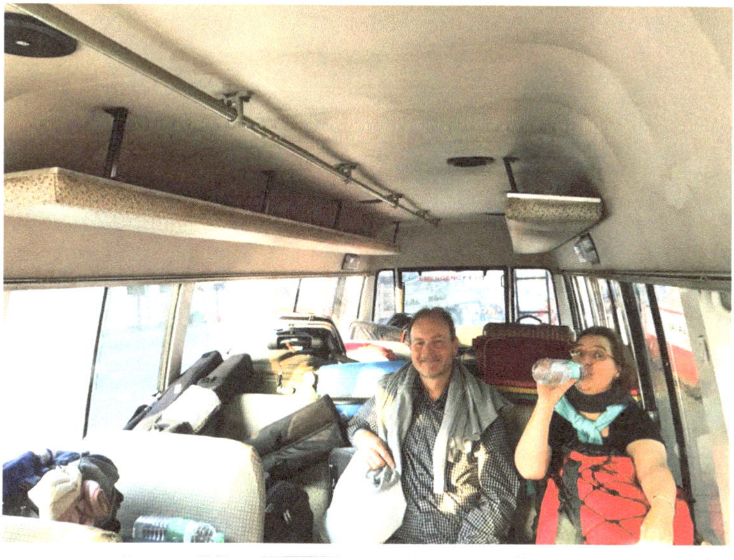

Helga und Werner im Gepäckbus

Wir steigen aus, um uns einige Flaschen Wasser zu kaufen, und ein paar von uns probieren den indischen Chai-Tee, der dort frisch serviert wird. Der ist interessant, doch ich kann mich zurückhalten.

Was einen zuerst verwundert, sind die Preise. Trotz miesem Wechselkurs, an dem sich andere bereichern, nur nicht die Einzelhändler, die es an jeder Straßenecke gibt, erwarten Indienreisende Preise, die einen nicht lange herumrechnen lassen. Mit einigen Hundert Euro lässt es sich dort lange aushalten. Natürlich gibt es im Gegenzug keine europäischen Standards. Ein Veterinäramt, welches gastronomische Betriebe prüft, sucht man dort vergebens. Ebenso wenig scheint es Bauvorschriften zu geben oder sonstige Regularien. So mein erster Eindruck!

Als die Morgendämmerung anbricht, gibt es niemanden im Bus, der nicht gebannt aus dem Fenster starren würde. Jetzt

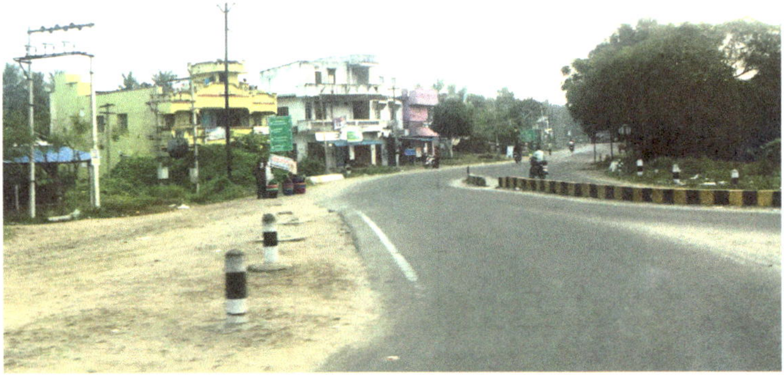

Ein typischer Straßenzug auf dem Weg nach Pondicherry

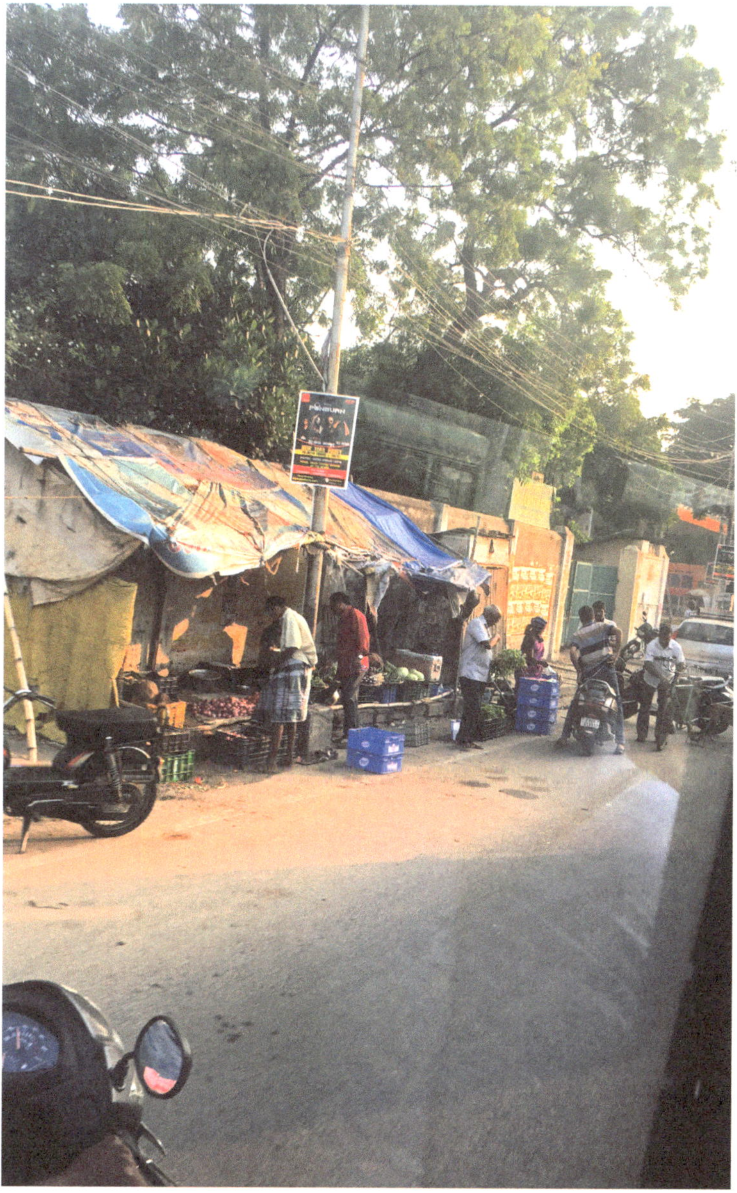

Wochenmarkt bei Sonnenaufgang auf Indisch

wird den meisten von uns das Ausmaß der örtlichen Gegebenheiten und der Infrastruktur erst so richtig bewusst.

Ich muss gestehen, dass diese ersten Impressionen großen Eindruck auf mich machen. Es ist zwar tatsächlich genau so wie es beschreiben wurde, dennoch bin ich fasziniert. Vor Ort zu sein, die Luft zu schmecken und das alles bewusst wahrzunehmen, ist eine einzigartige Erfahrung. Als wir die Stadt erreichen, sind die Straßen gefüllt mit Händlern und Menschen, die ihren Tageseinkauf erledigen. Der Versuch, sich in den Alltag dieser Frauen, Männer und Kinder hineinzuversetzen und ihn mit meinem eigenen Alltag zu vergleichen ... das Gefühl, das mich dabei überkommt, ist überwältigend.

Je mehr sich der Bus dem Hotel in Nähe des Strandes der ehemaligen französischen Kolonie Pondicherry nähert, umso schöner werden die Straßenzüge. Imposante Kolonialbauten, umringt von hochgewachsenen Bäumen mit buschigen Ästen, prägen das Straßenbild.

Pondicherry (Puducherry) kam 1673 unter französische Herrschaft und blieb bis 1954 die Hauptstadt Französisch-Indiens. Im Französischen Viertel blieben zahlreiche Häuser im Kolonialstil jener Macht bis heute erhalten. Nach diesen ersten Impressionen kann ich es kaum fassen, an welche schönem Fleck der Erde wir gelandet sind.

Gegen 8 Uhr morgens erreichen wir endlich das Hotel. Ich sehe mich um und blicke in müde Gesichter. Die Anstrengungen der Reise zeichnen sich bei den meisten deutlich ab.

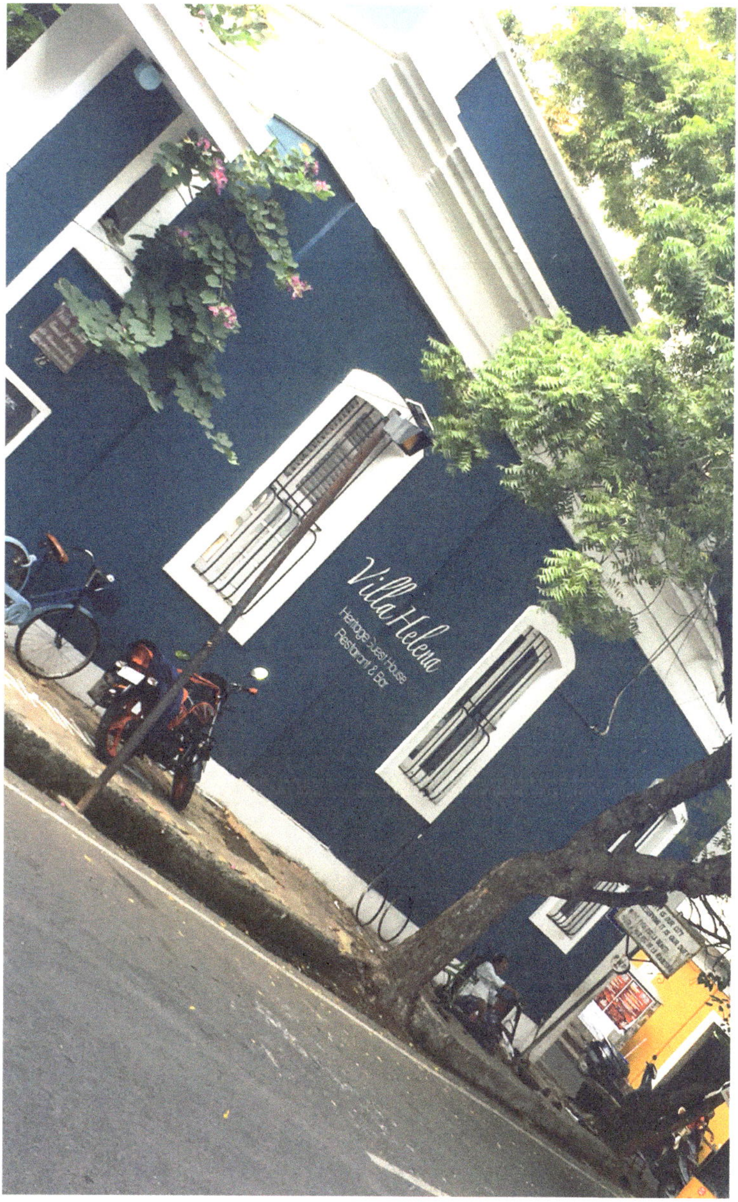

Absolute Empfehlung: Villa Helena in Pondicherry

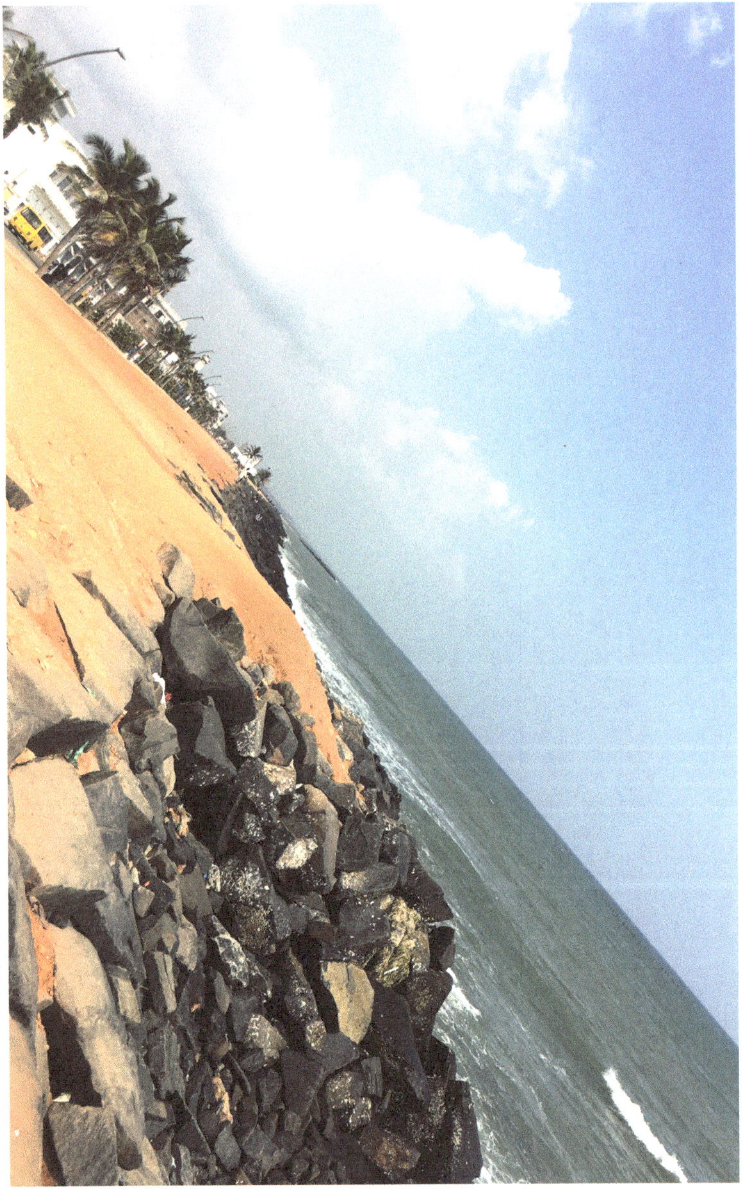

 Der schwarze Strand von Pondicherry

Nachdem ich während des Fluges und einem Teil der Busfahrt in weiser Voraussicht geschlafen habe, fühle ich mich topfit und bin auch ein wenig aufgedreht.

»INDIEN! PONDICHERRY!«, schreie ich innerlich und kann es kaum erwarten, die Stadt zu erkunden. Natürlich würde ich dafür am liebsten einige meiner Gefährten rekrutieren, doch noch erscheinen mir alle zu kaputt für ein urbanes Abenteuer. Ob sich das durch ein ausgiebiges Frühstück ändern ließe? Bestimmt! Außerdem soll man doch nach der Ankunft tagsüber gar nicht schlafen, um dem Jetlag entgegenzusteuern. Mit diesem Argument kann ich bestimmt arbeiten.

Natürlich warten wir zuerst auf den zweiten Bus, der samt unserer wagemutigsten HeilerInnen inklusive Koffern gut und nur kurze Zeit nach uns ankommt. Perfekt, jetzt heißt es noch den Zimmerschlüssel abholen, kurz duschen und einen Milchkaffee trinken.

Beim Betreten des Innenhofes unseres Hotels Villa Helena bin ich positiv überrascht. Es ist ein charmanter Palmengarten mit schönen Sitzgelegenheiten und einer mit dunklem Holz vertäfelten Bar. Hier lässt es sich leben! Die Dame des Hauses, Géraldine, eine Französin, überreicht mir den Zimmerschlüssel und führt mich in mein Bungalow-Apartment. Wirklich schön! Erneut bin ich auf angenehme Weise erstaunt. Ich hoffe, alle haben solch ein großes Glück mit ihren Hotels. Insgesamt sind wir in drei Hotels und einigen Unterkünften des Sri Aurobindo Ashrams untergebracht. Kein Wunder bei 33 freiwilligen Heilerinnen und Heilern samt Kamerateam und Journalisten. Wir bilden eine große 40-köpfige Entourage.

Gegen 9 Uhr gibt es das lang ersehnte und liebevoll angerichtete Frühstück. Ein frisch gepresster Ananassaft, verschiedene Eiervariationen, köstliche Buttercroissants mit Marmelade, dazu ein kleiner Obstsalat und exzellenter Kaffee, dies alles unter schattenspendenden Palmen. Ich bin geradezu verliebt in Pondicherry. Nun gestärkt, blicke ich in deutlich fittere Gesichter. Macht sich da etwa Motivation breit?

Ich frage vorsichtig: »Hat jemand Lust, die Stadt zu erkunden?«

Na, und wie sie plötzlich motiviert sind. Schnell wird ein Plan geschmiedet, und schon eine Stunde später starten wir gesammelt zu acht oder neunt in die Stadt. In deren Zentrum, nur wenige Minuten vom Strand entfernt, befindet sich unser Hotel, und so sind wir mitten im Geschehen. Planlos marschieren wir in irgendeine Himmelsrichtung. Trotzdem landen wir nur wenige Minuten und einige sehr verwinkelte Straßen später am atemberaubenden Strand von Pondicherry und blicken auf die unendlichen Weiten des Pazifischen Ozeans. Was für ein Anblick: Es ist schmutzig, es ist vermüllt – und irgendwie magisch!

Als wir weiter den Strand entlangflanieren, werden wir angesprochen und um Selfies gebeten. Das kommt unerwartet, doch wir stimmen geschmeichelt zu und knüpfen die ersten Kontakte zu den Einheimischen. Einige Minuten Spaziergang später entdecken wir eine eindrucksvolle Kirche. In Pondicherry existieren die verschiedensten Religionen friedlich nebeneinander. Ein Vorzeigemodell. Es folgen ein eindrucksvolles Ghandi-Denkmal und weitere monumentale Bauten. Pondicherry ist ein wunderschöner Ort mit einer lebendigen Geschichte. Nach zwei Stunden Erkundungstour und einem ersten Kennenlernen der Stadt kehren wir ohne große Verirrungen zu unseren Hotels zurück. Mittagsschlaf ist die, so vermute ich, treibende Kraft hinter der Rückkehr. Ich bin noch völlig begeistert von den vielen Impressionen und würde am liebsten den ganzen Tag das Land und die Menschen kennenlernen. Dennoch schließe ich mich meinen Mitbewohnern an.

Aber dann kommt es anders, es schlägt die Geburtsstunde des sagenumwobenen Wolfsrudels. Als wir uns eigentlich zurückziehen wollen, beschließen Ex-Unternehmer Thomas

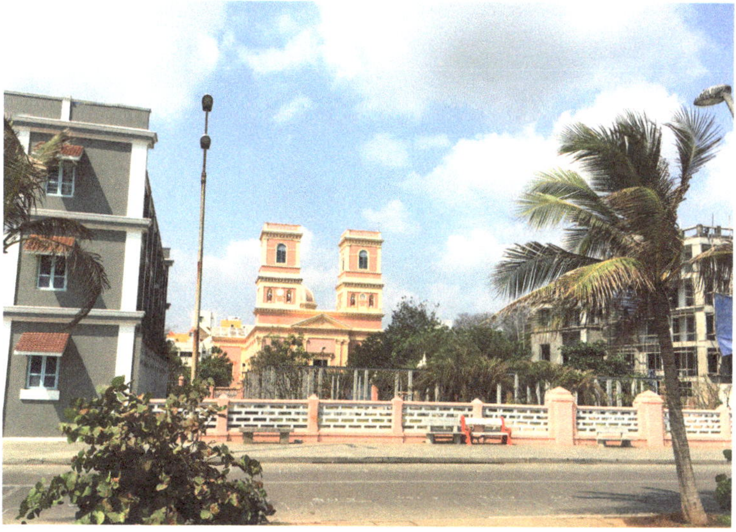

Ob das eine christliche Kirche ist? Get together der Kulturen!

Krack, Ex-angestellter Elektromeister Gerhard Neugebauer und meine Wenigkeit, uns einen kleinen Schlummertrunk zu genehmigen. Ein Bierchen vorm Schlafen geht doch wohl noch. Wer von uns das gesagt hat, lasse ich erneut offen. Auch weil ich es nicht mehr wirklich weiß. Da hat einer nur das ausgesprochen, was die anderen beiden ohnehin dachten. Aus einem Bier wurden drei, und mit dem Alkohol entwickelte sich weiterer Aktionismus. Und auch der Hunger. Im wahrsten Sinne des Wortes gelegen erscheint das Bistro gegenüber mit dem verheißungsvollen Namen Xtasi. Auf einer wunderschönen Dachterrasse gönnen wir uns mit Blick auf Pondicherry eine leckere Pizza und ich knüpfe einen ersten Kontakt zu unseren beiden Österreicherinnen, die sich uns

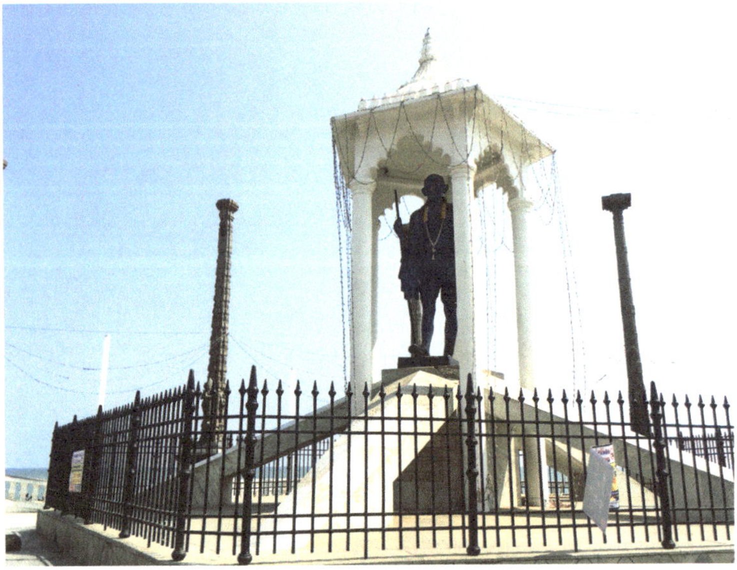

Mahatma Ghandi

anschlossen. Auch Thomas Freundin Martina begleitet uns, und so sind wir eine witzige Truppe. Die beiden schließe ich von Beginn an ins Herz. Sie sind unglaublich warmherzige Menschen, und ihre Anwesenheit reicht, um sich rundum wohlzufühlen. Schon jetzt habe ich eine gute Zeit mit meinen liebgewonnenen Kameradeinnen und Kameraden innerhalb der Heilergruppe ohne Grenzen. Eine tolle Ankunft.

Statt jetzt mit deutlicher Verspätung den ersehnten Mittagsschlaf anzutreten, folgen wir nach einigen schönen Stunden auf der bezaubernden Dachterrasse der Einladung unserer Mitreisenden in die Herberge Gratitude Heritage, in der sie untergebracht sind. Inzwischen ist es früher Abend, übermüdet vergeht die Zeit wie im Flug.

Gemeinsam kehren wir auf dem Rückweg in einem netten Ecklokal ein und tauschen uns über unsere ersten Eindrücke aus. Mit wir meine ich alle, bis auf Thomas, Gerhard und mich. Jetzt sichtlich vom Schlafmangel und der langen Reise gezeichnet, kämpfen wir gegen den Sekundenschlaf an, der sich bei uns heftig bemerkbar macht. Ich versuche, gute Miene zum müden Spiel zu machen, doch es klappt nicht, und so nicke ich mehrfach mit dem Kopf weg.

Nach einer weiteren Stunde und einem leckeren Chicken Masala, das Essen in Indien ist hervorragend, das muss inzwischen auch Gerhard zugeben, der anfangs Bedenken gegen das fremde Essen hatte, kämpfen wir uns auf wackeligen Beinen zurück zum Hotel.

Im Dunkeln und völlig übermüdet klappt das nicht annähernd so reibungslos wie zur Mittagszeit. Als wir die Villa Helena erreichen, bestelle ich mir noch einen Espresso und tippe diese Zeilen in mein MacBook. Ich kann meine Augen kaum noch offen halten. Den Versuch, das Moskitonetz aufzubauen, gebe ich schon beim Gedanken daran auf. Jetzt ist wirklich Schluss. Doch schöner hätte ich mir die Ankunft in Hermann Hesses Sehnsuchtsort nicht vorstellen können.

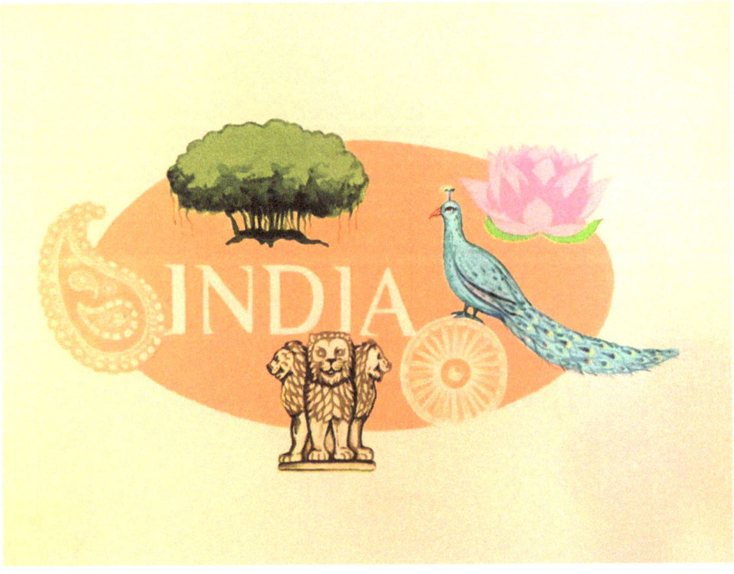
INDIA

Donnerstag, 4. Januar 2018:
In Indien schreien die Eichhörnchen

Als ich an unserem zweiten Tag in Indien von den ersten Sonnenstrahlen auf angenehme Weise geweckt werde, ist es noch sehr früh. Ich bin offensichtlich mit meinem Laptop auf dem Schoß eingeschlafen, zu meinem Glück hat er die Nacht über das Bett mit mir geteilt. Und so trete ich nicht barfuß in Glassplitter, mit dem Gedanken ringend, was mehr schmerzen würde, der Verlust oder besagte Glassplitter. Doch da es anders kam, kann ich bereits frühmorgens dem Sarkasmus frönen und schreiben. Nach einer erfrischenden Dusche tippe ich eine Nachricht an Annette Müller und freue mich schon sehr darauf, sie bald in ihrem Hotel zu treffen. Wie immer bin ich sehr gespannt, was sie Neues zu berichten hat. Eine Eigenschaft, die ich an ihr mit am meisten schätze, ist, dass sie meine berufliche Neugier stets mit immer neuen spannenden Erzählungen, Plänen und Vorhaben unterhält, von denen man weiß, dass sie schon bald Realität werden, wie die medizinische Studie, die wir hier vor Ort durchführen. Wir vereinbaren ein Treffen in etwa einer Stunde. So bleibt noch genug Zeit, mich nach den Plänen der übrigen Heiler in meinem Hotel zu erkundigen. Dabei erfahre ich, dass Gerhard bereits in die Stadt aufgebrochen ist, um mit den Mädels shoppen zu gehen.

Aha, denke ich, und kann mir ein süffisantes Schmunzeln nur schwer verkneifen.

Frisch gestärkt und mit der amüsanten Vorstellung von Gerhard Neugebauer, dem waschechten Rosenheimer Elektrikermeister, der gerade mit den Damen Saris einkauft, mache ich mich auf zu ›La Villa‹, dem Hotel, in dem Annette Müller wohnt. Erneut bin ich begeistert von den malerischen Straßenzügen. Bäume, die aussehen, als kämen sie aus dem Dschungel, spenden angenehmen Schatten in der sich langsam, aber sicher entwickelnden Mittagshitze.

Für Indien charakteristisch sind die zahlreichen Tuktuks, motorisierte Rikschas, die überall herumfahren und deren Anzahl die der klassischen Autos um ein Vielfaches übersteigt. Generell sind zumindest in den kleineren Städten und Dörfern Indiens überwiegend Roller und Tuktuks unterwegs. Die schwache Motorisierung dieser in den Straßen dominierenden Fortbewegungsmittel limitiert den sonst chaotischen Straßenverkehr in Indien auf eine Geschwindigkeit von ca. 30 Kilometer pro Stunde. Sehr zur Erleichterung der europäischen Fahrgäste.

Pünktlich komme ich im Hotel La Villa an. Sofort sehe ich Annette und winke ihr zu. Nach einer herzlichen Begrüßung stellt sie mir ihre Mutter Zita Kappler vor. Eine reizende Dame. Auch Thomas Krack und seine Freundin Martina Projahn gesellen sich zu uns.

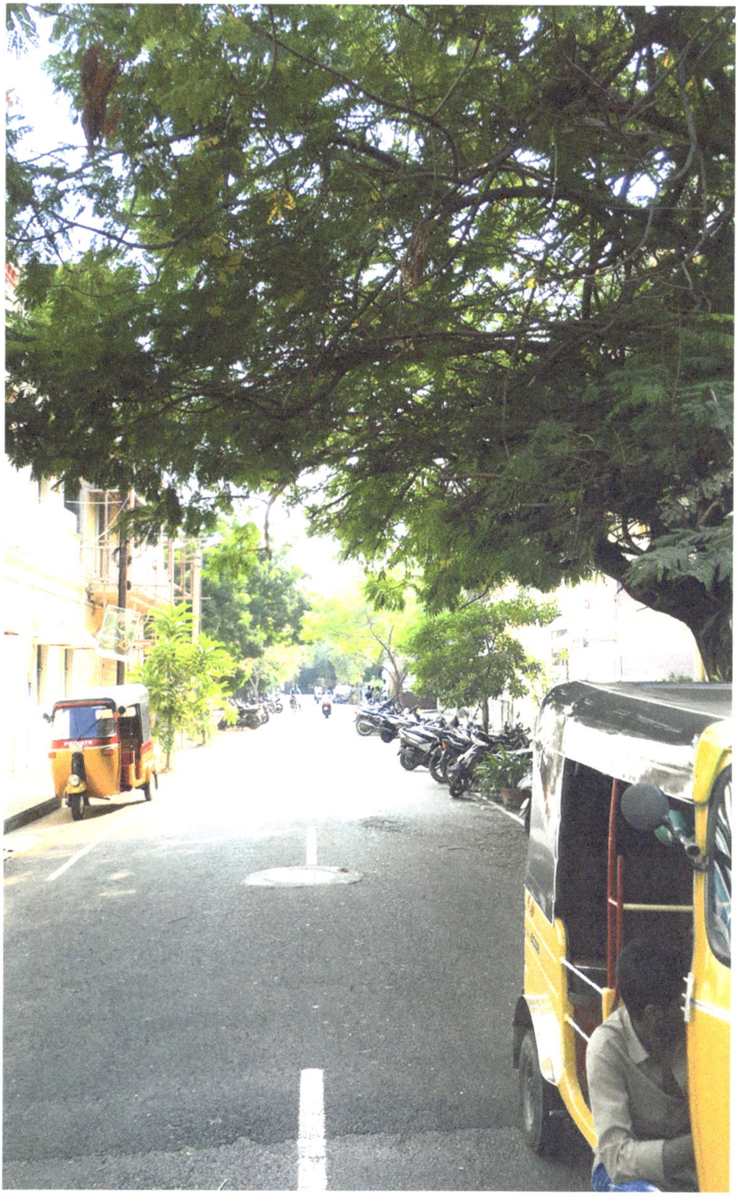

Tuktuks, Roller, imposante Bäume, die grünen Straßen Pondicherrys

Dann berichtet mir Neti von ihrem gestrigen Vortrag. Ein wenig verdutzt schaue ich sie an und frage sie freundschaftlich kritisch, warum sie mir denn nichts davon gesagt habe. Damit ich mich erst einmal von der langen Reise habe erholen können, erwidert sie. Das ist Neti Müller. Glücklicherweise gibt es ein Video davon, das ich auch gleich zu Gesicht bekomme, samt nützlichen Kommentaren der Referentin.

Verantwortlich für die Organisation des Vortrags war Professor Dr. Prabhat Poddar. Der sympathische Inder ist ein Mysterium.

Während unserer Reise sehen wir ihn kaum, und dennoch sorgt er im Hintergrund stets dafür, dass alles reibungslos abläuft. Er ist ein Meister des Understatements.

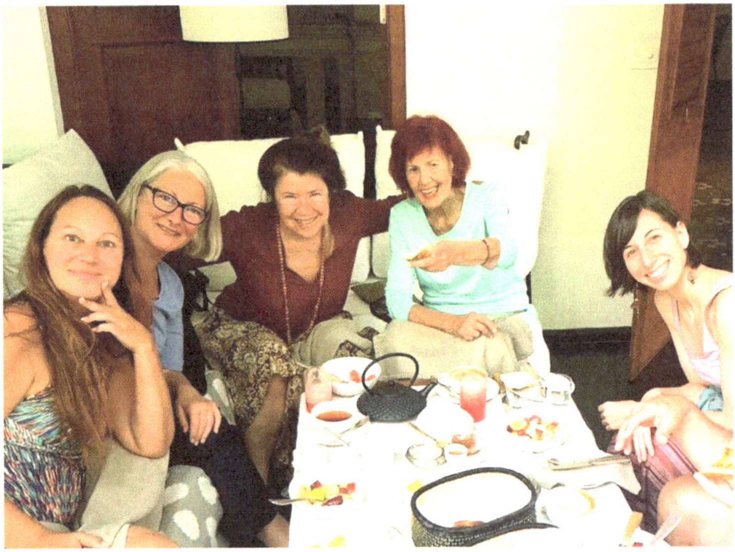

Neti, Annette Bokpe, Robin Johnson, Zita Kappler, Melanie Endres

Wie sagt Neti so schön: »Prabhat muss nur blinzeln, und alles ist geregelt, die Hotels gebucht, die Halle voll und alles, was sonst noch benötigt wird. Er ist eine lokale Berühmtheit, und wir sind alle sehr dankbar für seine Unterstützung und Wertschätzung.«

Anscheinend handelte es sich bei der Veranstaltung um eine äußerst kurzfristig geplante Aktion. Kurz vor Beginn sah man etwa 40 neugierige Menschen in dem Saal. Neti hatte schon befürchtet, sie hätten zu viele Stühle aufgestellt, bis peu à peu so viele Menschen hereinströmten, dass am Ende zusätzliche Sitzgelegenheiten organisiert werden mussten. Das Publikum war eine bunte Mischung aus Indern und Menschen aus dem Westen. Zu dem Vortrag kam auch Prabhats Familie. So arm dieser Subkontinent auch sein mag, legen die Inder dennoch sehr großen Wert auf ihre prächtigen Gewänder, die sie in strahlenden Farben präsentieren. Als Prabhat dann Annette dem Publikum vorstellte, bezeichnete er Deutschlands erfolgreichste Botschafterin für das energetische Heilen als lebendes Wunder.

Er erzählte ihre Geschichte, von dem verheerenden Unfall, der sie zu ihrer Bestimmung geführt und schließlich zur Gründung von SAN ESPRIT beigetragen hat, bis hin zur Gründung der Heiler ohne Grenzen, die übermorgen das erste Healing Camp India eröffnen werden. Es war ein folgenreicher Unfall, aufgrund dessen Annette Müller viel Gutes geschaffen hat. Da bekommt die Phrase ›Das Beste daraus machen‹ eine völlig neue Bedeutung. Im Anschluss an Prabhats Eröffnung zeigten die beiden ein Video mit Heilerfolgen. Die Menge saß wie versteinert da. Es ist schon interessant, wie unterschiedlich Personen aus verschiedenen Kulturen reagieren. Fragende Blicke gab es, als die Heilung einer Katze gezeigt wurde. In Indien gelten Katzen wie auch Hunde als Ungeziefer. Diese Sequenz des Videos sollte wegen der kulturellen Differenzen eigentlich herausgeschnitten werden, was kurzfristig nicht mehr zu realisieren gewesen war.

Annette Müller sprang ein und erklärte den Anwesenden die Rolle von Katze und Hund in europäischen Ländern und stieß dabei auf Verständnis, es gebe auch hier einige wenige, die das ähnlich sähen. Nach Ende des Videos verkündete Neti Zeit und Ablauf des Heilercamps und erklärte Grundlegendes zur Heilmethode amazinGRACE. Im Anschluss gab es frenetischen Applaus. Es schien, als stünde das Camp bereits jetzt unter einem guten Stern.

So, jetzt bin ich auf dem neuesten Stand. Es wirkt auf mich, als wäre meine Freundin Neti etwas aufgewühlt. Ich frage sie, was los sei.

Sie erklärt mir, wie emotional das alles für sie sei. Dass jetzt alle hier seien, 33 Heilerinnen und Heiler, die von ihr persönlich ausgebildet wurden, und die gekommen seien, um zu helfen. Der große Traum von einem Heilercamp werde jetzt Realität. Das sei alles so unfassbar und gleichzeitig wunderschön für sie.

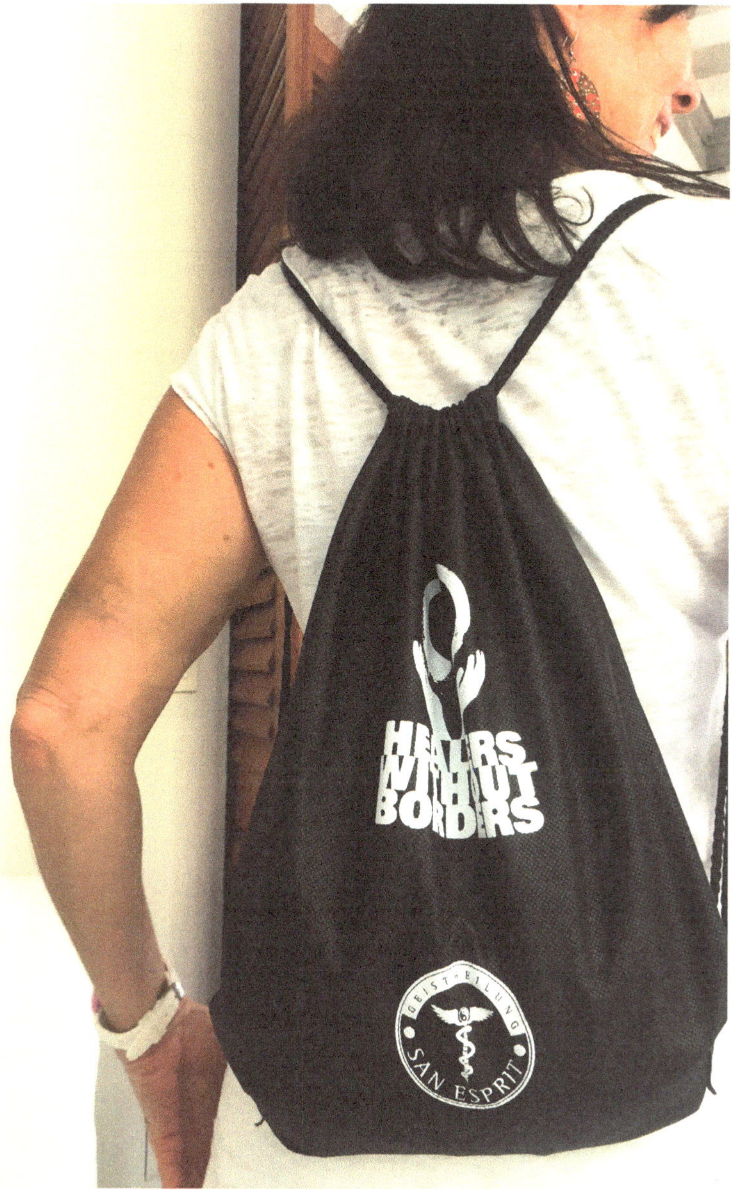

Martina ist ganz stolz auf ihren Heilerbeutel

Es berührt mich sehr, als ich all das später auf meinem MacBook festhalte. Ein unglaublicher Flow entwickelt sich in mir. Für einige Lacher sorgen dann die lauten Brunftschreie zweier Eichhörnchen. Was das sei, frage ich sichtlich verdutzt. Als Neti mit dem Finger auf die Schuldigen deutet, kann ich das zunächst nicht glauben. Doch, doch, sagt sie. In Indien schreien die Eichhörnchen. Danach zeigen mir Neti und Martina stolz ihre stylischen Heilerbeutel, von denen jeder der Mitreisenden einen erhalten wird. Die ›Modenschau‹ wird erweitert, als Annettes Tochter Gwenn Wunderlich, Melanie Endres aus Panama und Robin Johnson aus Mallorca von der Shoppingtour zurückkommen. Nachdem ich eine ausführliche Empfehlung erhalte, welche Läden ich unbedingt aufsuchen soll – danke, Mädels, wird natürlich gemacht– begebe ich mich gemeinsam mit Thomas und Martina auf den Weg zurück ins Hotel. Wir machen uns kurz frisch, und um 15 Uhr steht dann das erste Treffen im Auditorium an, wo das Healing Camp übermorgen beginnen wird. Dort werden die letzten Vorbereitungen getätigt.

Es werden Heilstationen aufgebaut mit Liegen für die Esperenten (die »Hoffenden«, analog zu den Patienten »die Wartenden oder Geduldigen« eines Arztes oder Therapeuten) und mit Raumteilern, um ein Mindestmaß an Privatsphäre zu ermöglichen. Als besonders komplex gestaltet sich die Einteilung in Heilerteams. Jede Gruppe benötigt einen fertig ausgebildeten Heiler. Es sind auch Heiler mitgereist die noch mitten in ihrer Ausbildung waren, um Erfahrung zu sammeln und Gutes zu tun, sowie eine dolmetschende Person mit guten Englischkenntnissen. Die Einteilung gestaltet sich bei 33 Heilerinnen und Heilern nicht allzu leicht, doch es gibt nichts, was das Organisationsteam nicht bewerkstelligen würde. Nun werden auch Abläufe besprochen und geplant, um für den Start des Camps bestens vorbereitet zu sein.

Vielleicht noch eine kurze Beschreibung des Auditoriums, in dem das Camp stattfinden wird: Es handelt sich dabei um die Theaterhalle des Aurobindo Ashrams. Hier geben die Schauspieler, die zum Teil aus ganz Indien anreisen, ihre kunstvollen Darbietungen zum Besten. Das Auditorium verfügt über eine Bühne und eine mehrstufige Tribüne, die Platz für ein paar Hundert Menschen bietet und die auf einer Seite offen ist. Werner Dück mit der Kamera erfreut sich bereits an dem ca. acht Meter hohen Regieturm, den er sogleich besteigt und verschiedene Aufnahmewinkel testet.

Nachdem ich die Heiler beim Aufbau der Stationen unterstützt habe, nutze ich die Gunst der Stunde und führe erste Kurzinterviews.

Annettes Tochter Gwenn kommt mir da sehr gelegen. Die offene Deutsch-Amerikanerin kann es immer noch nicht fassen, jetzt in Indien zu sein. Ich erinnere mich noch bestens an das Interview, das ich vergangene Woche mit ihr geführt habe. Darin hat sie mir berichtet, wie sehr sie sich auf die Reise freue. Als Baby sei sie bereits mit ihren Eltern dort gewesen und sie wünsche sich seit vielen Jahren zurückzukommen, um das Land besser kennenzulernen. Umso mehr schätze sie nun die Möglichkeit, während einer so großartigen Aktion in Indien mit dabei zu sein.

»Mein Kopf versteht noch gar nicht, dass wir jetzt in Indien angekommen sind. Das ist wie ein Märchen«, berichtet sie mir.

Dann erzählt sie mir von der gewöhnungsbedürftigen Erfahrung in der Toilette des Flughafens von Chennai. Ein Loch im Boden, daneben ein Krug mit Wasser. That's it. Auch das ist Indien. Von Gwenn bekomme ich auch den Tipp, mich an Zita Kappler, ihre Großmutter, zu halten. Frau Kappler war bereits viele Male in Indien gewesen und kennt das Land über den Verlauf von mehreren Jahrzehnten. Sehr guter Tipp. Von Zita erfahre ich, wie sehr sich das Land gewandelt hat. Noch chaotischer, schmutziger und mit wesentlich mehr Müll auf den Straßen hat sie Indien in Erinnerung. Das kann ich mir persönlich gar nicht vorstellen, sind die jetzigen Zustände doch bereits aus europäischer Sicht schwer zu fassen. Ich solle nur mal in den Norden fahren, meint sie. Dort könnte ich diese anhaltenden Zustände heute noch beobachten. Doch es bessere sich alles, sagt sie. Und sie liebe Indien. Von ganzem Herzen.

Während die Heiler die letzten Planungen für den morgigen Beginn des Healing Camps durchgehen, besorge ich im benachbarten Gästehaus des Ashrams die Zugangsdaten zum WLAN-Netz. Das wird in den nächsten Tagen wichtig sein, um mit Frau Dr. Schott in Kontakt zu bleiben, die die Studie via Skype begleitet und überwacht. Gegen Abend ist das

Organisatorische erledigt und alle sind sichtlich aufgeregt. Die Vorfreude steht den Heilern sprichwörtlich ins Gesicht geschrieben, und auch ich kann es kaum noch erwarten. Was eigentlich? Noch kann ich mir den genauen Ablauf nicht wirklich vorstellen. Nie zuvor habe ich etwas Vergleichbares erlebt. Nie zuvor war ich so weit von meinem Zuhause entfernt. Es ist schon jetzt ein spannendes Abenteuer.

Nachdem sich die Versammlung im Auditorium langsam auflöst, suche ich Neti Müller für ein weiteres Interview des Tages. Sie kümmert sich noch um eine letzte Angelegenheit, dann ist sie bereit.

»Na, ist es nicht toll hier?«, fragt sie mich, wie immer gut gelaunt.

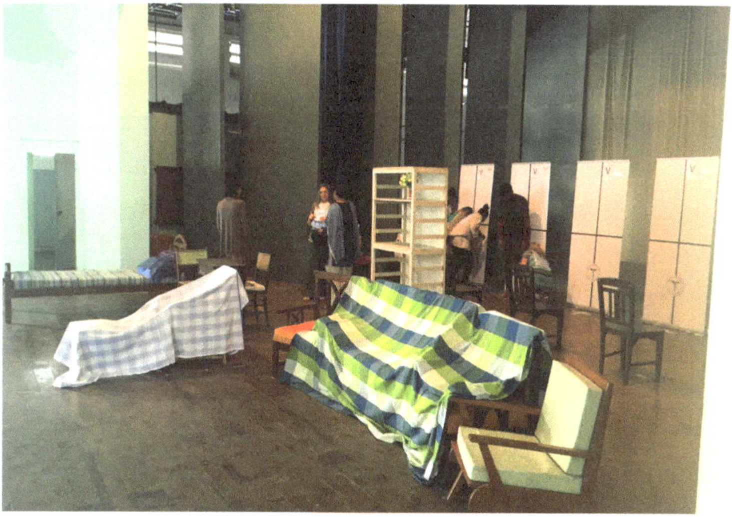

»Ja, Wahnsinn. Ein echter Theatersaal. Und so viel Platz hier. Werden wir den wirklich brauchen?«, frage ich sie.

Annette überlegt kurz. »Ganz ehrlich Max, ich habe keine Ahnung. Dafür aber etwas Angst vor dem Tag, wenn es losgeht. Wenn alles gut läuft, habe ich mehr Glück als Verstand.«

Es scheint, als würde es bis zuletzt spannend bleiben. Sehr spannend, wenn man den Ausführungen der Initiatorin folgt.

»Ich weiß nicht, ob Glück das richtige Wort ist«, antworte ich ihr.

Wieder überlegt sie kurz: »Wir sind hier in Indien, Pondicherry ist zwar die Light-Version von Indien. Trotzdem musst du damit rechnen, dass nichts so funktioniert, wie wir es aus dem Westen kennen. Für uns, die wir reibungslose Abläufe gewohnt sind, funktioniert hier gar nichts. Wir haben vor Monaten eine Kiste hierher geschickt per DHL mit wichtigen Utensilien. Die hängt nun seit über fünf Wochen im Zoll fest, und wir bekommen diese Kiste nicht frei. Wir haben nun schon zwölf Formulare ausgefüllt, und immer wieder fehlt irgendetwas. Leider haben wir auch niemanden dort, den wir kennen. Kann auch gut sein, dass die Kiste nicht durch den Zoll kommt, weil die Sachen schon verteilt wurden.«

Weil die Sachen schon verteilt wurden? »Wie meinst du das?«, frage ich sie.

»Die Sendung beinhaltet eine geeichte Wasserwaage sowie die Unterlagen zur Studiendokumentation, um davor und danach Bilder machen zu können. Die Wasserwaage benutzen wir, um zu sehen, wie schief oder gerade die Menschen sind. So etwas ist hier sehr begehrt, und die Menschen beim Zoll verdienen nicht allzu viel. Außerdem haben wir darin noch Maßbänder, Klebeband, Markierungen, Schreibutensilien und unseren Heiler ohne Grenzen-Aufsteller mit Logo.«

Es fehlen also die wesentlichen Materialien für die Studie. »Können wir das Camp denn ohne die Kiste überhaupt durchziehen?«, hake ich nach.

»Ja, klar«, antwortet Neti, die sich auch von dieser Widrigkeit nicht aus der Fassung bringen lässt, »dann wird es zwar nicht perfekt, aber es kommt auf die Heilung an, also darauf, dass es den Menschen danach besser geht. Ob das jetzt mit oder ohne Wasserwaage dargestellt wird, beeinflusst nicht das Gesundheitsempfinden der Esperenten. Aber es wäre für uns sehr schön gewesen, die Erfolge möglichst genau zu dokumentieren. Nun denn – so ist Indien nun mal. Hier musst du immer flexibel bleiben und improvisieren.«

Es überzeugt, das Projekt in so besonnenen Händen zu wissen, doch es bleibt abzuwarten, wie sich der weitere Verlauf darstellen wird.

Ich bemühe mich um einen Themawechsel: »Bist du mit der Probe heute zufrieden?«

»Soweit ich das einschätzen kann, müsste alles klappen. Wir haben das heute genau durchdacht, kalkuliert, geprobt, wie sich das nun in der Praxis verhält, werden wir dann sehen. Aber erst einmal müssen Menschen kommen, damit steht und fällt unser gesamtes Projekt.«

Ich halte inne, bevor ich sie frage, ob sie wirklich denkt, das könnte passieren. Niemand kommt, die Heiler sind umsonst nach Indien geflogen? Wobei es ›umsonst‹ nicht so richtig trifft. Jeder Einzelne von ihnen hat Anreise, Unterkunft und Abreise auf eigene Kosten finanziert. Sie haben allerdings auch keine hohen Gebühren zahlen müssen, wie das bei karitativen Auslandseinsätzen sonst üblich ist. Weil sie etwas bewirken wollen. Gutes tun. Den Menschen helfen. Das ist ihr Ansporn. Dementsprechend groß wäre die Enttäuschung. Auch für Annette Müller würde dadurch ein Gesichtsverlust drohen. Mit dem Vorhaben geht die Gründerin von Deutschlands renommiertester Heilerschule ein großes Risiko ein. In der Antwort auf diese Frage bestärkt sie ihre Ausführungen. Möglich ist alles. Auch ein Desaster.

»Was machen wir dann?«, frage ich sie. An ihrer Mimik erkenne ich, dass sie sehr mit diesem Szenario ringt, das ihr seit Tagen schlaflose Nächte bereitet.

»Das weiß ich auch nicht, ganz ehrlich. Aber sobald wir die ersten Heilerfolge verbuchen können, wird sich das hier herumsprechen. Das ist immerhin Indien. Aktuell haben wir Aushänge am Eingang des Auditoriums und im Ashram sowie die Zeiten, zu denen Esperenten zu den kostenfreien Heilsitzungen kommen können. Ansonsten war die einzige ›Werbemaßnahme‹ mein Vortrag. Mal sehen, ob das reicht.«

Zwei Aushänge und ein Vortrag. Ob das reicht, ist eine gute Frage. Andererseits war der Vortrag von großem Erfolg gekrönt. Ich bin wirklich gespannt, immerhin hängt auch der Erfolg dieses Buchs vom weiteren Verlauf ab. Es drängt sich mir die Frage auf, ob jemand ein Buch lesen möchte, das ein

Misslingen eines an sich großartigen Projektes zum Inhalt hat. Sofort verwerfe ich den Gedanken. Inzwischen kenne ich Annette Müller, und ich glaube an sie. Sie hat schon viel erreicht, was andere nicht für möglich gehalten hatten.

Warum nicht auch ein Camp in Indien, auf der Basis von zwei Aushängen und einem Vortrag? Dabei drängt sich mir als neutralem Beobachter noch ein weiterer Gedanke auf. Sie spricht die ganze Zeit davon, dass das Projekt damit steht und fällt, ob überhaupt Menschen zu den Heilsitzungen kommen. Aber wäre es nicht noch ein viel größeres Desaster, wenn die Menschen kommen, aber keine Heilung erfahren? Soll ich sie das fragen? Nach kurzem Überlegen stelle ich ihr die Frage. Immerhin wurde ich ausgewählt, weil ich kein Heiler bin und keine Erfahrungen auf diesem Gebiet habe.

»Apropos Heilerfolge, du klingst sehr überzeugt. Kann es nicht auch passieren, dass ein Kranker auf der Liege ist und nichts passiert?«

Erstaunlicherweise braucht die Begründerin dieser Heilmethoden, die zur Anwendung kommen werden, bei dieser Frage keine zwei Sekunden um zu antworten.

»Ich muss nicht davon überzeugt sein. Wenn ich einen Stein ins Wasser werfe, dann ist es eine unumstößliche Tatsache, dass dieser Stein nass ist. Deshalb ist diese Frage genau so, als würdest du mich fragen, ob ich davon überzeugt bin, dass, wenn ich einen Stein ins Wasser werfe, dieser tatsächlich nass wird. Die Frage nach der Überzeugung ist hier völlig überflüssig, weil es um die absolut logische Folge einer Handlung geht. Der Stein wird nass. Ich weiß das.

Viele von den Heilern, die mitreisen, wissen das noch nicht oder bezweifeln es noch, weil sie es selbst noch nicht oft genug erlebt beziehungsweise bewirkt haben. Genau das ist für viele eine Motivation, am Camp teilzunehmen. Um über dieses Überzeugtsein hinauszuwachsen, weil irgendwann die Frage nach einer Überzeugung nicht mehr gestellt werden muss. Niemand würde danach fragen, ob der Stein nass wird. Ich bin mir sicher, dass wir mit dem Camp und der École San Esprit dazu beitragen werden, dass in 30 Jahren die Frage nach dem Erfolg des energetischen Heilens ebenso überflüssig erscheint, wie die Frage nach dem Zustand eines Steins, nachdem er mit Wasser in Berührung gekommen ist. Das ist ein Ziel, für das es sich jeden Tag lohnt aufzustehen.«

Interessante Metapher. Neti ist eine wahre Pionierin. Und Philosophin. Ob ich wohl künftig weiterhin fragen werde, ob der Stein nass geworden ist?

Zurück im Hotel schließe ich mich meinen Zimmernachbarinnen Martina, Manuela und Marion an. Ihr Plan, an den Strand zu gehen, überzeugt mich sofort. Dieses Mal erkunden wir den Strand in der entgegengesetzten Richtung. Es ist ein faszinierendes Straßenbild, das sich uns bietet. Bruchbuden und Bauruinen statt kolossaler Glasbauten prägen die Strandpromenade. Ganz anders als in Europa ist nicht jeder Meter bis zum Anschlag kommerzialisiert. Und dann das: eine rostige Pipeline, die direkt ins Meer führt. Es lässt sich nur mutmaßen, welche Inhalte die Stadtverwaltung in den Ozean ablässt.

Ganz ungeniert, offen sichtbar. In Reichweite des Piers. Wie kann das sein?

Der Untergrund ist gesäumt mit Müll, Glassplittern und Plastikverpackungen. Dies ist typisch für Indien. Mir fallen wieder Zitas Worte ein: Früher sei es noch viel schlimmer gewesen. Kaum vorstellbar. Direkt gegenüber sehen wir eine wunderschöne Gartenanlage in sattem Grün. Wahrlich ein Land der Extreme, überall und in jedem Bereich.

Während wir den Strand entlangflanieren, unterhalte ich mich mit Marion. Die gebürtige Schwandorferin ist Controllerin bei einer Krankenkasse in München und überzeugte Heilerin. Wie überzeugt, merke ich, als ihr ein kränklich wirkender Straßenhund auffällt, der reglos auf der Promenadenmauer liegt. Während ich meine Berührungshemmung

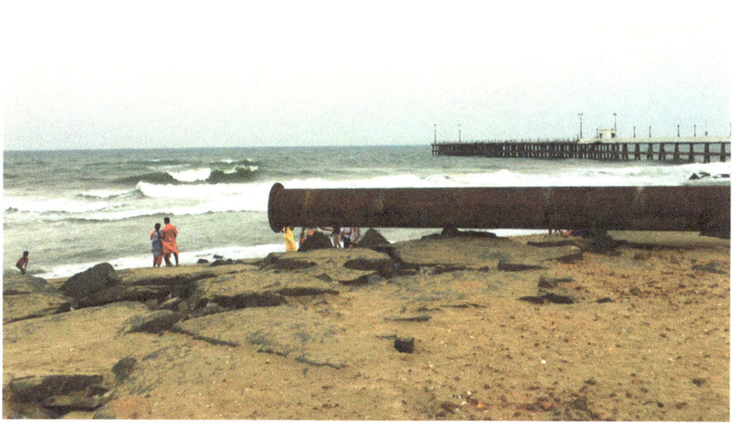

Was hier wohl in den Ozean abgelassen wird?

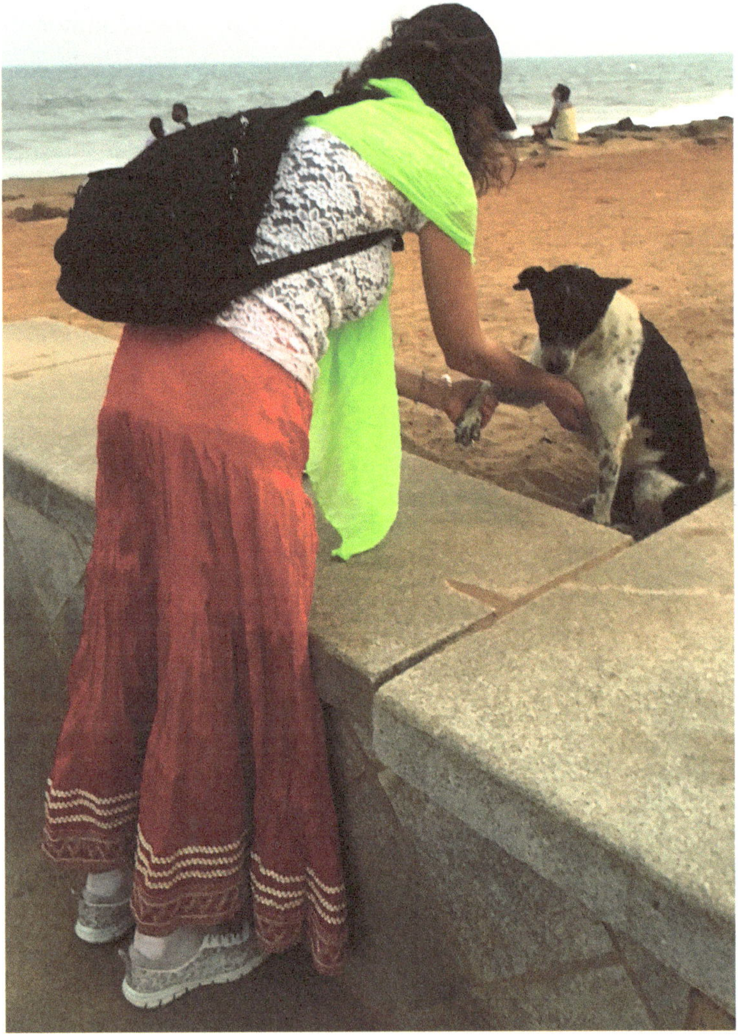

Marion Manz: Heilung eines Straßenhundes

immer noch nicht ablegen kann, legt sie dem Streuner ohne groß zu überlegen die Hände auf und schickt ihm Energie, wie sie mir sagt.

Was für eine Szene inmitten des emsigen Treibens auf der gut besuchten Flaniermeile. Ich bin von diesem Akt der Güte ergriffen, und vielleicht bilde ich mir das ja nur ein, der Hund ebenfalls. Nach einigen Minuten erscheint der Hund auferweckt und legt seine Pfote auf Marions Hand. Es wirkt, als wären die beiden seit Jahren miteinander verbunden. Später erzählt sie mir, dass sie ein besonderes Verhältnis zu Tieren habe. Während eines Urlaubs in Sri Lanka habe sie sogar eine Heilsitzung mit einem Elefanten durchgeführt. Was ist sie nur für ein Mensch, der einen kranken Straßenhund sieht und ihm ohne jegliche Berührungsängste die Hand auflegt, ohne Angst davor zu haben, sich anzustecken oder gebissen zu werden. Völlig selbstlos. Richtig, eine Heilerin. Diese uneingeschränkte Nächstenliebe löst in mir ein Gefühl aus, das ich lange nicht mehr gehabt habe. Es lässt sich nicht wirklich beschreiben, doch es verstärkt einen besonderen Blick auf die Welt, auf eine gute Welt.

Als wir zurück im Hotel sind, ereilt uns eine schockierende Nachricht. Zita hatte einen Schlaganfall. Ich fühle mich wie vom Donner gerührt. Noch vor wenigen Stunden habe ich gebannt ihren Erzählungen gelauscht, in der Hoffnung, noch vielen weiteren zuhören zu dürfen. Jetzt ist sie auf dem Weg ins Krankenhaus. Schnell reagieren die Heilerinnen und

Heiler und koordinieren über die WhatsApp-Gruppe eine kollektive Fernheilung. Hochkonzentriert setzen sich alle in den Innenhof des Hotels und schließen die Augen. Der Anblick hat etwas Kraftvolles. Gebannt bleibe ich sitzen, beobachte und ordne meine Gedanken. Ich hoffe wirklich, dass es ihr schnell besser gehen möge. Sie ist ein wunderbarer Mensch.

Während der Fernheilung habe ich jegliches Zeitgefühl verloren. Ich vermute, über etwa eine halbe Stunde lang haben die Heiler ihr Bestes getan. Betroffen und wortkarg verlassen wir das Hotel in Richtung des nächstgelegenen Restaurants. In Hoffnung auf Zitas baldige Besserung verbringen wir daraufhin, wenn auch ein wenig bedrückt, einen schönen Abend mit langen und persönlichen Gesprächen. Es ist eine besondere und außergewöhnliche Situation, in der wir uns kennenlernen. Fernab der Heimat im wundersamen Indien. Während einer unvergleichbaren Aktion. Healing Camp India 2018, du bist etwas ganz Besonderes.

Gegen 22 Uhr machen wir uns auf zum Hotel. Kurz bevor wir ankommen, packt mich der Tatendrang, und so verabschiede ich mich. Auf in das Nachtleben Pondicherrys! Nur ein kurzer Abstecher. Mich überfällt ein altes Laster, das hin und wieder auflebt. Das Rauchen! Als ich in einem der Kioske, die zu meiner Verwunderung immer noch geöffnet sind, auf Englisch nach Glimmstängeln frage, lehne ich in Ermangelung mir bekannter westlicher Marken dankend ab. So nötig habe ich es dann doch nicht, und eigentlich sollte ich nicht rauchen. Ein nerviges

Laster. Nun denn, weiter durch die engen und verwinkelten Gassen. Überall sind Grüppchen indischer Männer. Frauen oder gar Touristen findet man inzwischen vergebens. Ist das jetzt ein gutes oder schlechtes Zeichen?

Je tiefer ich in die Straßen vordringe, umso schlechter beleuchtet sind sie. An mir vorbeiziehende Gruppen mustern mich von Kopf bis Fuß. So langsam wird mir doch ein wenig mulmig. Ich frage mich, ob es hier auch so etwas wie Problemviertel gibt. Die gibt es ja sogar in Deutschland. Nur steche ich dort nicht so heraus. In meinem weißen Hemd, mit blonden Haaren, blondem Bart und den blauen Augen komme ich mir hier fast wie ein Einhorn vor. Sehr auffällig. Wieder zieht eine Gruppe junger Männer an mir vorbei. Wieder werde ich unverhohlen begutachtet. Als mich dann auch noch eine zwielichtige Gestalt aus einer dunklen Ecke heraus anspricht, beschließe ich, das Glück nicht weiter herauszufordern und kehre zum Hotel zurück. Es geht doch nichts über einen kleinen Adrenalinkick. Sehr erfrischend. Plötzlich klingelt das Handy. Es ist Neti, die sich aus dem Krankenhaus meldet, wie ich vermute. Wie es ihrer Mutter geht, möchte ich wissen.

»Sie ist wieder aufgewacht und man hat das Gefühl, es war nichts. Die Ärzte sagen, dass es nur ein Schwächeanfall war. Und es sind ganz viele gekommen, um sie anzuschauen«, antwortet mir Neti, die Powerfrau, die ich nun als besorgte Tochter kennenlerne.

»*Ganz viele gekommen, um sie anzuschauen* ... wie meinst du das?«, möchte ich wissen.

»Naja, rote Haare, helle Haut und 91 Jahre alt, sie ist hier ein Exot, und jeder wollte mal einen Blick auf sie werfen.«

Ja, dieses Erlebnis hatte ich ebenfalls. Starrende Einheimische. Dabei möchte ich keine mangelnde Höflichkeit unterstellen. Andere Länder, andere Sitten. Aber es ist schon seltsam, dass teilweise ganze Gruppen von Menschen stehenbleiben, dich anstarren und Fotos machen wollen. Doch zurück zu Neti.

»Wie geht es dir?«, möchte ich wissen.

»Den Umständen entsprechend. Ich fühle mich, als hätte mich eine Dampfwalze überfahren.«

Kann ich mir gut vorstellen. Genau solche Ereignisse kann sie so kurz vor dem Camp absolut nicht gebrauchen.

»Wie geht es jetzt weiter?«, frage ich vorsichtig.

Ganz die starke Initiatorin, antwortet sie entschlossen: »Ich bin morgen auf jeden Fall dabei. Ganz egal, wie müde ich bin und wie spät es heute wird. Das ist klar. Das Camp ist zu wichtig. Aber es ist schon eine Zäsur. Trotz aller Widrigkeiten stehen wir unmittelbar davor, Großes zu bewirken, und dann das.«

Wie recht sie hat. »Alle waren zutiefst bestürzt von der Nachricht. Das kam wirklich plötzlich. Gerade noch saßen wir lachend im Innenhof zusammen, und wie aus heiterem Himmel kam die Nachricht über Zitas Zusammenbruch von Annette Bokpe per WhatsApp, danach schwiegen alle betroffen. Jeder hat sofort mit der Fernheilung begonnen. Ich muss zugeben, das war etwas befremdlich für mich, so etwas habe ich noch nie zuvor erlebt. Ich war auch etwas überfordert damit, wie ich denn nun reagieren sollte«, berichte ich ihr am Telefon.

»Das kann ich mir sehr gut vorstellen, nahezu bildlich«, antwortet sie. »Der Vorfall macht sich sicher gut in deinem Buch.«

Wie? Hat sie das gerade wirklich gesagt? »Neti, weißt du was noch schwärzer ist, als die Steine an der Strandpromenade? Dein Humor!«

Wir lachen beide. Ich denke, angesichts der Situation, ist das etwas Gutes. »Aber jetzt mal ernsthaft, wie geht es weiter?«, möchte ich von ihr wissen.

»Meine Mama muss für ein paar Tage im Krankenhaus bleiben, und es folgen weitere Untersuchungen. Wir müssen uns wohl überraschen lassen. Besonders schwer ist das alles für meine Tochter. Sie macht sich so große Sorgen um ihre Oma. Das hat sie alles sehr getroffen. Aber für sie grenzt es an ein absolutes Wunder, dass Zita so schnell wieder die Augen aufgemacht hat.«

Arme Gwenn. Ich kann nur erahnen, wie schwer das alles für sie wohl sein muss. Hier in Indien sind die Müller-Kapplers mit drei Generationen vertreten. Das Healing Camp ist für sie ein richtiges Familien-Engagement.

»Und was geht in dir vor, Neti?«, frage ich vorsichtig. Sie überlegt kurz. »Im Moment befinde ich mich in einem Zustand, in dem ich genau weiß, da muss ich jetzt durch, und das schaffe ich auch. Das geht vorbei und alles wird gut. Geht auch nicht anders. Augen zu und durch.

Das erinnert mich an meine Kindheit. Auf Volksfesten wollte ich mit meinem Vater immer Geisterbahn fahren. Ich habe jedes Mal während der Fahrt meine Augen fest zugekniffen und wollte danach trotzdem immer wieder fahren. Irgendwann musste ich ihm versprechen, die Augen offen zu lassen, wenn ich wieder fahren möchte. Natürlich habe ich ihm das versprochen. Doch die kleine Neti konnte nicht Wort halten. Augen zu und durch. Genau so fühle ich mich jetzt.«

Tolle Anekdote. Ob ich die wohl in mein Buch aufnehmen darf, denke ich mir, beschließe aber, diese Frage auf einen anderen Tag zu verschieben. Jetzt müssen Oma, Mutter und Tochter erst einmal den Schreck verdauen. Ich wünsche gute Genesung, bevor ich mich verabschiede. Hoffentlich wird Zita schnell wieder gesund. Sie ist ein ganz besonderer Mensch.

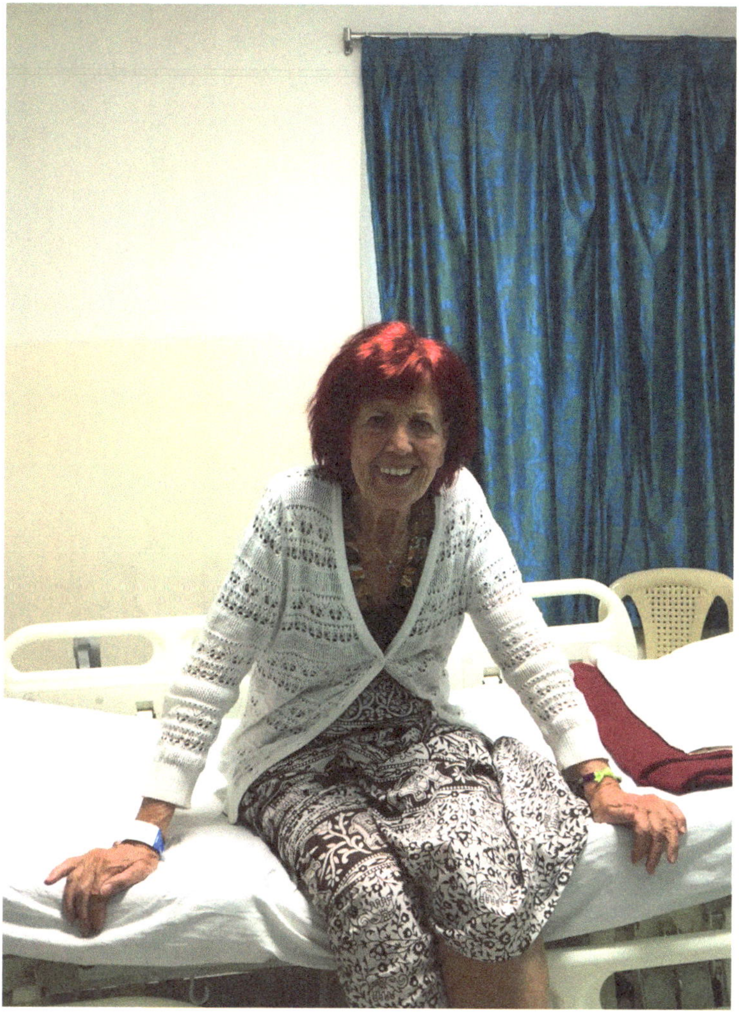

Zita im Krankenhaus, eine ganz besondere Attraktion

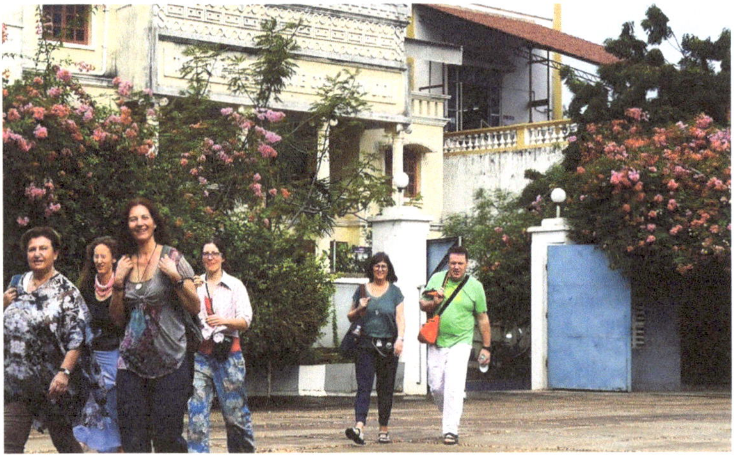

Freitag, 5. Januar 2018: Gewaltfreie Staatsgewalt?

Was für eine Nacht. Zu meiner großen Überraschung habe ich sehr schlecht geschlafen und bin mehrmals aufgewacht. Das ist ungewöhnlich und kommt vielleicht zwei Mal im Jahr vor. Als ich mich um 7:45 Uhr wie jeden Morgen mit den anderen Heilern im Palmengarten zum Frühstück treffe, erfahre ich, dass es den anderen auch so erging. Seltsam. Doch im sonnigen Indien macht einem nichts so schnell schlechte Laune, denke ich, während mir plötzlich der Vorfall mit Zita am gestrigen Abend wieder bewusst wird. Ob es schon etwas Neues gäbe, frage ich meine Zimmernachbarn. Zu meiner Erleichterung erfahre ich, dass sie zwar noch im Krankenhaus ist, aber inzwischen stabil ist und momentan schläft. Ich bitte die anderen Heiler, mich über alle diesbezüglichen Neuigkeiten auf dem Laufenden zu halten.

Während wir fast zwei Stunden ausgelassen brunchen und uns besser kennenlernen, überkommt mich ein warmes Gefühl. Zugegeben: Ich bin, wie bereits erwähnt, nicht wirklich spirituell veranlagt. Eigentlich überhaupt nicht. Als Journalist für Politik und Wirtschaft ist das auch nicht gerade mein

Fachgebiet. Rational-wissenschaftliches Denken, das ist meine Art, und so war es schon immer. Damit bin ich sozusagen das entgegengesetzte Extrem zu den Heilerinnen und Heilern. ›Ockhams Rasiermesser‹ ist mein ständiger Begleiter (kleiner Wissenschaftlerwitz). Ein gewagtes Vorhaben war es von Neti, gerade mich auf solch eine Reise einzuladen. Oder vielleicht gerade deshalb? In jedem Fall genieße ich die wundervolle Gesellschaft. Entgegen etwaiger Befürchtungen meinerseits, stehen die Heiler mir in meiner Funktion als Journalist sehr aufgeschlossen und offen gegenüber. Das ist nicht selbstverständlich, immerhin schreibe ich, was ich denke, und niemand der Mitreisenden kann etwas an meinem geschriebenen Wort ändern. Ich an ihrer Stelle wäre vorsichtiger, wenngleich dies auch unbegründet ist. Doch das Gegenteil ist der Fall. Sie nehmen mich direkt in ihrer Mitte auf, und ich erfahre viel Persönliches. Schon ab dem zweiten Tag fühlt es sich an, wie unter Freunden zu sein. Es sind wirklich tolle Menschen. Sie machen es mir sehr leicht und übertreffen mein Best-Case-Szenario, das ich mir zu Hause ausgemalt hatte, bei weitem. Mal sehen, wie der restliche Aufenthalt noch sein wird. Ich bin sehr gespannt. Jetzt muss nur noch Zita wieder gesund werden.

Um 11 Uhr brechen wir zum Auditorium auf. Es ist wohlig warm, die Luft ist angenehm und die grünen Straßenzüge hören nicht auf mich zu begeistern. Kurze Hose, T-Shirt, Sonnenbrille. Das ist der beste Januar meines Lebens. Anfang der Woche war ich noch in Winterjacke, Mütze und Schal vor dem Haus beim Schneeräumen. Klasse!

Nun beginnt die Generalprobe. Das WLAN macht Probleme, und so starte ich erneut in das nebenan befindliche Verwaltungsgebäude des Ashrams, um mich darum zu kümmern. Als Erstes fällt mir der liebevoll eingerichtete Innenhof der Anlage auf, mit seinen Blumenbeeten und dem kleinen Koi-Teich. Er ist sehr harmonisch gestaltet, mit viel Liebe zum Detail. Der Ort hat etwas friedvoll Erholsames. Vor der Rezeption fällt mir gleich das mit farbigem Sand gestaltete Mandala auf. Typisch Indien: Hier zelebriert man das Vergängliche und investiert viel Zeit und Mühe in eine Kunstform, genannt Rangoli, die nur wenige Tage oder Stunden Bestand hat. Mir wird in diesem Moment bewusst, wie viel dies über das Wesen der Menschen hier aussagt.

Als mir ein sehr freundlicher und hilfsbereiter Mann an der Rezeption beim Login in das WLAN-Netzwerk hilft, kommt auch gleich die Theaterdirektorin Bina hinzu, unsere

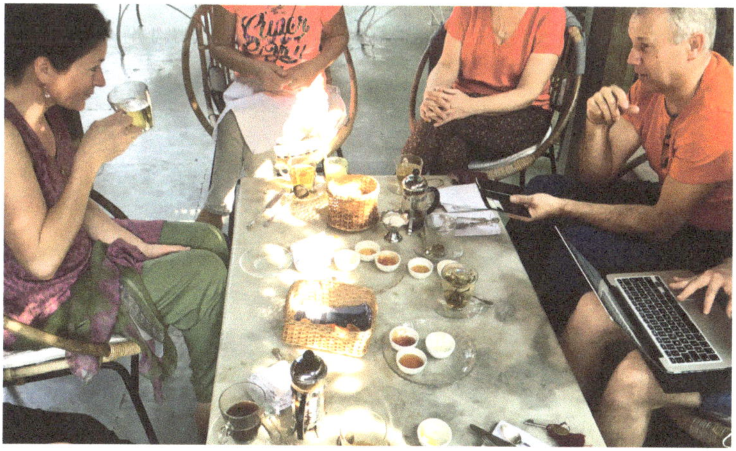

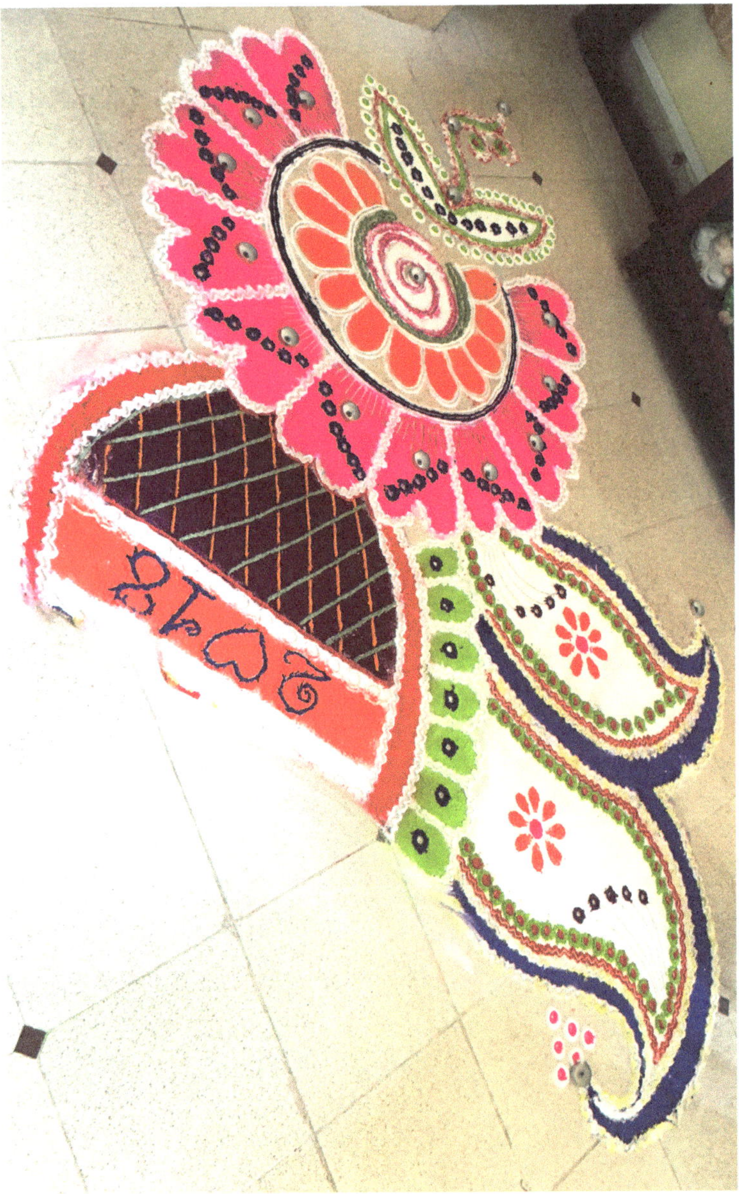

Ansprechpartnerin vor Ort. Sogleich befinde ich mich im Gespräch mit der warmherzigen Inderin. Ich berichte ihr von den verschiedenen Kirchen, die mir bisher auf meinen Spaziergängen begegnet sind. So erfahre ich von ihr, dass hier viele Nationen aus der ganzen Welt friedlich zusammen leben, unabhängig von Religion und Herkunft. In dieser Hinsicht ist man in Indien vielen Ländern der Erde weit voraus. Das gefällt mir. Weiterhin erfahre ich von ihr, dass es in Indien mehr als 10.000 Sprachen gibt. Das hätte ich nicht erwartet! Was mir dabei, seit ich in Indien gelandet bin, aufgefallen ist, sind die guten Englischkenntnisse, die hier jeder zu haben scheint. Nahezu egal, wo man ist, mit Englisch kommt man durch. Das gestaltet sich in manchen europäischen Ländern deutlich schwieriger.

Auf dem Rückweg lerne ich noch zwei junge Schauspielerinnen kennen, mit denen ich mich sehr gut unterhalte. Beide um die 20 Jahre alt, bildhübsch und extra für ihre weiterführende Theaterausbildung angereist. Sie kommen aus verschiedenen Regionen Indiens, darunter Bangalore. Interessiert fragen sie mich, wo ich denn herkomme.

»Bavaria, Germany«, entgegne ich.

»Oh, nice, that's where the Bierfest comes from«, antwortet mir eine der beiden, und wir beginnen herzlich zu lachen.

Na toll. Als Bayer wirst du selbst noch in Südindien mit dem Oktoberfest und Bierkonsum assoziiert. Irgendwie lustig. Zum Abschied fragen die Schauspielerinnen noch nach meinem Namen. Süß, wie sie mit ihrem Akzent »Maximilian« beim dritten Versuch richtig aussprechen. Sehr sympathisch.

Zurück im Auditorium, suche ich mir einen geeigneten Platz für meine neutralen Beobachtungen des Healing Camps. Erneut sehe ich einen hochmotivierten Werner Dück, der schon wieder auf den liebgewonnenen Regieturm klettert und geeignete Kamerapositionen evaluiert. Als Neti gegen 12 Uhr das Auditorium betritt, eilen wir ihr entgegen und fragen nach Zitas leiblichem Befinden. Als wir alle versammelt sind, bringt sie uns auf den neuesten Stand. Vermutlich nur ein kleiner Schlaganfall, berichtet sie uns. Näheres würde sie im Laufe des Tages erfahren, sobald die Testergebnisse da seien.

Als unser Bus eine Viertelstunde später vor dem Theatergelände ankommt, staunen wir nicht schlecht über den Zustand des Fahrzeuges. Dass der Bus überhaupt noch fährt, wundert mich.

Natürlich reicht auch der Platz nicht für alle, doch ein überfüllter Bus ist auch etwas durchaus Landestypisches, und ich bin ja auch wegen der Kultur hier. Nach einer wilden und unbequemen Fahrt über die von Schlaglöchern durchsetzten Straßen kommen wir an einem imposanten Sternehotel an. Wow! Hier werden wir also jeden Tag zu Mittag essen, nicht schlecht. Das hat Prabhat wirklich sehr gut organisiert. Auch hier werden die Extreme Indiens wieder deutlich. Eben noch Wellblechhütten und Schlaglöcher, jetzt ein Luxushotel, wie es am Kurfürstendamm in Berlin stehen könnte, mit eindrucksvoller Empfangshalle und prachtvollem Interieur.

Das Beste sollte jedoch wenige Minuten später folgen, das grandiose Essen. Um es kurz zu halten: ein Traum. Ich habe selten so köstlich gespeist. Fatal ist das ›All you can eat‹-Buffetkonzept. Diese Mittagsbuffets sind mein Untergang. Wie viele Kilo man wohl in einer Woche zunehmen kann? Ich werde es sicher noch herausfinden. Das Zweitbeste ist der Preis: Umgerechnet etwas über vier Euro kostet es. Wohlgemerkt für exzellentes Essen, so viel man konsumieren möchte, und das ist einiges. Alle schwärmen beim Essen von den großartigen Gerichten. Auch Gerhard Neugebauer, den ich mit drei Tellern in der Hand erwische und an unser Gespräch eine Woche zuvor erinnere. Darin beteuerte er seine Liebe zur bayerischen Küche und prognostizierte einen Gewichtsverlust von mehreren Kilos während des Camps. Er würde wahrscheinlich nichts herunterbekommen. Ich habe ihn auch noch einen vierten Teller holen sehen.

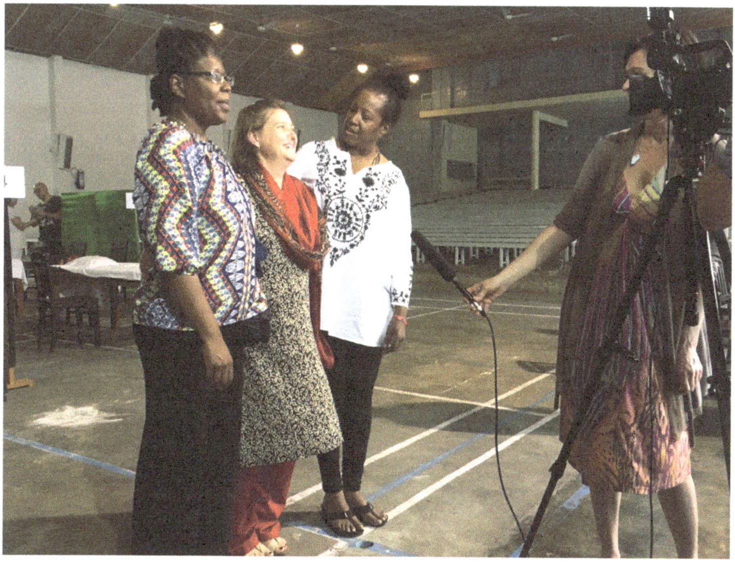

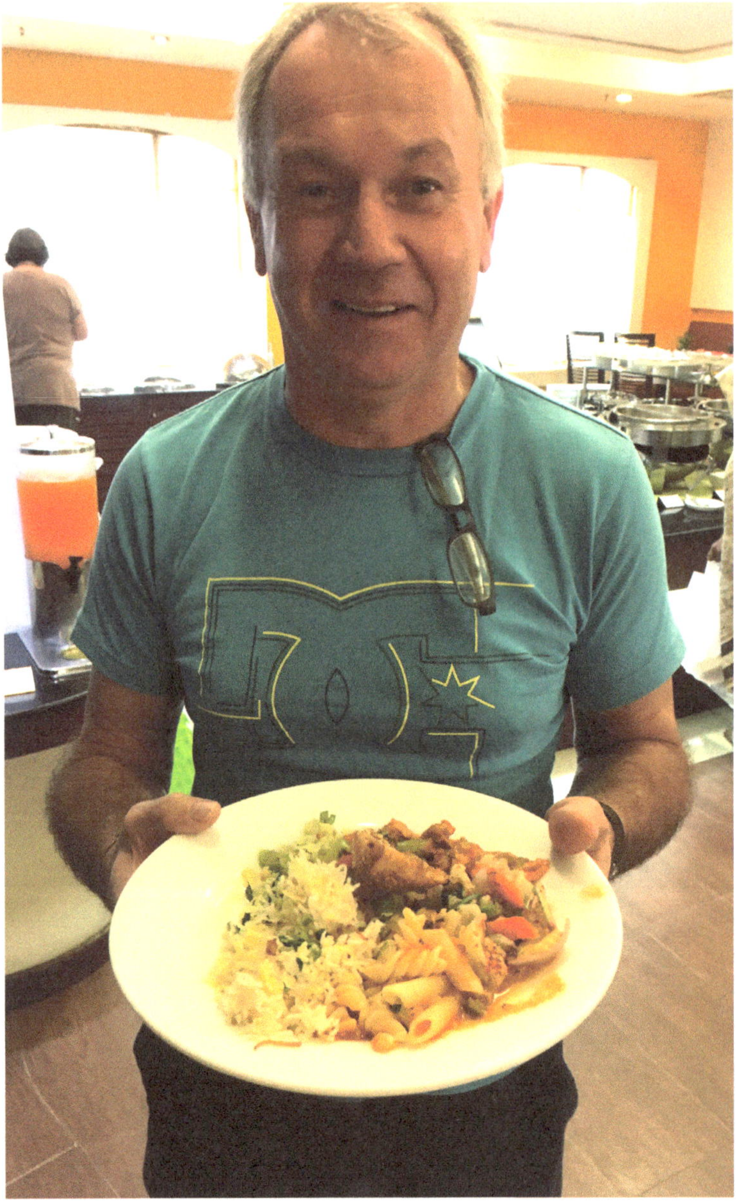

Der dritte oder vierte Teller?

Zurück im Auditorium werden die abschließenden Planungen fortgesetzt. Die in Gruppen eingeteilten Heiler üben die Schritte für morgen wie Tänzer eine Choreografie vor dem großen Auftritt ein. Ein großer Auftritt, das passt. Während die Stunden vergehen und ich die Proben der Heiler von der Bühne aus beobachte und Fotos mache, tippe ich die Erlebnisse und Impressionen in meinen Laptop. Es ist schon beeindruckend, wie sich alle auf die hohen Standards einer wissenschaftlichen Studie vorbereiten. Nur ein Fehler bei der Dokumentation eines Esperenten genügt, und der Fall darf nicht in die Studie aufgenommen werden. Um Derartiges zu vermeiden, werden die Abläufe sowie das Studienbuch vor versammelter Mannschaft bis ins kleinste Detail erläutert. Das nehmen hier alle sehr ernst.

In einer Zwischenpause suche ich das gegenüberliegende Café auf und fröne meiner Koffeinabhängigkeit. Während ich den frisch gemahlenen Espresso genieße, spricht mich ein junger marokkanischer Geschäftsmann auf Französisch an und lädt mich zu sich an den Tisch ein. Aufgeschlossen wie ich bin, nehme ich dankend an und wir kommen, wenn auch nicht ganz akzentfrei, ins Gespräch. Was ich mache, woher ich komme. Als ich mich als Deutscher oute, wechselt er ins Englische.

»Yes, that's way easier than French for me«, sage ich erleichtert.

Ich frage ihn nach seiner Heimat Marokko und was ihn denn nach Pondicherry verschlagen habe. Pondicherry sei der perfekte Ort für junge und tüchtige Unternehmer, versichert er mir. Gemeinsam mit seinem Geschäftspartner vermietet er Villen am Strand, die einige Kilometer von der Innenstadt entfernt sind. Dorthin lädt er mich herzlich auf den besten Cappuccino weit und breit ein, falls ich mal Zeit finden sollte. Sehr nett. Bevor ich mich verabschiede, verrät er mir noch einen Geheimtipp: Serenity Beach. Das sei der absolut beste Strand der Region. Dort treffen sich die Einheimischen zum Surfen. Ein bisschen abseits der Stadt in Richtung Auroville. Da habe man seine Ruhe, versichert er mir. Ich bedanke mich herzlich für die Empfehlung und die freundliche Einladung in sein Haus.

Wieder im Auditorium zurück, werden allerletzte Fragen geklärt. Es ist eine tolle Stimmung und alle freuen sich auf morgen. Doch man merkt auch, dass noch niemand so richtig weiß, wie die Aktion am Ende tatsächlich laufen wird. Im persönlichen Austausch offenbart mir Neti, dass sie ein wenig Angst davor habe. Was, wenn niemand komme? Dann wären 33 Heilerinnen und Heiler ziemlich enttäuscht, und der Zweck ihrer weiten Reise ans andere Ende der Welt bliebe unerfüllt. Das wäre eine Frustration, die wohl nicht einmal das schöne Indien wiedergutmachen könnte. Ein großer Druck lastet auf den Schultern der Organisatoren, vor allem auf denen von Neti Müller. Auf ihre Initiative hin findet das Camp statt. Die begeisterten Heiler ohne Grenzen sind ihr gefolgt. Viele Menschen haben mitgewirkt, um das alles möglich zu machen. Die Organisation, die Absprachen und Vorkehrungen vor Ort.

Und dann sind da die nicht unerheblichen Reisekosten, die die Heiler selbst tragen. Die Kosten für die Unterkunft. Die Urlaubstage. In diesem Moment begreife ich, wie viel Druck das alles bedeuten muss. Als wäre das nicht schon genug, muss sie im Moment auch noch um die Gesundheit ihrer Mutter, die immer noch im Krankenhaus liegt, bangen. Trotz alledem behält sie Contenance, ist gefasst. Was für eine außergewöhnlich starke Persönlichkeit.

Gegen Abend löst sich die Versammlung auf, und die meisten starten in Richtung ihrer Hotels. Ein paar der Heiler wollen aber in das bekannte Kaufhaus Pothys. Warum eigentlich nicht, denke ich mir, und schließe mich an.

Das sollte auch gleich meine erste Tuktuk-Fahrt werden. Nachdem ich schon so viel über diese abenteuerlichen Fahrzeuge gehört hatte, sollte ich nun auch in den Genuss kommen. Das

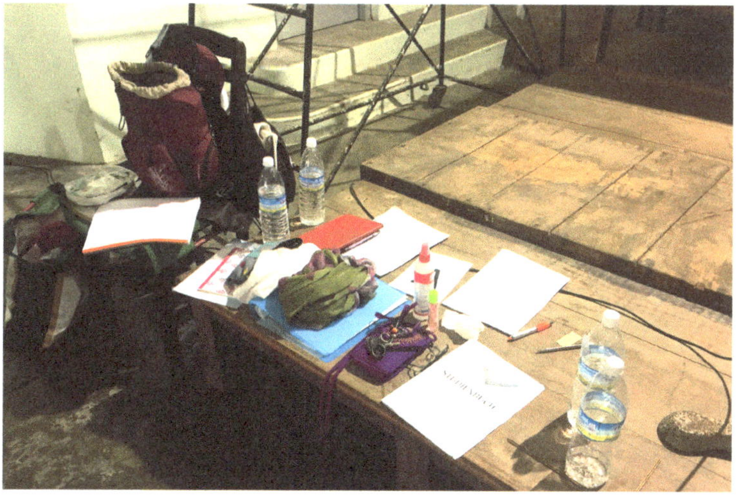

Überall sind die Studienbücher

ist allerdings nichts für schwache Nerven. Als der Fahrer schnurstracks ins Getümmel fährt, ohne Blinken, Umsehen oder das erkennbare Einhalten von Verkehrsregeln, erinnere ich mich an meine erste Fahrstunde. Gurt anlegen. Alle Mitfahrenden fragen, ob sie angeschnallt sind. Spiegel einstellen. Schulterblick. Haha.

Am gewöhnungsbedürftigsten ist die scheinbare Abwesenheit von Ampeln in Pondicherry. Kein Scherz: Ich habe nicht eine einzige Ampel gesehen, und das in einer Stadt, die nur aus Kreuzungen zu bestehen scheint. Man hupt einfach, bevor man in die Kreuzung fährt. Verrückt. Trotzdem funktioniert es. Je mehr wir uns den viel befahrenen Hauptstraßen nähern, umso wilder wird der Verkehr. Das muss ich meinen

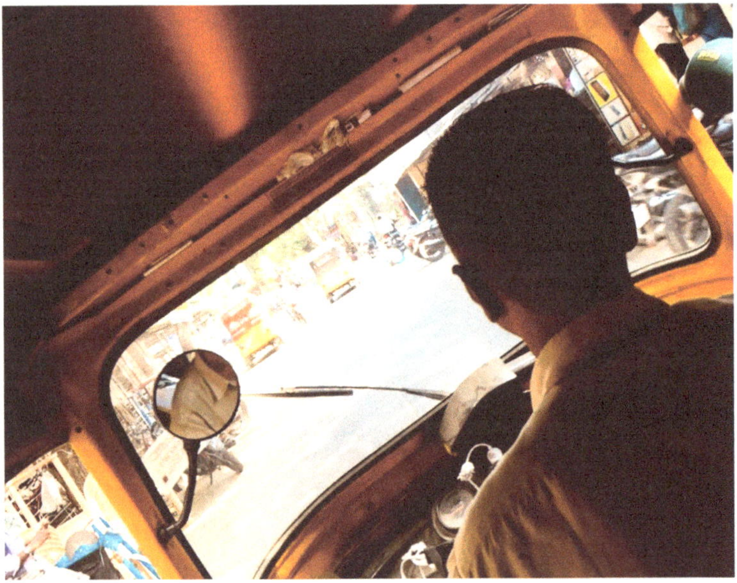

Freunden in der Heimat zeigen. Ich öffne die Messenger-App Snapchat auf meinem Smartphone und filme das Geschehen. Nach den wildesten 90 Sekunden, die ich je im Straßenverkehr erlebt habe, schicke ich das Video an meine Follower. Es dauert keine drei Minuten, da bekomme ich die ersten Antworten.

Meine Freunde sind begeistert. Ich auch.

Nach ca. 15 Minuten Fahrzeit erreichen wir das bekannte Kaufhaus. Begleitet werde ich von Thomas Krack und seiner Freundin Martina Projahn. Diese fühlt sich sofort in der riesigen Sari-Abteilung wohl. Thomas und mich zieht es ein Stockwerk höher in die Männerabteilung. Ein Hemd soll es für ihn sein. Gleich machen sich zwei aus deutscher Sicht penetrante Verkäufer auf, um ihm zu helfen und jeden Wunsch von den Lippen abzulesen.

Das Highlight der Kaufhaus-Angestellten ist definitiv, als der stämmige Deutsche beschließt, das Hemd inmitten des Kaufhauses anzuprobieren, dabei blankzieht und seine Tattoos offenbart. Eine lustige Szene, wollen die Verkäufer doch jedes Detail zu den Tattoos erfahren, und Thomas wirkt in Ermangelung adäquater Englischkenntnisse ein wenig verzweifelt. Ich mache mir einen Spaß daraus, falsch zu dolmetschen und fliege recht bald damit auf. Natürlich wollte der Verkäufer nicht seine Handynummer, doch Thomas' Blick war unbezahlbar. Ebenfalls unbezahlbar wären die Arbeitsabläufe des Kaufhauses in Deutschland, da keinerlei Effizienz zu erkennen ist: Ein Verkäufer stempelt direkt, nachdem du dein Interesse bekundet hast. Ein weiterer stempelt, sobald man die Abteilung verlässt. Wieder ein Stempel an der Kasse, wo das gekaufte Produkt, egal ob im Supermarkt oder Bekleidungsgeschäft, durch zwei weitere Hände samt Stempeln geht. Am Ende wird der komplette Prozess dann noch einmal von einem Kontrolleur begutachtet und anschließend wird wieder, man ahnt es schon, gestempelt. So lassen sich auch Arbeitsplätze schaffen. Anscheinend ein Überbleibsel aus der Kolonialzeit, das die Inder auf die Spitze getrieben haben. So wurde es mir zumindest erklärt. An meine persönlichen Grenzen komme ich, als ich nach der Toilette des Kaufhauses frage. Ich werde in das Treppenhaus, das in einen Hinterhof mündet, geschickt. Hier sehe ich Mitarbeiter, die kochen, essen, reden. Und eine überflutete Toilette, aber keine Seife. Stark bleiben, Max!

Wieder bei Thomas, holen wir Martina ab. Die hatte eben eine ähnliche Erfahrung gemacht und sich die Erleichterung dann auch verkniffen. Die Damentoilette sei noch schlimmer, meint sie. Ja, auch das ist typisch Indien. Ein ausgeprägtes Bewusstsein für Hygiene sucht man hier vergebens. Doch ich bin nicht hier, um etwas über Hygiene zu lernen. Was mich in dieser Hinsicht erwarten würde, wusste ich ja. Als wir das Kaufhaus verlassen, flanieren wir entlang der großen Hauptstraße.

Hier blüht das Leben. In Pondicherry leben knapp eine Viertelmillion Menschen, doch die Stadt kommt einem vor wie eine Multimillionen-Metropole. Alles spielt sich auf den Straßen ab, zu jeder Tages- und Nachtzeit. Es ist bereits dunkel und die Straßen sind voller Menschen und Fahrzeuge. Und in Indien

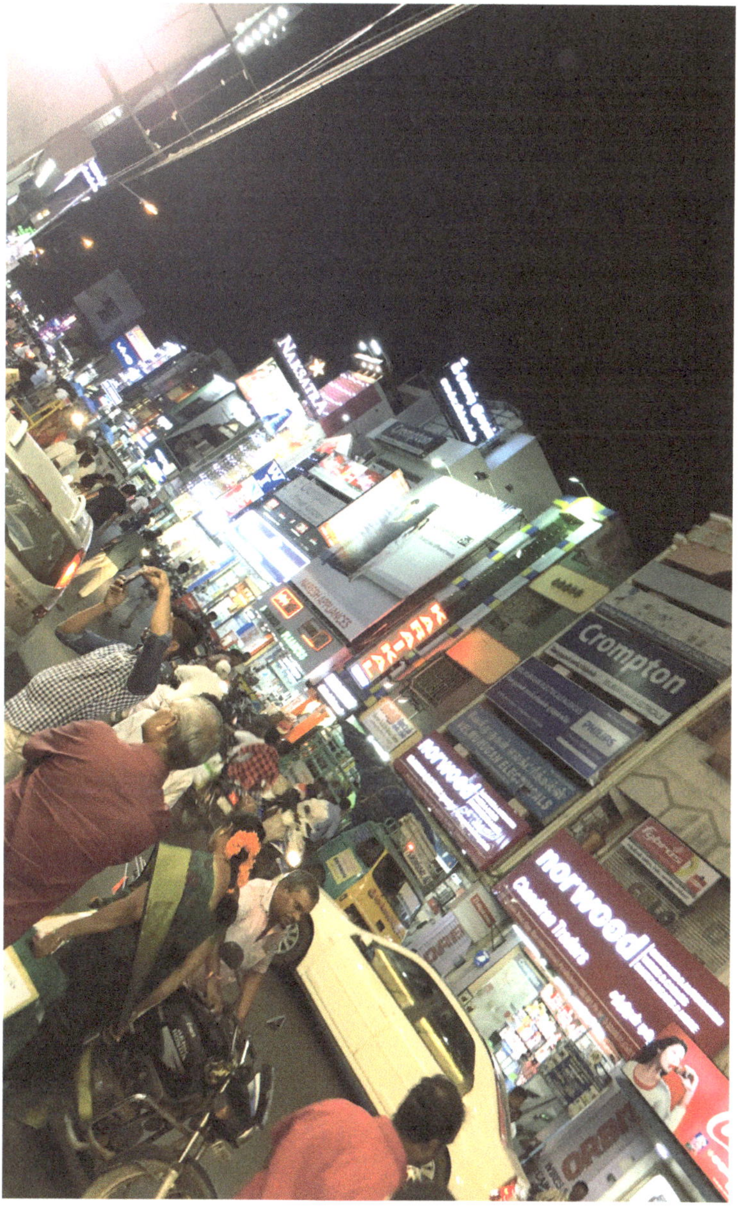

Pondicherry by night

bedeutet voll wirklich voll. Wir suchen uns ein Restaurant und werden in einem, so scheint es, sehr edlen Hotel fündig. Der Eingangsbereich wirkt pompös, mit schmiedeeisernen Rosenblättern verzierte Außenanlagen. Die Beleuchtung ist festlich und die Einrichtung scheint dem Kolonialstil entlehnt oder aus dieser Epoche stammend. Während Martina und Thomas den Aufzug nehmen, wähle ich die Treppe. Das Letzte, das ich gebrauchen kann, ist hier in einem Aufzug stecken zu bleiben. Im Alltag dieses Risiko zu minimieren macht zumindest in statistischer Hinsicht Sinn. Ich habe doch schon angemerkt, dass ich einen sehr rationalen Charakter habe?

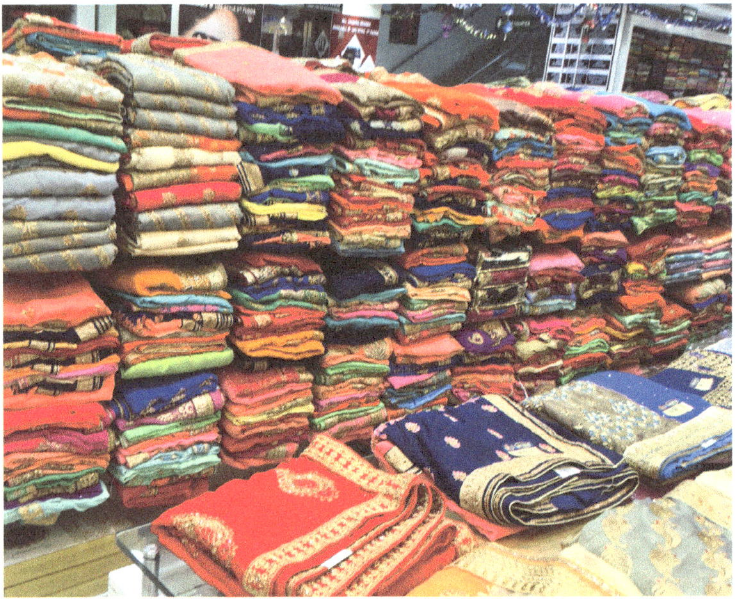

Oben befindet sich eine eigentlich traumhafte Dachterrasse, doch so versifft, dass wir direkt wieder kehrtmachen und das Restaurant verlassen. Das mit der Hygiene gibt allerorts einen Abzug. Damit muss der Indienreisende leben.

Nachdem wir noch die zahlreichen Einzelhändler in den umliegenden Straßen bestaunt haben und inzwischen nicht mehr wissen, wo wir eigentlich sind, suchen wir einen Tuktuk-Fahrer. »Zur Villa Helena«, sagen wir ihm. Ein wenig fragend sieht er uns an, überlegt kurz, wiegt seinen Kopf subtil hin und her und fährt mit uns los. Nach ca. fünf Minuten wilder Fahrt verlangsamt der freundliche Fahrer sein Tuktuk und fragt uns, wo diese Villa Helena sei. Leider kann er mit unseren Beschreibungen nicht allzu viel anfangen. Weitere 20 Minuten später haben wir dank der Auskunft zweier Polizisten das Hotel erreicht.

Warum ist eigentlich kein Polizist in Pondicherry bewaffnet? Ich würde es ja verstehen, wenn sie ansonsten groß gewachsen und muskulös gebaut wären. Doch Fehlanzeige: Es sind 1,60 bis 1,70 Meter kleine Männer mittleren Alters von durchschnittlicher Statur. Es scheint hier eine andere Art von Staatsgewalt zu geben, denn die Polizisten, denen ich bisher begegnet bin, könnten mich weder stoppen noch mir hinterherlaufen. Nicht, dass dies nötig wäre, aber es bringt mich ins Grübeln, wie die Dinge hier wohl im Ernstfall funktionieren. Es erweckt den Anschein, als liefe hier alles via Autorität. Kennt man sich untereinander? Pondicherry ist nicht so groß wie Mumbai mit seinen 20 Millionen Einwohnern, aber

250.000 Bewohner hat es allemal. Oder gibt es hier am Ende einfach kaum Kriminalität, stattdessen Respekt gegenüber Autoritäten? Dem werde ich noch auf den Grund gehen.

Nach unserem abendlichen Sit-together und dem gemeinsamen Dinieren frage ich die Heiler, wie sie sich fühlen, immerhin geht es morgen los. Die Antworten sind eine Mischung aus Vorfreude und Ungewissheit. So richtig weiß keiner, wie der morgige Tag verlaufen wird. Ich hoffe auf das Beste. Die anderen auch. Als ich wenig später auf meinem Laptop tippend im Bett liege, grübele ich noch einige Zeit.

Wir sind offensichtlich im Land der Spiritualität. Hier liegen die Wurzeln des Yoga, und auch Netis Heilmethoden haben einen Teil ihres Ursprungs in Indien. Glauben die Menschen hier überhaupt, dass Deutsche, Österreicher, Schweizer, Spanier und Amerikaner heilen können, oder zumindest besser als die lokalen Heiler des Vertrauens? Zugegeben, wir sind keine Engländer oder Franzosen. Aber haben wir als Europäer in Indien überhaupt eine Chance auf einen Vertrauensvorschuss? Es sind doch schon in Deutschland viele voreingenommen, wenn es um das Thema Heilen geht. Zwar sind die Menschen in Indien grundsätzlich spiritueller, doch wir sind Fremde in ihrem Land, ihrer Kultur. Nicht einmal Neti weiß genau, was uns morgen erwarten wird. Sie hat selbst einige unglückliche Szenarien an die Wand gemalt. Ich kann mir selbst inzwischen alles vorstellen. Am wahrscheinlichsten scheint das Szenario, dass wir zunächst einige Dutzend Neugierige begrüßen dürfen, und es sich in den nächsten Tagen herumsprechen wird, wie gut die Heiler arbeiten.

Wird schon werden: Neti ist bekannt dafür, das Unmögliche möglich zu machen. Und da wird dann schon einmal aus einem Tag der offenen Türe, die Heilertage im Chiemgau, ein Festival mit jährlich 2000 Besuchern. Sie ist immer für eine Überraschung gut und denkt am liebsten drei Nummern größer. Das schätze ich an ihr.

Journalisten haben gerne etwas zu berichten. Dem wird sie verlässlich und immer aufs Neue gerecht. Ich freue mich auf morgen.

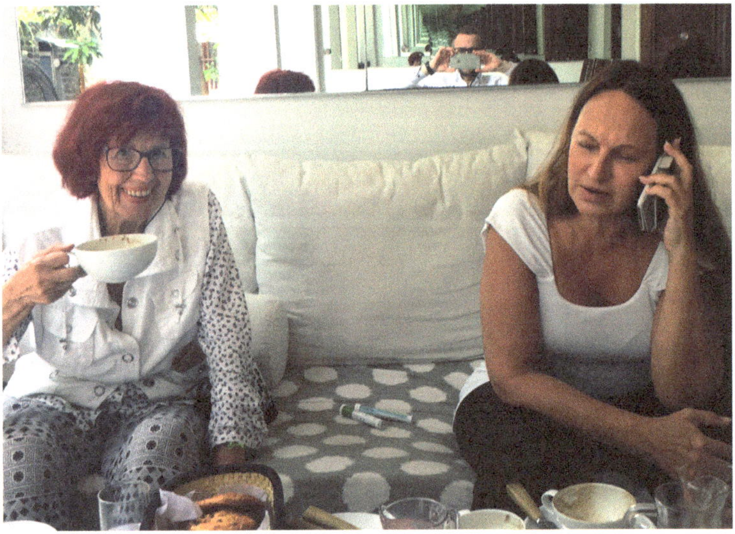

Neti ist fast immer am organisieren

Samstag, 6. Januar:
Es geht los!

Als ich an diesem Morgen den Palmengarten betrete, sind die Heiler bereits alle außer Haus. Das liegt nicht zuletzt an Gerhard, der gerne eine Stunde früher im Auditorium sein möchte, um seine Heilerstation vorzubereiten. Im Allgemeinen ist Gerhard nahezu beispielhaft, wenn es um die den Deutschen nachgesagte Pünktlichkeit geht, er ist einfach immer überpünktlich. Das geht so weit, dass man ihm die Nervosität ansieht, sobald irgendwelche Ereignisse die Einhaltung von Vereinbarungen gefährden. Wir haben uns verirrt und andere warten bereits? Stress pur für den Rosenheimer. Ob ich mir das eine oder andere Mal einen Spaß daraus gemacht und die Uhr vorgestellt habe? Möglich. Nun denn. Der Beginn des Camps ist in etwa einer Dreiviertelstunde.

Gut gelaunt, mit Sonnenbrille auf der Nase und Musik im Ohr, verlasse ich das Hotel in Richtung Auditorium. Selbst um kurz nach 9 Uhr morgens brennt die Sonne bereits auf der Haut. So mag ich den Januar am liebsten. Als ich das Tor des Innenhofes erspähe, nehme ich die Kopfhörer ab. Die Spannung steigt.

Ob schon jemand da ist? Vielleicht drei oder vier Schaulustige? Ein Blick auf meine inzwischen wieder korrekt gestellte Uhr verrät mir, dass noch mehr als eine halbe Stunde bis zum offiziellen Beginn verbleibt. Pünktlichkeit habe ich ansonsten in Indien eher vermisst, denke ich mir, als ich den Innenhof des Auditoriums betrete und meinen Augen kaum traue. Von wegen, dass die Neugierigen peu à peu oder sukzessive eintrudeln: Ich sehe Menschen, so weit das Auge reicht. Das kann doch nicht sein. Bin ich zu spät?

Nein, 9:30 Uhr. Ich bin immer noch eine halbe Stunde zu früh. Wie kann das sein? Die ersten Heiler sind bereits im Einsatz und das Organisationsteam ist sichtlich am Schwitzen. Hinter mir betreten weitere Heiler den Innenhof.

»Na, auch eben erst gekommen?« Sie hören mich nicht.

Zu sehr staunen sie über die Leute. Schnell eile ich in Richtung der Tribüne. Um später keinen ›Schmarrn zu verzählen‹, wie der Bayer so schön sagt, zähle ich grob die anwesenden Esperenten. Ca. zwölf Menschen pro Reihe und eins, zwei, drei, ... sechs Reihen. Und dann noch mehr Menschen in der Warteschlange vor dem Organisationsteam. Es betreten weitere Esperenten den Innenhof. Beim besten Willen hätte ich ein solches Szenario nicht erwartet. Nicht am ersten Tag! Nicht eine halbe Stunde vor Beginn! Nicht so viele Menschen! Inder, Europäer, Amerikaner – von überall kommen die Esperenten zu den Heilern. Von alt bis jung. Toll.

»Max«, höre ich jemanden rufen.

Als ich mich umdrehe, strahlt mich Neti an, sichtbar aus dem Häuschen.

»Unglaublich, oder?«
»Ja«, entgegne ich ihr immer noch sehr verdutzt.

Schon fordert sie mich auf, ihr zu folgen, ich müsse jemanden kennenlernen. Jetzt bin ich aber gespannt. Dann stellt sie mir den Vater von Theaterleiterin Bina vor, die uns von Anfang an unterstützt hat. Es ist jetzt kurz nach 10 Uhr, und er einer der ersten Esperenten, die bereits geheilt wurden. Was folgt, ist einer jener Momente, die ich nicht so schnell vergessen werde. Der gebrechlich wirkende Mann legt spontan eine kleine Tanznummer aufs Parkett, als er mich sieht, und strahlt dabei über beide Ohren. Ich habe selten so viel Lebensfreude in einem Menschen verspürt. Er kann kein Wort Englisch, doch die Aussage ist klar: ›Ich fühle mich großartig.‹ Dann berichten mir Neti und Bina von seinen schweren Leiden. Heute

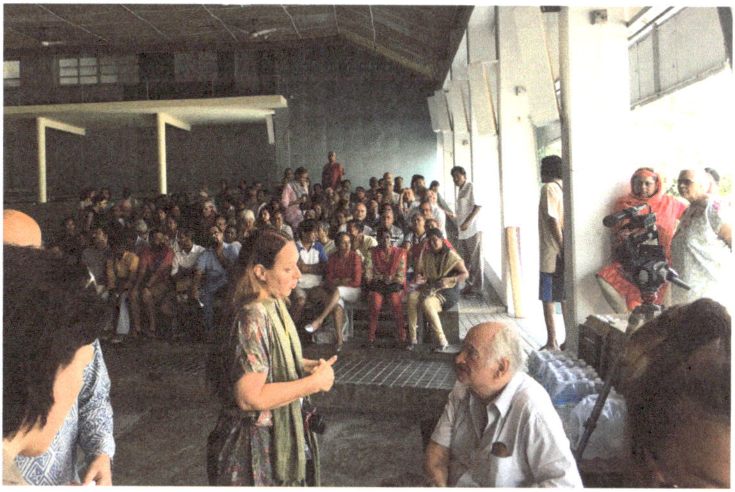

Wohlgemerkt: Offiziell hat das Camp noch nicht begonnen

Morgen konnte er kaum aufstehen und nur gestützt gehen. Er leidet bereits seit vielen Jahren unter starken Schmerzen. Davon merke ich nichts. Überhaupt nichts. Die Szene ist wahrlich herzerwärmend. Egal, wohin ich mich wende, überall herrscht emsiges Treiben.

Werner Dück fängt mit seiner Kamera jetzt schon einen Heilerfolg nach dem anderen ein. Das Organisationsteam hat den wohl stressigsten Job abbekommen. Die Damen kommen überhaupt nicht hinterher, so viele Neuankömmlinge warten auf einen Termin.

Sobald ein Termin für die nächsten Tage vergeben ist, dürfen die Esperenten das Gelände verlassen, trotzdem trifft man, wohin man sieht, auf Dutzende von Wartenden. Überall auch hochkonzentrierte Heiler, jeweils zu dritt an einer Station. Während die erste Stunde verstreicht, kehrt Ruhe in der Halle ein. Zwar warten immer noch etliche auf einen der

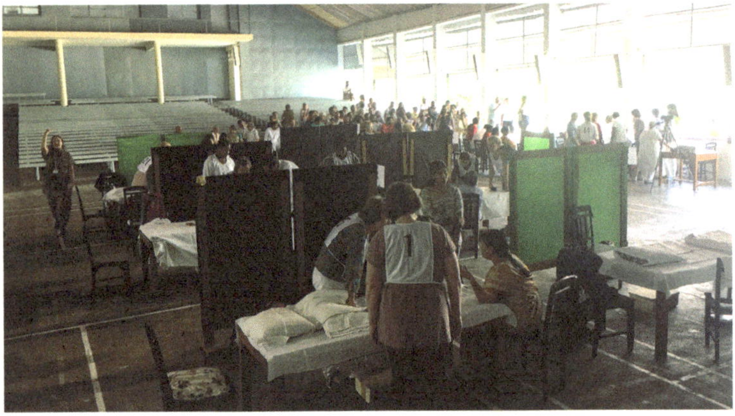

inzwischen inflationär begehrten Plätze während des Healing Camps, trotzdem ist es angenehm leise geworden. Es ist so, als spreche die Szene für sich. Alle sind gebannt. Eine ganz eigene Energie liegt in der Luft. Das scheinen hier alle zu spüren, sogar ich.

Plötzlich wird die Stille unterbrochen. Werner Dück huscht in Richtung Heilstation 3. Irgendetwas geht dort vor sich, denke ich mir, und springe ebenfalls auf, um nach dem Rechten zu sehen. Eine ältere Dame ist Mittelpunkt des Geschehens. Mit ihrer zarten Statur und der großen Brille auf der Nase erinnert sie mich an meine ehemalige Praktikumschefin in der Staatlichen Bibliothek; dort hatte ich den Beschluss gefasst, Journalist zu werden. Schnurstracks läuft die lächelnde Frau auf die Treppe der Bühne zu und nimmt diese mit Leichtigkeit, während sie zufrieden klatscht. Die anwesende Familie ist begeistert von dem Heilerfolg und das Heilerteam sichtbar gerührt. Auf der Bühne angekommen, wird die Dame ein zweites Mal vermessen, um die Vorher-Nachher-Wirkung für die medizinische Studie festzuhalten. Zwar bin ich bei der ersten Messung nicht anwesend gewesen, doch das Staunen aller Beteiligten spricht für sich.

Kaum ist wieder etwas Ruhe eingekehrt, folgen schon die Nächsten, die ihren Emotionen freien Lauf lassen: »Thank you very much, it was such a graceful and wonderful experience. Thank you so much.«

Die Dankesbekundungen kommen aus der Richtung von Gerhard Neugebauers Heilerteam. Ich könnte diese Szenen endlos fortführen. Wann immer eine Heilsitzung beendet ist, sehe ich staunende Gesichter, glückliche Menschen und herzliche Dankesbekundungen. Es ist unglaublich.

Vonseiten des Organisationsteams scheint es inzwischen so, als könnte man wieder aufatmen. Ich nutze die Gunst der Stunde und erkundige mich nach dem aktuellen Stand. Engländer, Spanier, Deutsche, US-Amerikaner, wie bereits vermutet ist das Publikum bunt gemischt, wenngleich die Ortsansässigen den überwiegenden Teil der Esperenten stellen. Melanie Endres aus Panama, die bei der Registration hilft, berichtet mir auch von den Startschwierigkeiten, die sie jedoch schnell in den Griff bekommen haben. Es waren einfach zu viele Menschen da. Damit hatte wirklich niemand gerechnet.

Inzwischen ist es kurz vor 12 Uhr mittags, und nahezu alle freien Plätze für das komplette Healing Camp sind vergeben.

Als wir denjenigen, die noch auf einen Termin warten, mitteilen, dass wir nun eine kurze Mittagspause einlegen, helfen sofort alle Wartenden unaufgefordert mit, die Stühle aufzuräumen, die nicht mehr benötigt werden. Manche Kleinigkeiten hinterlassen einfach Eindruck.

Wenige Minuten später holt uns auch schon der Bus ab, um uns zum Hotel zu unserem Mittagsbuffet zu fahren. Wie auch gestern schon erwische ich Gerhard, wie er sich einen Teller

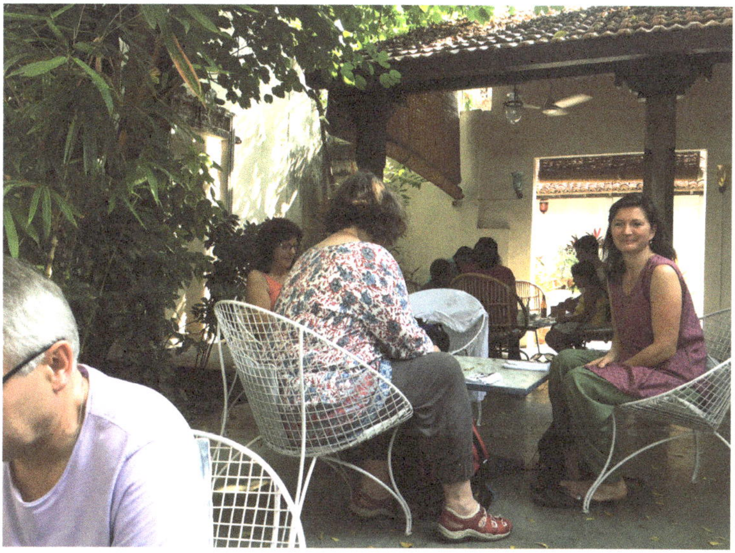

Heiler beim Frühstück

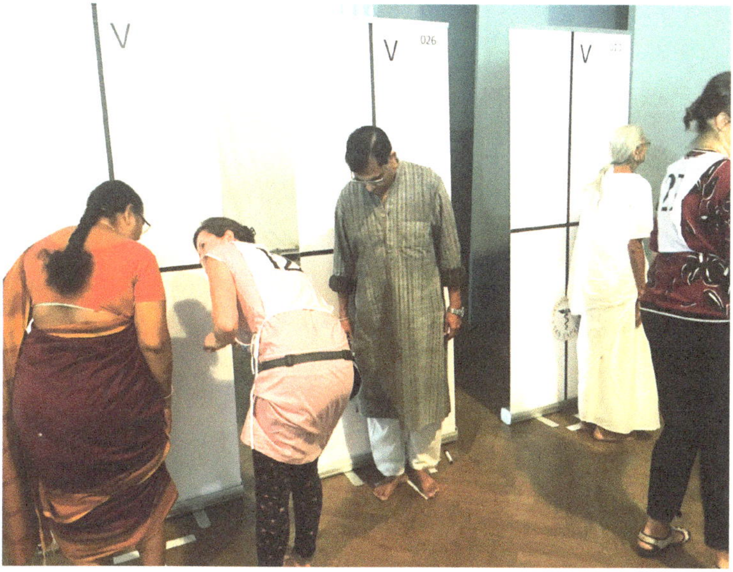

Präzise werden alle Veränderungen für die Studie dokumentiert

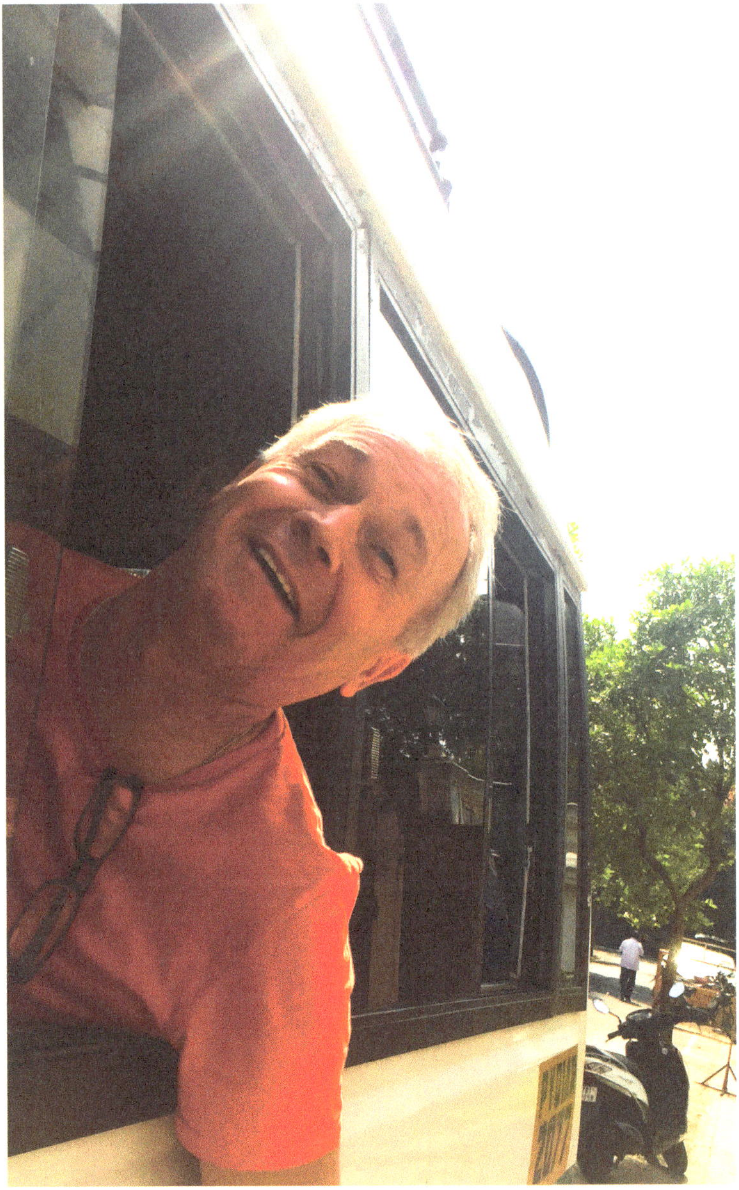

Gerhard auf dem Weg zum All You Can Eat Buffet

nach dem anderen füllt, nur heute sichtbar erschöpfter als noch gestern zur selben Zeit. Er berichtet mir kurz von den Heilerfolgen und wie sehr ihn die Dankbarkeit fasziniert. Doch sie ist auch anstrengend, diese Heilarbeit im Akkord. Das sieht man den Heilerinnen und Heilern an.

Gute Laune und strahlende Gesichter sehe ich, als Prabhat auf ein kurzes Hallo vorbeischaut und uns erneut herzlich willkommen heißt. Der Vastu-Gelehrte ist eine eindrucksvolle Erscheinung, jemand, der im Gedächtnis bleibt. Mit seiner freundlichen Art kommt er gut an. Ich erinnere mich an eine Veranstaltung mit ihm, nach der noch etliche Frauen blieben, um sich mit ihm zusammen ablichten zu lassen. Da wird selbst so mancher Musiker neidisch. Auf derartige Reaktionen kann man als Journalist lange hoffen. Doch bei ihm geschieht dies zu Recht.

Ich kenne wenige Menschen, die so viel Weisheit vereinen wie Prabhat. Aufgewachsen im Sri Aurobindo Ashram in Pondicherry, absolvierte er ein Studium in Vastu-Architektur und Stadtplanung. Schwerpunktmäßig befasst sich Prabhat in seiner Rolle als Professor in Forschung und Lehre mit dem Einfluss der Gebäudearchitektur auf die Gesundheit. Doch der Inder ist mehr als nur Professor, er kann regelrecht als Stararchitekt bezeichnet werden. Verantwortlich ist er, wie schon gesagt, unter anderem für den bekannten Oneness- Tempel in Varadaiahpalem. Dieser wurde nach zehn Jahren Bauzeit 2008 eröffnet und bietet mehr als 8000 Menschen Raum zum Meditieren. Gigantisch. Die Entwürfe des Tempels basieren auf Prabhats Forschungen zu Architektur, Geobiologie und der altindischen Vastu-Lehre, die als Ursprung des Feng-Shui bezeichnet wird.

Auch an ausgewählten Stellen des weltweit bekannten Auroville bei Pondicherry, einer ›universellen‹ Stadt, wirkte er als Architekt mit. Die Liste seiner Bauten scheint endlos, zumindest hatte ich dieses Gefühl, als mir einer seiner Freunde einmal genau erklärte, warum Prabhat so berühmt ist. Eine herausragende Persönlichkeit, gewiss. Glücklicherweise hatte ich bereits mehrmals die Gelegenheit, mit ihm zusammenzuarbeiten und konnte ihn so besser kennenlernen. Bei all der Warmherzigkeit und Unkompliziertheit ist es nur schwer vorstellbar, dass er ein derart einflussreicher Zeitgenosse ist. Bodenständig, nur seine exklusiven Gewänder lassen seinen sozialen Status vermuten.

Zurück im Auditorium warten bereits die Nächsten auf Heilsitzungen und Termine. Nach nur einer halben Stunde dann die Bekanntmachung: Alle Termine für das komplette Healing Camp sind vergeben. 280 an der Zahl!

Nun erinnere ich mich an Netis Bedenken darüber, wie die westlichen Heiler wohl ankommen würden, ob überhaupt jemand um Heilung bitten und was geschehen würde, wenn keiner käme? Doch selbst die größten Optimisten unter uns hätten einen solchen Start niemals erahnen können. Ich freue mich sehr, denn das Interesse ist zudem ein echter Vertrauensbeweis für die 33 Heiler. Es motiviert sie, und das verdienen sie für ihre Mühen. Aus der Beobachterperspektive kann ich nur vermuten, wie herausfordernd das Heilen am laufenden Band ist. Und es ist hochwirksam. Im Stundentakt vollbringen sie an einem halben Dutzend Menschen erstaunliche Heilungsergebnisse. Sie geben ganzen Familien Hoffnung, spenden Kraft, bringen Lebensfreude zurück. Wohin man sieht: hoch konzentrierte Heiler mit hundertprozentigem Fokus auf ihre Arbeit. Zwischendurch huscht der Filmer von einer wundersamen Heilung zur nächsten. Immer mit dabei: das Studienbuch. Hier werden sämtliche medizinischen Daten festgehalten und ein Vorher-Nachher-Vergleich gezogen, samt Fotobeweis. Die Studie wird von allen sehr ernst genommen und alles Relevante fein säuberlich festgehalten. So vergehen Stunden, bis zum Abend alle Termine für den heutigen Tag abgearbeitet sind.

Ich nutze die Gunst der Stunde und passe Ina Elnain ab, mit der ich mich bereits beim gemeinsamen Essen ein wenig unterhalten konnte. Auch bei ihr würde ich nicht vermuten, dass sie eine Heilerin ist. Sie ist eine erfolgreiche Immobilienmaklerin aus Grünwald. In ihrer Jugend war die studierte Politikwissenschaftlerin außerdem Modedesignerin und finanzierte sich so das spätere Studium. Wider Erwarten war sie damit so erfolgreich, dass sie eigene Kollektionen im Handel lancieren konnte und fortan in der Modebranche tätig war. Als später ihre Ehe zerbricht und sie mit finanziellen Problemen zu kämpfen hat, überdenkt sie ihr Leben und wendet sich an eine spirituelle Lehrerin, die sie neun Jahre lang begleitet. Diese Begegnung beschreibt sie heute als Wendepunkt. Auf diesem

Weg lernte sie viele weitere spirituelle Persönlichkeiten kennen, darunter auch Annette Müller. So wurde sie schließlich 2013 selbst Heilerin und eine der ersten Dozentinnen an der ÉCOLE SAN ESPRIT in Frabertsham.

An SAN ESPRIT schätzt sie vor allem die sichtbaren und dokumentierten Ergebnisse in der Heilung, auf die hier großen Wert gelegt wird. Indien bereiste Ina bereits vor mehr als zehn Jahren und musste deshalb nicht lange überlegen, als die Idee des Healing Camps vor knapp zwei Jahren entstand. Gebannt lausche ich ihren Erzählungen. Sie meinte auch, dass der Busfahrer auf unserem Weg von Chennai nach Pondicherry bestimmt mehrmals eingeschlafen sei. Da könne man immer froh sein, zu überleben, berichtet sie mir aus ihrer zehnjährigen Reiseerfahrung auf dem indischen Subkontinent. Indien sei ihre zweite Heimat. Ich glaube ihr. Sie hat beides in ihrem Leben: das Weltliche, Materielle in Grünwald und das Spirituelle in sich selbst und in Indien. Das schätzt sie. Es scheint auch ein wenig so, als fühle sich die Maklerin für Luxusimmobilien in den einfachen Verhältnissen des Schwellenlandes durchaus wohl. Mir gefallen diese vermeintlichen Widersprüche. Und wie hat sie ihren ersten Tag erlebt?

Es gehe ihr sehr gut, jetzt wo sie endlich heilen durfte. Ihre erste Esperentin heute war eine international auftretende indische Tänzerin, die seit geraumer Zeit mit starken Krämpfen in den Beinen zu kämpfen hatte. Beim Vermessen stellte sich außerdem ein Beckenschiefstand heraus. Nach einer intensiven Heilsitzung fühlte sich die Tänzerin dann deutlich besser, wie Elnain berichtet.

»Doch es ist auch fordernd, man braucht zwischendurch mal etwas Ruhe, um die Batterien aufzuladen«, fährt sie fort.

Kann ich mir gut vorstellen. Die Heilarbeit im Team beschreibt sie als einmalige Erfahrung. In jedem Wort erkenne ich die Leidenschaft, mit der sie bei der Sache ist.

Leidenschaftlich bei der Sache ist auch Gerhard. Der offizielle Teil des ersten Tages ist bereits vorbei, als er mit seinem Team nach Dienstschluss weitere Heilsitzungen an Hoffenden durchführt, die im eng getakteten Zeitplan des Camps nicht mehr untergebracht werden konnten. Auch Heilerin Manuela aus meinem Hotel ist noch fleißig und pflegt die Studienergebnisse des Tages in den dafür vorgesehenen Laptop ein. Nachdem auch das erledigt ist, machen wir uns auf in Richtung Hotel. Für heute Abend hat sich Neti etwas Besonderes ausgedacht. Ein edles Dinner in einem angesagten Restaurant. Als ich am Hotel ankomme, sehe ich bereits die ersten Damen in ihren neu gekauften Saris. Sehr hübsch, wenngleich ich noch nie Europäerinnen mit diesem Look gesehen habe.

Nach einer kurzen Dusche, das Abtrocknen übernimmt in diesem Teil Indiens die heiße Luft, geht es in Hose und Hemd zu den feschen Damen. Auffällig gibt sich Angelika Höhne in ihrem knallroten Sari samt rotem Punkt auf der Stirn. Ihr männlicher Counterpart ist an diesem Abend Steuerberater Werner in einem schicken Leinenhemd und heller Hose. Beim

Betreten des noblen Restaurants fällt mir sofort die christliche Krippe im Eingangsbereich auf. Faszinierend. Seit meiner Ankunft habe ich bereits einige liebevoll verzierte Krippen gesehen, auch im Verwaltungsgebäude des Ashrams. Bina hatte mir erklärt, dass es dabei nicht nur um das Christentum gehe, sondern auch um das indische Lichterfest, wenn ich das richtig verstanden habe. In jedem Fall passt es, denn heute ist der 6. Januar, der Tag der Heiligen Drei Könige.

Als ich den dekorierten Innenhof betrete, sehe ich die versammelte Gruppe in Abendgarderobe. Es ist ein festlicher Anblick. Waren bisher kurze Hose und T-Shirt das Outfit der Wahl, sind nun alle in Abendgarderobe geschlüpft. Macht einiges her. Meine Tischnachbarin an diesem Abend ist Eva aus Wien in einem schönen schwarzen Abendkleid, sehr elegant. Am Abend zuvor habe ich sie bereits beim Shoppen für ihren Mann beraten. Schlicht und klassisch sollte es sein, wir haben den gleichen Geschmack, und so dauerte die Auswahl nicht lange. Eva ist ca. 1,75 Meter groß, blond und hat einen netten österreichischen Dialekt. Ich habe sie schnell für ihre warmherzige und im Gespräch überaus eloquente Art schätzen gelernt. Auch an diesem Abend begeistert sie mich. Ob ich ein amikales Verhältnis zu Annette Bokpe hätte, fragt sie mich. ›Amikales Verhältnis‹. Köstlich! Meinen französischen Sprachkenntnissen verdanke ich, dass ich das Fremdwort als Synonym für freundschaftlich richtig zu deuten wusste. Das Tolle an Eva ist, dass sie so authentisch in allem ist, was sie sagt. Beiläufig locker eben und dazu das charmante Wienerisch. Herrlich!

Der gedeckte Innenhof der Villa Shanti ist malerisch. Blickfange sind definitiv die hochgewachsenen Palmen, um die die Tische gestellt sind, und der Sternenhimmel, unter dem wir dinieren dürfen. Als Thomas und Gerhard mich zum Biergenuss überreden, indem sie einfach ›drei Blonde‹ ordern, warnt uns der Kellner vor den Preisen. Ein kurzer Blick in die Karte verrät: 200 Rupien, also umgerechnet knapp drei Euro. Für ein 650-Milliliter-Bier in einem schicken Restaurant durchaus vertretbar, doch für indische Verhältnisse tatsächlich teuer. Außerdem sind wir ja weit entfernt von der Heimat. Dort vermeide ich Alkohol tunlichst. Ebenso das Rauchen, zumindest versuche ich es. Doch auf Gertis Frage, gemeinsam eine Zigarette zu rauchen, werde ich schwach und begleite sie nach

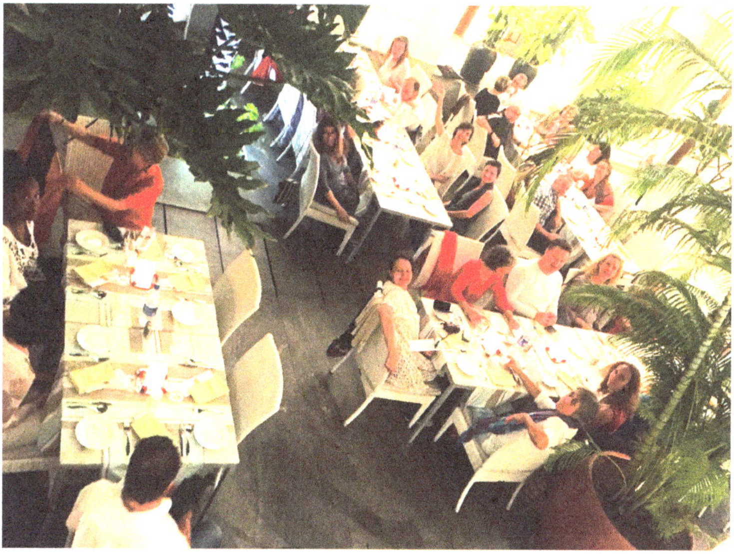

Wir feiern in der Villa Shanti

draußen. Gerhard wollte unserer Einladung hingegen nicht folgen. Er hat das mit dem heimlichen Gelegenheitsrauchen wohl besser im Griff. Während wir also an unseren Glimmstängeln ziehen, sucht Gerti verzweifelt nach einem Aschenbecher. Was für eine Szene: Inmitten dreckigster Straßen mit offenen Kanälen und Abflüssen, Müll, und wer weiß was noch allem, sucht Gerti allen Ernstes einen Aschenbecher. Kein Wunder, dass sie uns gerade am Tisch davon berichtet hat, wie sie auf der Straße als Deutsche erkannt und angesprochen wurde.

Plötzlich öffnet sich die Tür hinter uns, und Gerhard gesellt sich in unsere Mitte. Zu früh gelobt. Kaum ist der dritte Glimmstängel an, fragt auch er nach dem Aschenbecher. Unglaublich.

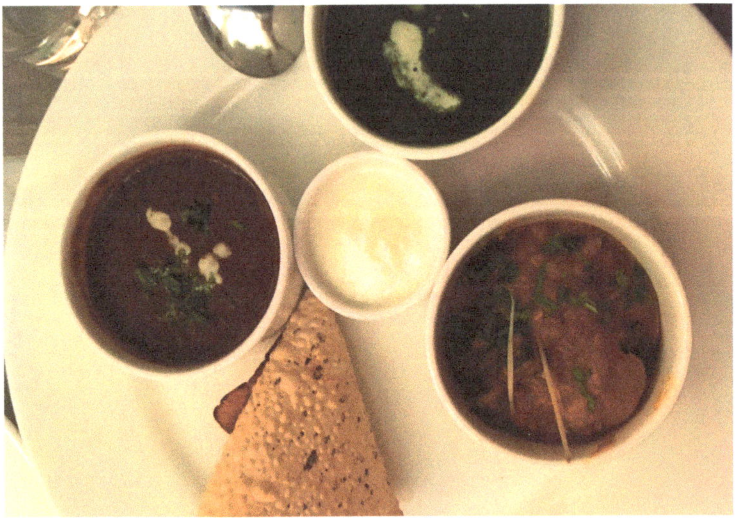

Zurück im Restaurant, wartet bereits unsere Suppe auf uns. Ich hatte mir eine Tomatencremesuppe mit Koriander bestellt, so auch Eva. Da wir uns so köstlich verstehen, folgt nun eine Selfie-Session. Sie möchte ihrer Tochter ein Bild schicken, und ich eine Erinnerung an die nette Begegnung. Das gestaltet sich schwieriger als gedacht, weil immer irgendjemand doof in die Kamera schaut, meistens ich. Mit ihrem Handy klappt das Vorhaben endlich, und so habe ich die erhoffte nette Erinnerung an den schönen Abend. Sie schickt das Bild direkt in ihre Familiengruppe bei WhatsApp, mit dem Vermerk ›Mein Sitznachbar‹, worauf die 17-jährige Teenie-Tochter nach nur wenigen Sekunden mit »Aha!« antwortet. Es folgt eine kurze Erklärung zu den Umständen: Max, Journalist, Reisetagebuch. Okay, passt. Genehmigt.

Die fast zweistündige Pause bis zum Hauptgang nutzen wir alle für gepflegte Schwätzchen über nahezu jedes nur vorstellbare Thema von Tattoos bis Philosophie. Wir witzeln darüber, dass jeder besser etwas Schlaues oder Vernünftiges in meiner Gegenwart sagt, im Idealfall sogar eine Weisheit mit auf den Weg gibt. Doch das ist nicht so einfach. Vor allem nicht mit Ansage. In diesem Kontext fällt das Gespräch dann irgendwann nicht ganz zufällig auf mein Lieblingszitat. Das stammt von Marc Aurel und lautet wie folgt: ›Über die Dauer der Zeit nimmt die Seele die Farbe der Gedanken an.‹

Nach dem Hauptgang dann die erfreuliche Ankunft von Annette Bokpe und Netis Tochter Gwenn. Die beiden kommen direkt aus dem Krankenhaus, werden mit frenetischem

Applaus begrüßt und haben gute Nachrichten: Zita geht es gut! Es war auch kein Schlaganfall, wie zunächst vermutet. Lediglich die Herzkranzgefäße sind verkalkt, doch sie schwebt aktuell nicht mehr in Lebensgefahr. Allgemeines Aufatmen. Ich bin wirklich froh, dass es ihr gut geht. Wie uns die beiden berichten, macht sich Zita schon wieder mehr Gedanken um uns und das Camp, als um sich selbst. Eine Wahnsinnsfrau, mit ihren über 90 Jahren.

Es folgen noch der Nachtisch und weitere wunderbare Tischgespräche. Ich bin völlig ohne Vorurteile den Heilern gegenüber nach Indien mitgereist, doch ich hätte nicht erwartet, welch tolle Gesellschaft sie mir Tag für Tag sind. Es gleicht einem Abenteuer unter Freunden. Der Wirtschafts- und Politikjournalist und die Heiler. Doch am Ende sind wir alle Menschen, so unterschiedlich und doch so gleich. Auf die Ebene kommt es an, auf der man einander begegnet.

Als die ersten Moskitos zustechen, löst sich die große Runde peu à peu auf. Ein gelungener Abend mit tollen Gesprächen in guter Gesellschaft. Mir gefällt der Trip schon jetzt ausgezeichnet.

An diesem Abend sind Neti, Gwenn und Annette Bokpe die letzten im Bunde. Als Gentleman biete ich den Damen an, sie in ihr Hotel zu geleiten. Dort trinken wir alle noch ein Glas Rotwein. Ach, verdammt, Bier und Rotwein. Aber was soll's, praktischerweise bekomme ich in wärmeren Gefilden keinen Kater. Schnell verabschieden sich Gwenn und Annette Bokpe. Nachdem sie direkt aus dem Krankenhaus zu uns gekommen sind, kann ihnen niemand den Wunsch nach einer heißen Dusche verübeln. Neti und ich sitzen noch vor unserem Rotwein.

»Was für ein Tag«, merke ich an.

Sie nickt zustimmend: »Ich ändere jetzt mein Lieblingswort: Früher war es amazing, jetzt ist es unfassbar.«

Da hat sie recht. Erst der unfassbare Start des Camps, und zur Feier des Tages dann das unfassbar delikate Dinner und die Erleichterung bezüglich Zita.

»Scheint, als hättest du recht behalten. Augen zu und durch, alles wird gut«, merke ich anerkennend an.

»Naja, was wäre die Option gewesen?«, fragt sie.

Gute Frage. So recht weiß ich das nicht. »Abbrechen? Verschieben? Ich habe wirklich keine Ahnung!«

Da schüttelt die SAN ESPRIT-Gründerin und Healing Camp Initiatorin nur den Kopf: »Also daran habe ich keine Sekunde gedacht. Das Camp ist so etwas Wunderbares, das müssen wir einfach durchziehen. Denk doch nur an all die Esperenten, deren Leiden wir alleine heute gelindert haben, an alle, die wir geheilt haben. Und was das für ein ergreifendes Erlebnis für die Heiler war. Das geht so tief.«

Sie hat recht – und wie immer das große Ganze im Blick. Der Tag heute war wirklich außergewöhnlich, das konnte ich auch jedem einzelnen der Heilerinnen und Heiler ansehen. Die Stimmung beim Essen, ihre Erzählungen, Emotionen und der Tatendrang. Ich glaube, so etwas habe ich noch nie erlebt. Es ist schwer in Worte zu packen, auch wenn genau das mein Job ist. Trotzdem muss ich das alles erst einmal auf mich wirken lassen. In jedem Fall freut es mich sehr, dass wir nach dem gestrigen Abend noch so einen unfassbar erfolgreichen Tag hatten. Da kam das Dinner genau recht, um gebührend zu feiern. Wir philosophieren noch eine Weile, und Neti sagt etwas sehr Interessantes:

»Verhalte dich so, als sei das alles schon geschehen. Immer vom Allerbesten ausgehen und dementsprechend fühlen, planen und handeln. Das Fühlen und die innere Haltung sind die Grundlage dessen.«

Auf meinem Heimweg in die Villa Helena denke ich noch eine Weile über diese Worte nach. Sie sind Zeugnis eines starken Mindsets. Ich möchte versuchen es zu adaptieren. Wie viele Dinge ich schon jetzt gelernt habe. Der Trip beginnt immer mehr, auch mich zu verändern.

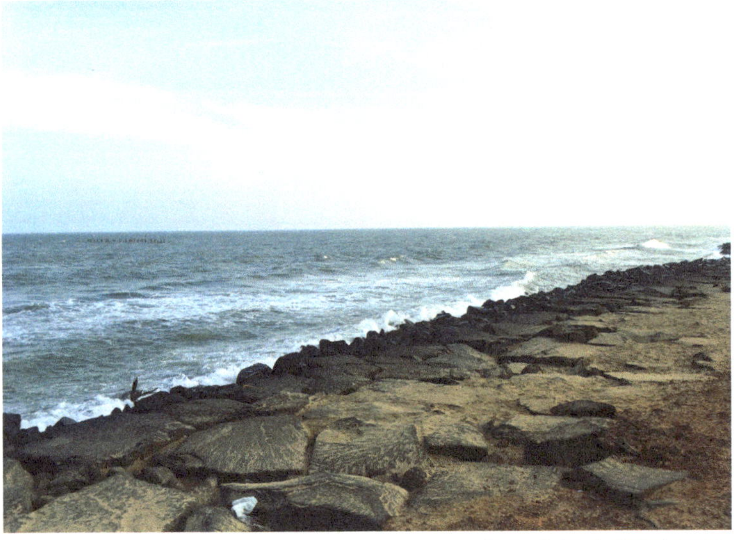

Kein klassischer Urlaubsstrand

Sonntag, 7. Januar:
Der vergessene Rollator

Als ich an diesem Morgen das Hotel verlasse, ist es noch sehr früh. Die Heiler schlafen noch, während ich zielgerichtet zur Strandpromenade jogge. Es ist ein wunderschöner Morgen: Die Sonne strahlt am klaren blauen Himmel und die sanfte Meeresbrise macht die Temperatur erträglich. Am Strand angekommen, genieße ich das Rauschen der Wellen und ihr Brechen in der Brandung.

Während ich die Szene auf mich wirken lasse, werde ich von einer Gruppe Jugendlicher angesprochen. Sie wollen ein Selfie. Ich denke zunächst, ich solle ein Foto von den Jungen machen, tatsächlich wollen sie eines mit mir. Kein Problem. Als wir es nach zehn Minuten endlich geschafft haben, ein Selfie aufzunehmen, auf dem alle drauf sind, möchte jeder der acht jungen Männer noch ein Einzel-Selfie mit mir. Das ist sehr ungewöhnlich und mir bisher noch nie in meinem Leben passiert. Warum machen die das? Nachdem die Jungen glücklich sind, und ich ein wenig geschmeichelt, lausche ich über meine

Kopfhörer den Beats von *Maître Gims – J'me tire*. Das passt perfekt. *J'me tire* – ich hau ab. Ans andere Ende der Welt. Hier bin ich.

In bin in Gedanken versunken, als mich auch schon der nächste Einheimische anspricht.

»Where do you come from, Europe?« Woher ich komme, aus Europa?

»Germany«, aus Deutschland, entgegne ich ihm.

Nach einem netten Small Talk fragt mich der Mittvierziger, ob ich einen Euro hätte, denn sein Sohn sammele Münzen. Ich schäme mich fast schon ein bisschen für meine negierende Antwort. Aktuell nur Rupien, antworte ich ihm mit dem Verweis, dass ich ihm wirklich gerne einen Euro geben würde. Ob ich mir sicher wäre, hakt er nach. Natürlich bin ich mir sicher. Was wollte ich denn mit einem Euro am Strand? Fast schon unangenehm wird es, als er wissen möchte, ob ich nicht im Hotel einen Euro oder mehr hätte. Ganz schön frech, der Kerl. Ich erkläre ihm höflich, dass ich nur über Rupien und eine Kreditkarte verfüge. Euro, besonders in Münzform, sind absolut sinnlos hier in Indien. Ich erspare ihm an dieser Stelle einen Exkurs, warum ich Kleingeld schon aus Hygienegründen ablehne und alleine deshalb keine Münzen mit mir herumschleppe. Endlich gibt er nach. Wir wünschen uns einen schönen Tag, und ich lasse seinen Sohn grüßen. Ein wenig verwirrt jogge ich weiter.

Als ich einen Eisstand sehe, kehre ich ein. Sofort spricht mich ein Einheimischer an und berät mich bei der Auswahl. Wir entscheiden uns für ein Schokoladeneis. Als ich mich verabschiede, folgt er mir. Woher ich denn komme, aus Europa? Hm.

Wie schon zuvor antworte ich: »Deutschland.«

Er erzählt mir davon, dass er bereits mehrmals in Deutschland gewesen sei. Wie es ihm dort gefallen habe, möchte ich wissen. Gut, gut, es sei großartig dort. Ich stimme ihm zu. Ob ich einen Euro hätte, möchte er wissen. Nicht für ihn, für seinen Sohn. Der sammelt die.

Wie hoch ist die statistische Wahrscheinlichkeit, dass ich zweimal hintereinander mit der gleichen Frage angesprochen werde und nach kurzem Small Talk zu meiner Heimat um europäische Geldmünzen gebeten werde? Ich präzisiere meine Frage: Wie hoch ist die statistische Wahrscheinlichkeit, dass das nur Zufall ist? Also entweder sammeln ungewöhnlich viele Söhne in Pondicherry Euromünzen, was ich gar nicht ausschließen möchte, oder das Ansprechen von Touristen am Strand mit den immer gleichen Phrasen ist eine Masche. Ich beende höflich das Gespräch und starte zurück ins Hotel. Genug erlebt für eine morgendliche Joggingrunde.

Beim gemeinsamen Frühstück mit den Heilern aus meinem Hotel berichte ich von meinem Erlebnis. Wir sind uns unschlüssig, was wir davon halten sollen, aber einig darin, dass jeder den Euro geben würde, wenn er denn einen dabei hätte. Im Anschluss flanieren wir gemütlich ins Auditorium, wo die

Heilsitzungen weitergehen. Für Indien ungewöhnlich pünktlich sind erneut die Esperenten, die stets eine halbe Stunde früher erscheinen und damit den Heilern großen Respekt erweisen. Nach kurzer Zeit kehrt wieder absolute Stille in das Auditorium ein. Die Heiler sind hoch konzentriert bei der Arbeit. Werner Dück pirscht wie gewohnt mit seiner Kamera von Heilstation zu Heilstation und dokumentiert die wundersamen Heilerfolge, die dieses Camp schon jetzt unvergessen machen dürften.

Interessiert beobachte ich die sich wiederholenden Abläufe. Begrüßung, Dokumentation der medizinischen Vorgeschichte und des Leidens, auch via Bildbeweis an der Messtafel. Vor diese werden die Esperenten gestellt und fotografiert. Anhand der Markierungen dieser Tafel wird die Körper-Statik dokumentiert. Danach geht es zur Liege, wo drei Heiler ihr Wissen aus der Ausbildung an der École am nächsten Esperenten einsetzen, um ihn zu heilen. Nach den 20 bis 30 Minuten langen Heilsitzungen steht ein strahlender Esperent auf, dem spätestens dabei sichtlich bewusst wird, dass sich etwas verändert hat. Viele der teils älteren Menschen sind so motiviert, dass sie zur Treppe ›sprinten‹. Nicht nur einmal habe ich eine freudige Tanzeinlage bestaunen dürfen. An den Messtafeln wird dann sehr deutlich, wie körperliche Schiefstände korrigiert wurden und so mancher plötzlich bis zu fünf Zentimeter größer geworden ist. Am Ende dann die bewegende Dankbarkeit. Heiler werden umarmt, gedrückt, eingeladen und beschenkt für ihren Einsatz. Das alles sind befremdliche Szenen für mich, doch sie berühren mich auf wundersame Weise zutiefst. Ich fühle förmlich, wie sich mein Horizont erweitert. Existiert da noch mehr? Stoße ich mit meiner Ratio an Grenzen?

Als wir an diesem Mittag das Hotel erreichen, in dem wir täglich den Lunch einnehmen, werden wir in einen kleinen, schönen Saal gebracht. Die Tische sind festlich gedeckt in kräftigem Rot. Bevor wir uns den köstlichen Speisen zuwenden, hält Neti eine Ansprache zum Gesundheitszustand Zitas. Ich habe die medizinischen Details nicht genau verstanden, doch es scheint, als grenze Zitas inzwischen wieder sehr gutes Befinden an ein Wunder. Sie bedankt sich für das Mitgefühl, den Beistand und die Unterstützung per Fernheilung.

Man merkt sichtlich, wie die Anspannung bei allen abfällt. Zita ist ein hochgeschätztes Mitglied der San Esprit-Community

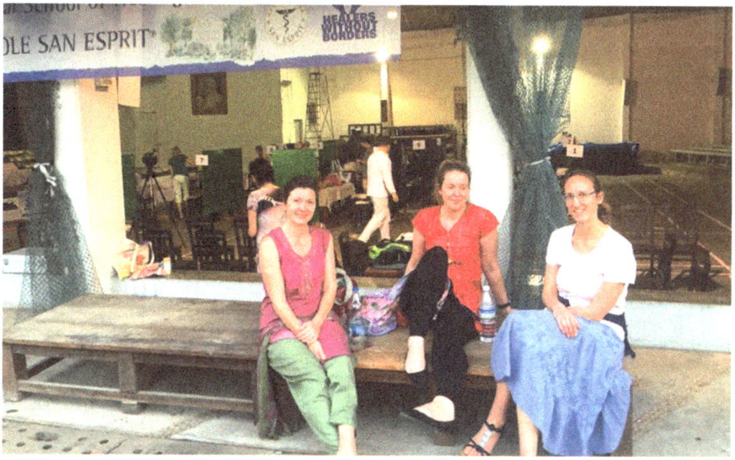

und genießt großes Ansehen unter den Schülern, Absolventen und Dozenten.

Das kann ich nur zu gut verstehen. Sie ist sehr weise und immer gut aufgelegt. Ihren Geschichten über Indien könnte ich stundenlang lauschen. Und genau das habe ich vor, sobald ich sie wiedertreffe.

Zurück im Auditorium, machen sich die Heiler sogleich wieder ans Werk. Es ist jedes Mal aufs Neue ein imposantes Bild: das alte Auditorium, umgeben von der typischen Architektur eines Schwellenlandes. Inmitten des Auditoriums 33 Heilerinnen und Heiler mit Mundschutz, Handschuhen und Heilerleibchen, samt der jeweiligen Nummer und dem Emblem von Heiler ohne Grenzen. Sie sind wirklich Heiler ohne Grenzen!

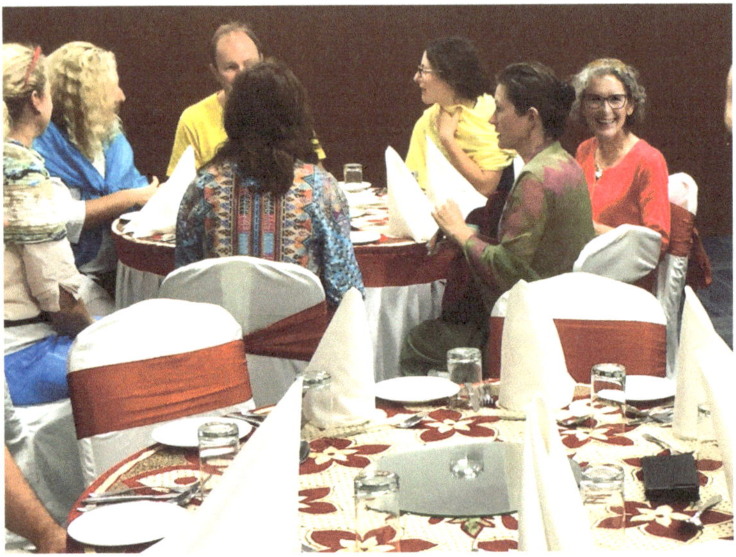

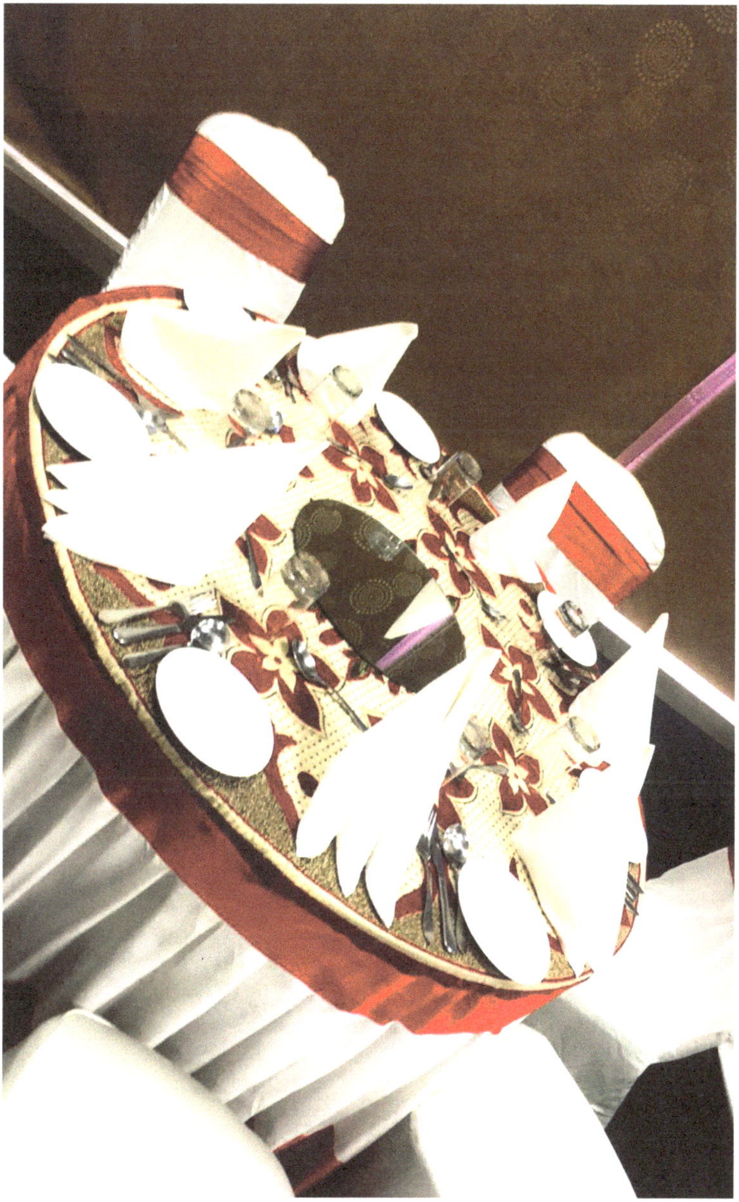

Indische Tischdekoration

Mit welcher Begeisterung sie bei der Arbeit sind, wie exakt genau sie die Messungen für die medizinische Studie durchführen, stets das Wohl ihrer Esperenten im Sinn. Das alles karitativ, ohne Vergütung, auf eigene Kosten. Dabei sind sie doch bodenständige und erfolgreiche Menschen: wie gesagt, Steuerberater, Immobilienmakler, Unternehmensberater, Rohstoffmanager etc. Keine vergeistigten Esoteriker, wie man sie sich sonst vorstellt. Von Tag eins an verbringe ich eine gute Zeit mit ihnen. Mit Gerhard und Thomas mache ich die Gegend unsicher, das Zusammensein mit beiden macht mir sehr viel Spaß. Auch mit Eva, Marianne, Angelika und den anderen führe ich wunderbare Gespräche. Es sind ganz normale Menschen aus Fleisch und Blut wie ich und du. Nur haben sie ein besonders großes Herz, das sie ans andere Ende der Welt verschlägt, um dort zu heilen. Es ist mir eine große Freude, hier zu sein. Ich bekomme schon wieder Gänsehaut.

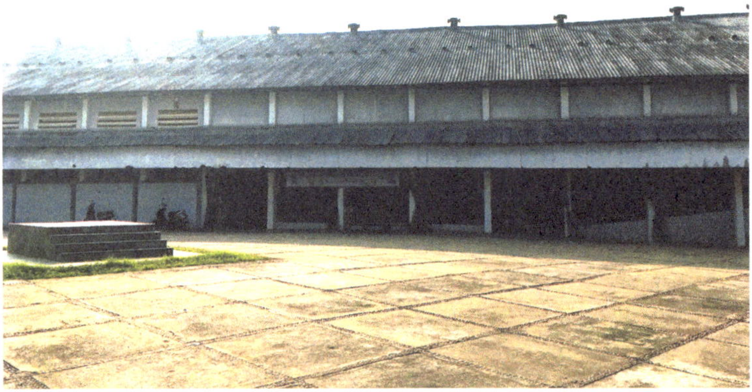

Während sich die beeindruckenden Heilerfolge Stunde für Stunde mehren und die Studie mehr und mehr Daten erfasst, verstreicht der Nachmittag. Auch heute arbeiten einige Heiler nach offiziellem Dienstschluss weiter, um noch mehr Menschen zu helfen. Eine große Geste, stehen ihnen doch Müdigkeit und der Jet Lag ins Gesicht geschrieben. Sie sind es auch nicht gewohnt, so viele Heilsitzungen nacheinander, den ganzen Tag über, zu geben. Und das wiederum bei großer Hitze. Neti hatte vorab gewarnt, dass es anstrengend sein würde. Sie vollbringen Unglaubliches, und obwohl einige groggy wirken, sind sie hoch motiviert bei ihrer Sache.

Nachdem auch die letzten erschienenen Esperenten gegangen sind, versammeln sich alle zur Skype-Konferenz mit Frau Dr. Cordelia Schott. Es ist das erste Mal, dass ich sie live erlebe. Eine wahre Powerfrau, in ihrem Wesen sehr energiegeladen und kraftvoll, mit ansteckend guter Laune.

Als die technischen Probleme behoben sind und die Skype-Verbindung endlich stabil ist, begrüßt uns eine äußerst humorvolle Medizinerin und fragt die Heiler nach ihren ersten Eindrücken und Erlebnissen. Es werden einige offene Fragen zur Studie und der Dokumentation im Studienbuch geklärt. Sie betont die Bedeutung der Objektivität und der Gewissenhaftigkeit bei jedem Detail der abgefragten Parameter. Als Wissenschaftlerin hat sie jahrelange Erfahrung mit medizinischen Studien und ist eine starke Partnerin für die Heiler. Als die Heiler von der gewaltigen Dankbarkeit der Esperenten berichten, berührt dies auch die Fachärztin sichtlich.

Nachdem die Studienleiterin sich verabschiedet hat, bahnt sich wenig überraschend Gerhard den Weg nach vorne und berichtet der ganzen Gruppe von einem Asthmatiker, der über schwere Atemnot klagte und nach der Heilsitzung zum ersten Mal seit vielen Jahren tief durchatmen konnte. Das Erlebnis liegt zwar einen Tag zurück, doch heute kam seine Familie, dankte den Heilern und berichtete, dass ihr Sohn tagsüber Fahrrad fuhr; und das als schwerer Asthmatiker.

Dann erzählt eine der Heilerinnen, Andrea Nöthen, von ihrem Erlebnis; während sie berichtet, wird ihre Stimme zittrig. Es ist die Heilsitzung mit unserem Hotelmanager der Villa Helena, der nach unseren Erzählungen im schönen Palmengarten des Hotels neugierig geworden war. Der junge Marokkaner hatte seit längerem ausgeprägte Schmerzen in der Schulter aufgrund eines Motorradunfalls und konnte diese nicht mehr uneingeschränkt bewegen. Nach der Heilsitzung bedankte er sich, meinte, es fühle sich gut an, doch ob etwas anders sei, könne er nicht mit Gewissheit sagen. Später kam er zurück ins Auditorium. Völlig begeistert berichtete er von seiner Schulter. Jetzt könne er sie wieder uneingeschränkt bewegen und sogar Gewichte heben. Das wollte er nur eben mitteilen und ist extra deshalb noch mal vorbeigekommen. Die Heiler sollten das wissen. Vor der Heilsitzung war es ihm nicht einmal möglich gewesen, eine zwei Liter Wasserflasche zu heben.

Diese Veränderung habe ich live miterlebt. Erst vorgestern hatte ich mich im Hotel nett mit ihm unterhalten. Dabei fiel das Thema auch auf seine kaputte Schulter. Ihn jetzt geheilt zu sehen, durch nur eine Sitzung, ist für mich, den neutralen Beobachter, sehr abstrakt, wenngleich sehr beeindruckend.

Zurück zu Frau Dr. Schott: Sie zollt dem Engagement vor Ort großen Respekt und lobt die Heiler für ihre gute und gewissenhaft objektive Dokumentation. Auch die Ergebnisse wirken bisher lückenlos, seien korrekt eingetragen und lesbar, berichtet die Ärztin. Es folgen weitere organisatorische Feinheiten zum Ablauf des Camps. Nachdem auch die letzten Fragen geklärt sind, sendet sie uns beste Grüße aus Deutschland und wünscht uns weiterhin viel Erfolg.

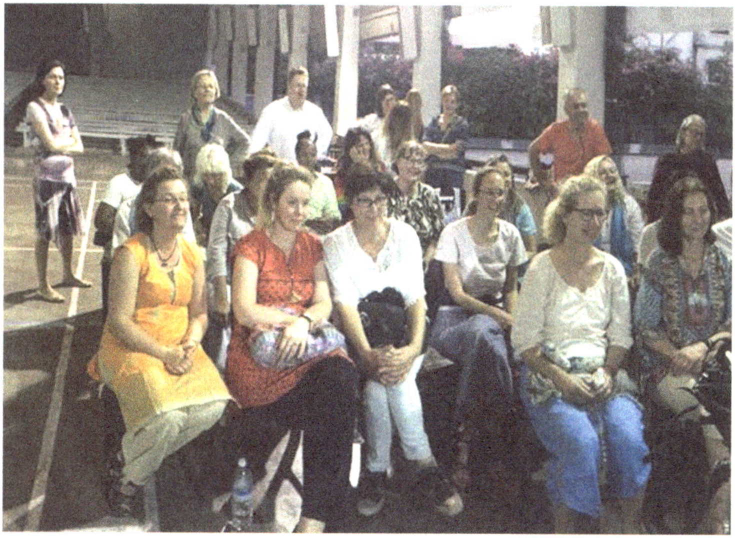

Das Lob und die Wünsche gehen der Gruppe unter die Haut. Die Schmerzstudie zur Wirksamkeit der Heilmethode amazinGRACE könnte ein Umdenken anstoßen und zur Disruption werden. Das ist hier allen bewusst, und sie gehen mit großem Verantwortungsbewusstsein an die Dokumentation der Heilerfolge.

Immer vorne mit dabei ist Thomas Krack, der die Koordination vor Ort leitet und für die Studienbücher verantwortlich ist. Er ist es auch, der mir heute als Erster ein Interview gibt. So langsam pendelt es sich ein. Erst heilen, dann Interviews vor der Kamera bei Werner geben, und anschließend noch mit mir für das Reisetagebuch plauschen.

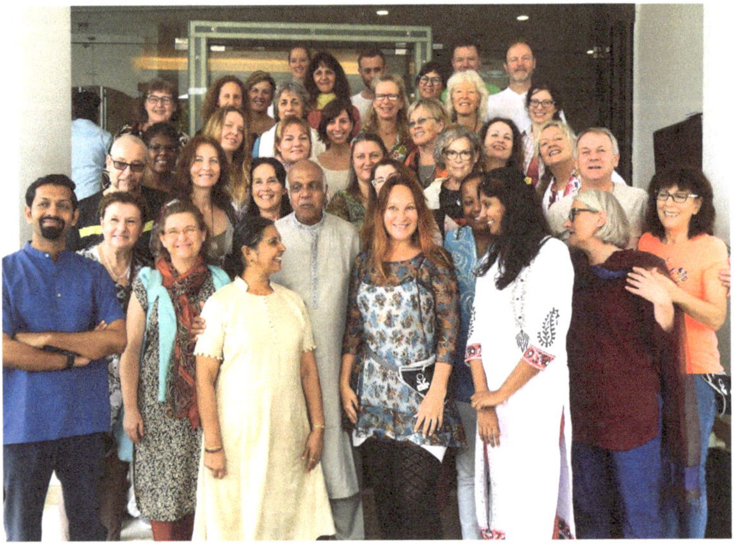

Die Heiler ohne Grenzen zusammen mit der Familie Poddar

Schon stressig für die Armen, und so mancher flüchtet kurzerhand. Doch wir bekommen sie alle. Ist doch so, Werner, oder?

Zurück zu Thomas. Der würde im Leben nicht vor mir flüchten. Immerhin hält das Wolfsrudel zusammen, und so erweist er sich als guter Interviewpartner. Heute berichtet er mir von den Heilerfolgen des Tages. Von einem neunjährigen Jungen mit Asthma, dem es nach der Heilsitzung deutlich besser ging und der sogar bekundete, dass er die Heiler liebe. Bewegend war auch seine Heilarbeit an einer krebskranken Frau, die danach deutlich weniger Schmerzen hatte. Dagegen sind die korrigierten Beinlängendifferenzen fast schon Standard.

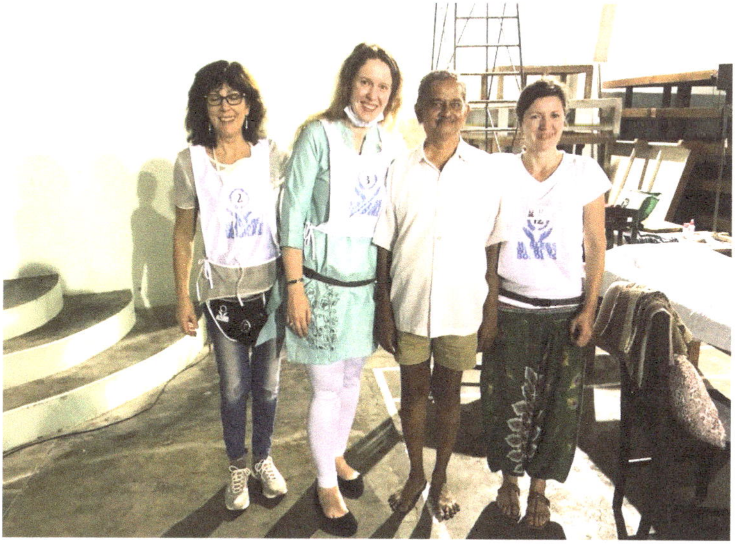

Strahlende Heiler mit ihren Esperenten

Doch für keinen Einzelnen der Geheilten ist irgendetwas Standard oder selbstverständlich, alle sind zutiefst dankbar und glücklich. Das höre ich von allen Seiten. Auch Thomas' Partnerin Martina Projahn berichtet von sensationellen Heilerfolgen. Die Frage nach dem Highlight des Tages kann sie nicht beantworten. Sie hängt an jedem Esperenten, jeder Sitzung. Sie reagiert nahezu ekstatisch angesichts ihres Wirkens. Da wundert es kaum, dass sie bereits mehrmals gebeten wurde, wiederzukommen. Zurück nach Indien. Zurück zu den Menschen.

Während ich nach meinem nächsten ›Opfer‹ Ausschau halte, entdecke ich Ina vor Werners Kamera. Sie berichtet von der gestrigen Heilsitzung mit der Tänzerin, von der sie auch mir

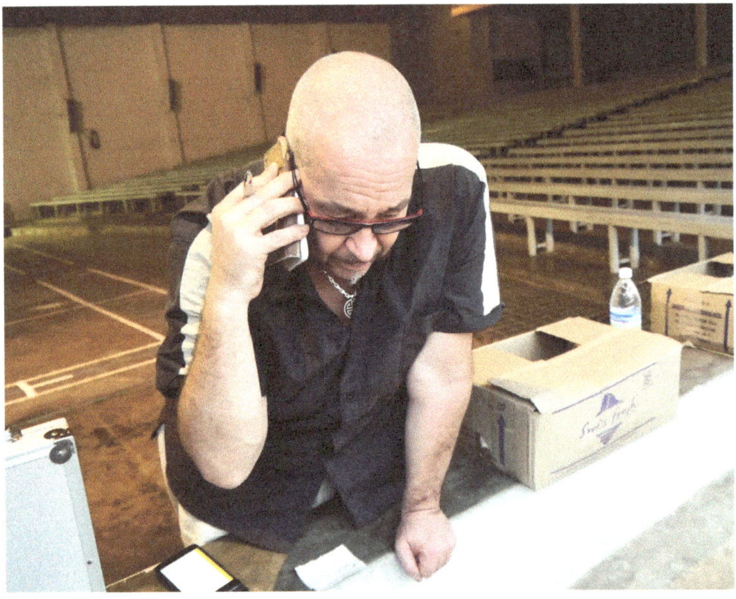

Thomas versucht unser Paket aufzutreiben

schon erzählt hatte. Die Tänzerin kam heute zurück zu den Heilern und konnte bereits stolz von einem Auftritt berichten, den sie nach der Heilsitzung hatte und bei dem sie, zum ersten Mal seit sehr langer Zeit, schmerzfrei performen konnte. Auch die Krämpfe seien vollständig weg. Das zeigt, wie schnell, effektiv und nachhaltig diese Heilarbeit das Leben der Menschen verändert.

Während ich weiter Ausschau halte, sprintet mir Thomas Krack entgegen.

»Max!«, ruft er.

Oh, oh. Irgendwas habe ich sicher angestellt. Nur was? Als mir Thomas etwas außer Puste sagt, ihm sei noch ein weiterer Heilerfolg eingefallen, bin ich erleichtert und neugierig zugleich.

Es ist die Geschichte eines älteren Herrn, der in Begleitung seines Sohnes kam und nur mit einer Gehhilfe laufen konnte, einem bronzenen Klapp-Rollator. Stimmt, der ist mir aufgefallen. Nach der Heilsitzung konnte der Vater spontan deutlich besser stehen und gehen.

Die Pointe folgt aufs Wort: »Eine halbe Stunde später kam der Sohn zurück. Ohne seinen Vater. Da grübelt man als Heiler natürlich kurz, ob denn etwas passiert sei. Aber: Die beiden hatten lediglich den Klapp-Rollator vergessen!«

Was für ein Erlebnis und definitiv eine herzerfrischend schöne Anekdote. Das muss ich unbedingt unserer Neti berichten:

»Hey Neti! Hast du das eben mitbekommen?«, frage ich sie.

»Welche der hundert Berichte meinst du denn?«, möchte sie wissen.

»Die Geschichte mit dem Rollator!« Ich erzähle von Thomas' Ausführungen, während sie grinsend lauscht.

»Das ist eine tolle Anekdote! Das muss in dein Buch«, merkt sie begeistert an.

»Na, klar!« Plötzlich realisiere ich, wie unwirklich das alles ist.

»Ich habe in den vergangenen beiden Tage unfassbare Heilerfolge gesehen. Wie kann das alles möglich sein?«, frage ich verblüfft.

Annette Müller sieht mich an und grinst: »Ja, das sind alles unfassbare Heilerfolge. Beziehungsweise mögen sie uns in der jetzigen Entwicklung der Menschheitsgeschichte unfassbar erscheinen. Aber ich denke, dass wir erst am Anfang stehen. Wenn wir uns die menschlichen Errungenschaften anschauen, also das, was die Menschheit im Kollektiv geschaffen hat, dann muss uns zwangsläufig klar werden, dass wir alle Schöpfer sind. Außerdem zeigt uns ein Blick in die Vergangenheit aus der heutigen Perspektive, wie zurückgeblieben der Mensch war und welche Fortschritte er gemacht hat bzw. wir gemacht haben. Und ein Fortschritt bedingt den nächsten. In der Vergangenheit konnte sich niemand vorstellen, dass die Medizin einmal so weit sein wird wie heute. Genauso wenig konnten sich unsere Vorfahren vorstellen, dass die Erde rund ist. Eine kleine Zahl von Visionären ausgenommen. Jeder intelligente Mensch muss davon ausgehen, dass unser heutiges Wissen in hundert Jahren belacht werden wird. Das erinnert mich an die Science-Fiction-Serie ›Raumschiff Enterprise‹. In einer Episode verunglückt eines der Besatzungsmitglieder auf der Erde. Dort wird er von Menschen gerettet und ins Krankenhaus eingeliefert, um eine Notoperation vorzunehmen. Schnell mussten weitere Besatzungsmitglieder auf die Erde, um ihn zu evakuieren, bevor er von den Menschen aufgeschnitten und vermeintlich gerettet wird.

Die Retter sind dabei extrem schockiert von den Zuständen im Krankenhaus. Im Zuge dessen befragen sie eine Dame dort, was denn ihr Leiden sei. Sie meint daraufhin, sie brauche eine neue Niere. Darauf entgegnet ein Besatzungsmitglied des Rettungstrupps, sie brauche keine neue Niere, nur etwas Medizin. Nachdem sie diese einnimmt, ist kurz darauf ihre Niere gesund.

Was ich dir damit sagen möchte, ist Folgendes: Für uns ist das Zukunftsmusik, Science Fiction. Aber wenn wir 200 Jahre zurückblicken und uns einmal gedanklich in die Lage der Menschen von damals versetzen, dann erleben wir eine Welt, in der bei Zahnschmerzen die Zähne gezogen wurden. Bei vollem Bewusstsein. Das mutet, vom heutigen Standpunkt aus betrachtet, barbarisch an. Und das ist es auch.

Ich kann mir lebhaft vorstellen, dass wir in hundert Jahren eine ähnliche Meinung zu den heutigen Praktiken haben werden. Für mich ist das völlig klar. Das ist die logische Konsequenz des ständig voranschreitenden Fortschritts. Wir werden niemals zurückfallen ins Zeitalter des Zähneziehens bei vollem Bewusstsein, und das ist auch gut so. In der Zukunft wird sich die Medizin drastisch verfeinern und weiterentwickeln. Das ist der Lauf der Dinge. Nur ein Beispiel ist die aktuelle Krebsforschung. Es werden bereits Herpeszellen im Reagenzglas darauf trainiert, Krebszellen aufzufressen. Aber das ist ja nicht von alleine möglich, das kann nur passieren, weil der helle Geist eines Menschen sich in den Kopf gesetzt hat, das herauszufinden und daran zu forschen.

Genau so wirkt auch Geistiges Heilen. Ich denke in Zukunft wird unser Geist noch weiter erwachen und wir werden dadurch intelligenter, bewusster und fähiger. Das ist für Menschen, die sich für esoterisch-spirituelle, aber auch wissenschaftliche Literatur interessieren gängiges Gedankengut. Man findet diese Überlegungen schon bei Platon, Aristoteles und Paracelsus. Auch Hippokrates, auf den alle Ärzte einen Eid ablegen, kannte bereits eine Form des Geistigen Heilens.

In diesem Kontext ist es aber auch wichtig, das ganze Bild zu sehen. Auf der einen Seite liegt das Wissen, auf der anderen Seite das Können: Dazwischen liegen Universen. Die einzige Berührung, die du bisher mit dem Geistigen Heilen hattest, sind wir, stimmt das, Max?«

»Ja, vor der Begegnung mit euch wusste ich nicht einmal, dass es Geistiges Heilen gibt. Ich musste das alles erst einmal googeln«, antworte ich etwas verlegen.

»Schon okay«, antwortet Neti, »aber genau deshalb gehst du davon aus, dass es wirkt. Geh mal zum Geistheiler XY um die Ecke, oder zu der Dame, die das als Hobby ohne fundierte Ausbildung nebenbei macht. Was das bringt? Wahrscheinlich null. Geistiges Heilen ist nicht gleich Geistiges Heilen! Das habe ich eindrucksvoll in Honolulu erlebt.

Ich habe dort zwei amazinGRACE-Ausbildungen parallel gegeben. Als ich während einer Pause so durch die Fußgängerzone geschlendert bin, stieß ich auf einen Stand mit Haarteilen. Die Verkäuferin hat mich also darauf angesprochen, ob ich Haarteile kaufen möchte. Daraus ergab sich dann kurzerhand ein Dialog, in dessen Verlauf meine Tätigkeit zur Sprache kam. Ich habe ihr davon berichtet, dass ich Geistiges Heilen unterrichte. Sofort war sie Feuer und Flamme. Natürlich hat sie mich dann auch nach dem Preis für die Ausbildung gefragt. Meine Antwort erzürnte sie, wie ich denn in ihren Augen so viel verlangen könne. Eine Unverschämtheit sei das. Geistiges Heilen sei etwas, das jeder könne, und sie auch.

Ich konterte mit dem Argument, dass, wenn sie recht hätte, sie keine Haarteile verkaufen müsste, sondern die Menschen vor ihrer Praxis Schlange stehen würden. Ein derartiger Schlagabtausch ist sonst nicht meine Art, aber sie hatte mich extrem scharf angegriffen, da habe ich gekontert. Außerdem ist es schlicht und ergreifend ein Fakt. Behaupten können viele, können, statt nur zu behaupten, können allerdings nur wenige.

Auch das Wissen an sich bedeutet noch lange nichts. Das Können beweist sich im Ergebnis!«, schließt sie selbstbewusst.

»Und das konnte ich heute tatsächlich mit eigenen Augen beobachten. Die Geschichte mit dem vergessenen Rollator werde ich wohl noch meinen Enkelkindern erzählen. Was ich jedoch nicht genau verstanden habe, war der Vorfall mit deiner Mutter. Was war da los und worin genau liegt hier das Wunder?«, fordere ich Neti heraus.

Ohne lange zu überlegen, antwortet sie: »Das Wunder liegt darin, dass die Symptome des Schlaganfalls noch auf der Taxifahrt ins Krankenhaus komplett zurückgegangen sind, sodass im Krankenhaus nichts dergleichen mehr festgestellt werden konnte. Ich sehe darin die direkte Auswirkung der Heilarbeit vor Ort und der Gruppenfernheilung. Obwohl es ja auch nur ein sogenannter kleiner Schlaganfall gewesen sein könnte. Es muss richtig gut untersucht werden.«[1]

Ich bedanke mich für das Interview. Das war wirklich viel Input. Und den gilt es nun erst einmal zu verdauen. So richtig verstehe ich das alles immer noch nicht. Doch es wirkt auf mich, als würde sich hier Bedeutendes ereignen.

Inzwischen setzt die Abenddämmerung ein und wir brechen in unser Hotel auf. Für heute hat der Hotelmanager eine Party im Palmengarten angekündigt.

Als wir ankommen, genießen bereits erste Partygäste das einzigartige Ambiente, dazu Chillout-Beats von einem Live-DJ.

Wir sichern uns einen der begehrten Tische, und während der nächsten halben Stunde gesellen sich weitere Heiler aus den anderen Hotels zu uns. Auch Neti ist gekommen und direkt auf die Tanzfläche verschwunden. Das nenne ich mal mit gutem Beispiel vorangehen. Nachdem die zweite Getränkerunde bestellt ist, versuche ich gemeinsam mit unseren

---

Eine spätere Hirn-Untersuchung in Deutschland zeigte einen schweren Schlaganfall. Annette Müller beschreibt diesen Vorfall ausführlich im 2. Band ihrer Autobiografie: »*Auf dem Weg der Wunder*«.

herzallerliebsten Österreicherinnen Eva und Marianne den Vollblutbayer Gerhard zum Tanzen zu überreden. Doch der sträubt sich. Was wir nicht alles versucht haben. Good cop – bad cop, doch nichts konnte den Bleifuß überzeugen. Nun denn, dann eben ohne Gerhard, aber mit Eva und Marianne.

Eine gute Stunde lang tanzen wir zu den melodischen Beats, die man eher auf einer Karibikparty vermuten würde. Auch Angelika Höhne gesellt sich zu uns, und Neti schwingt nach wie vor das Tanzbein. Als die Feier kurz vor Mitternacht endet, es gibt hier irgendwelche Vorschriften, löst sich die Runde auf.

Gerade als ich in mein Zimmer gehen möchte, spricht mich der Hotelmanager an, mit dem ich in den letzten Tagen bereits

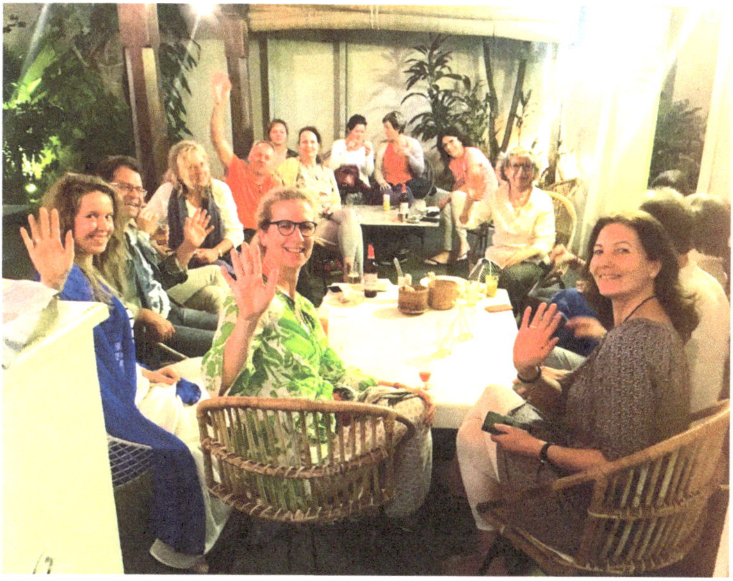

Es ist gemütlich in der Villa Helena

interessante Gespräche geführt habe. Er ist sehr interessiert an meiner Rolle als Journalist, und wie sich herausstellt, haben wir einen ähnlichen Musikgeschmack. Umgeben von bildhübschen Frauen lädt mich der offensichtlich sehr beliebte Marokkaner auf eine Afterparty wenige Straßen weiter ein. Eine sehr nette Geste, doch ich lehne schweren Herzens dankend ab.

»Ich weiß, wie das endet«, sage ich ihm, »beim Auskatern um fünf Uhr morgens am Strand«. Er lacht und gibt mir die Adresse, falls ich es mir anders überlegen sollte.

Als ich mein Zimmer betrete, bin ich zunächst stolz auf diese vernünftige Entscheidung, wenngleich ich sie schon im Bett bereue. Das ist das Problem mit der Vernunft, sie verdirbt einem allzu oft den Spaß. Was bleibt, ist das ernüchternde Gefühl, das Richtige getan zu haben.

Geschlafen habe ich trotzdem kaum. Der Longdrink aufs Haus machte sich durch Magenprobleme bemerkbar. Verdammt, die Eiswürfel ... Bis dahin hatte ich Leitungswasser und Eiswürfel tunlichst vermieden. Als die Magenkrämpfe langsam nachlassen, schlafe ich ein. Einige Stunden später wache ich wieder auf: Das Moskitonetz liegt neben dem Bett, und ich bin von unzähligen Mückenstichen übersät. Wie die jucken! Das wünsche ich keinem. Not macht bekanntlich erfinderisch, und so krame ich das Desinfektionsmittel aus meiner Tasche und tünche es auf die Stiche. Das sollte mir für die nächsten Stunden Frieden bescheren.

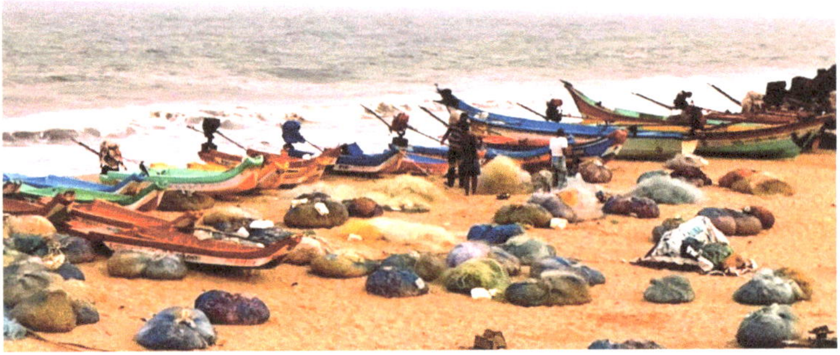

Serenity Beach mit Booten

Montag, 8. Januar:
Serenity Beach, two figgs and math skills

Guten Morgen, Indien! Heute zeigst du dich von deiner anderen Seite: kein Wasser in der Dusche, Stromausfall, und ich habe natürlich auch kein Trinkwasser mehr gebunkert. Genau das, was man nach einer Nacht wie der gestrigen braucht. Nun denn, ein kurzer Abstecher auf die kleine Veranda vor meinem Bungalow macht alles wieder wett: Wohlig warm küsst mich die Morgensonne, dazu das feuchte Klima. Herrlich. Im Palmengarten sind bereits die ersten Heiler beim Frühstück anzutreffen. Der gemeinsame morgendliche Brunch ist ein wirklich schönes Ritual, um in den Tag zu starten!

Frisch gepresste Säfte, dazu ein französisches petit-déjeuner und die angenehmen Schwätzchen mit den Heilern.

Meistens sitze ich mit Gerhard, Angelika, Kathrin und den beiden Österreicherinnen Marianne und Eva an einem Tisch. Schon morgens gibt es dann kleine Scherze auf Gerhards Kosten. Der nimmt das natürlich mit Humor. An diesem Morgen taufen wir ihn liebevoll ›Silberrücken‹, wegen seiner Erfahrung natürlich. Ich genieße diese kleinen Plänkeleien in der Früh. Es ist ein inzwischen liebgewonnener morgendlicher Ablauf geworden. Wieder geht es durch die grünen Gassen der Stadt ins Auditorium. An jeder Ecke stehen Tuktuk-Fahrer, so mancher nutzt die ruhigen Morgenstunden, um das Gefährt neu zu lackieren. Sie wirken auf mich wie die Ruhe selbst.

Bevor es bald wieder an die Heilarbeit geht, bespricht Neti mit der versammelten Mannschaft, wie der freie Vormittag des nächsten Tages gestaltet werden soll. Zwar gab es am ersten Tag des Camps die motivierte Idee, auf die freie Zeit zu verzichten, doch am heutigen dritten Tag erkennen die Heiler, dass sie an ihr Limit kommen. Die Heiler leisten Großartiges, doch brauchen sie ihre Pausen dringend, und so entscheiden sie sich für den freien Vormittag. Wer könnte es ihnen verübeln? Die lebens- und indienerfahrene Neti hat sich schon etwas dabei gedacht, an Tag 3 und 4 jeweils die Hälfte des Tages freizuhalten. Das erkennen jetzt alle, wenngleich jeder gerne mehr leisten würde. Doch angesichts der 280 geplanten Heilsitzungen und noch einmal 40 Esperenten auf der Warteliste, sind die Heiler an ihrer Grenze. Nicht zu vergessen sind auch die Zeitverschiebung und das tropische Klima.

Die meisten von uns hatten einen strengen Winter hinter sich, als sie bei über 30 Grad Celsius aus dem Flieger stiegen. Das macht sich bemerkbar, der ein oder andere kränkelt bereits

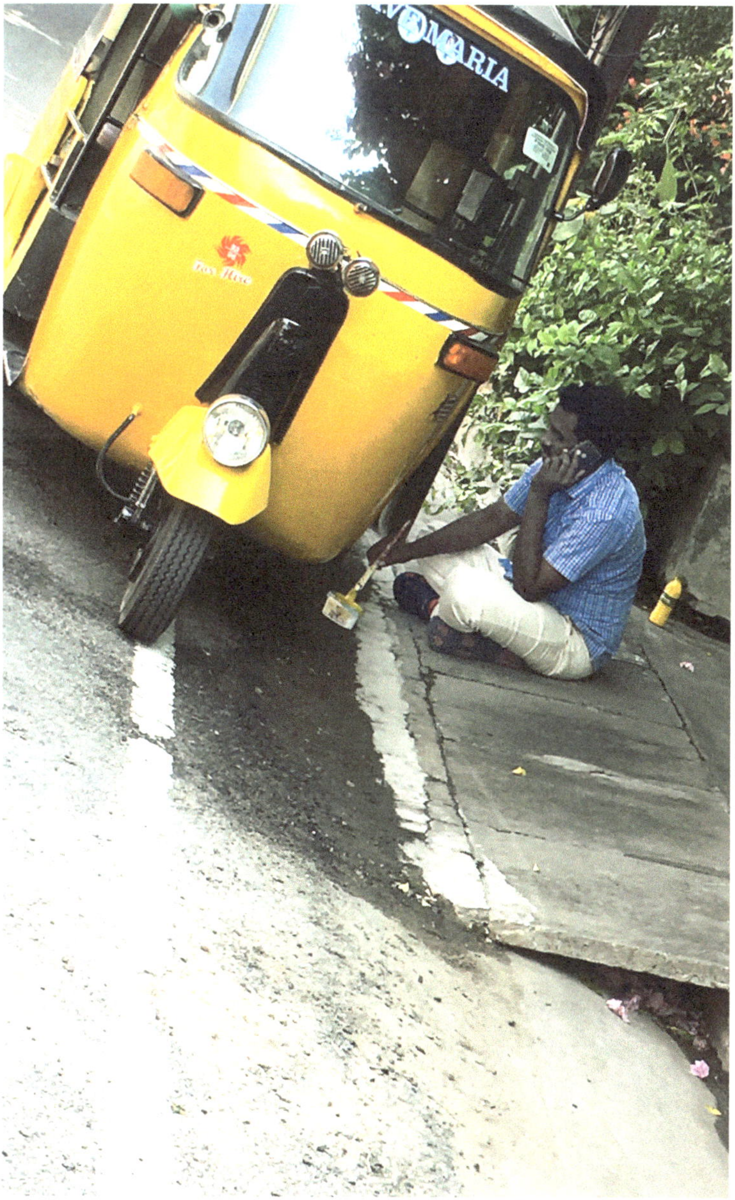

Impression aus dem Leben eines Tuktuk-Fahrers

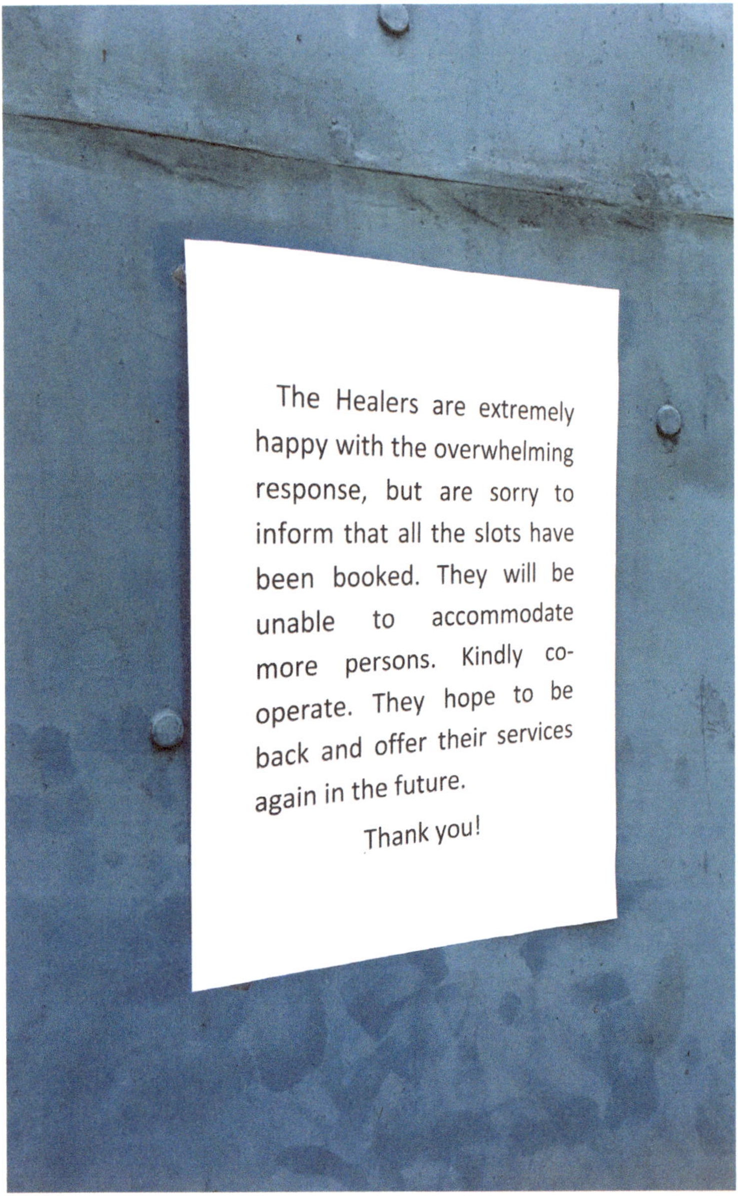
The Healers are extremely happy with the overwhelming response, but are sorry to inform that all the slots have been booked. They will be unable to accommodate more persons. Kindly co-operate. They hope to be back and offer their services again in the future.
Thank you!

ein wenig, beklagt sich über Kopf- oder Magenschmerzen. Auch die Klimaanlage ist nicht zu unterschätzen. Ohne sie geht's nicht, und mit ihr ist die Gefahr hoch, sich zu erkälten. Doch das Heiler-Team hält sich tapfer. Das WIR, zählt und das spürt hier jeder.

Dennoch: Marion Manz hat bereits gesundheitliche Probleme bekommen, weswegen sie an diesem Morgen einen ayurvedischen Arzt aufsucht. Von ihm berichtet sie begeistert. Als er ihr jeden Morgen ›two figgs‹ empfiehlt, ist die Münchnerin verwirrt. Erst später versteht sie, dass damit zwei Feigen gemeint sind.

Überrascht ist sie, als der Arzt nachfragt, ob sie traurig sei, Stress habe und schlecht schlafe. Eine zutreffende Einschätzung, mit der sie so nicht gerechnet hatte, wie sie uns offenbart. Im Zentrum der Diagnose standen nicht die Symptome, sondern ihre aktuelle Lebenssituation. Das Beste daran: Das komplette Gespräch fand auf der Terrasse statt. Hier zeigen sich erhebliche Unterschiede zur Behandlung beim deutschen Hausarzt. Für Marion gab es auch direkt einen Beutel voller Pillen, das alles für umgerechnet knapp acht Euro. Auch Manuela war bei diesem Arzt, und auch sie ist begeistert von der Kompetenz des Mediziners. Als das Thema auf Schlafstörungen fällt, besteht der Arzt darauf, dass keine Medikamente verabreicht werden, in dieser speziellen Gegend von Indien macht man das nicht. Nie. Stattdessen Sport oder etwas Yoga am Abend. In Deutschland gibt es für alles Pillen.

Doch zurück ins Auditorium. Wie auch in den letzten Tagen warten bereits die meisten der Esperenten auf der Tribüne. Pünktlich, leise und geduldig. Das ist eine Form der Ehrerbietung, die den Heilern hier zuteil wird. Immer wieder spielen sich auch tragische Szenen ab, nämlich genau dann, wenn Hoffende auf das Organisationsteam zukommen und teils um eine Heilsitzung betteln. Besonders in Erinnerung geblieben ist mir eine ältere Deutsche, die in Indien lebt. Die freien Plätze sind leider seit dem ersten Tag vergeben, samt ellenlanger Warteliste. Am dritten Tag einen Platz zu bekommen ist damit unmöglich, und wäre unfair den Menschen auf der Warteliste gegenüber. Doch es ist hart, einen Hoffenden abzuweisen. Oder eine Hoffende. Vor allem, wenn sie kein Nein akzeptieren und mit Neti persönlich sprechen will. Aber selbst die SAN ESPRIT-Gründerin und Initiatorin des Camps kann nicht über die Wartenden hinweggehen. Die arme ältere Dame, sie tut mir wirklich leid. Gerhard und die anderen Heiler geben bereits ihr Bestes, bleiben länger und heilen nach ›Dienstschluss‹ weiter.

Auch heute Vormittag gibt es für die Kamera wieder einiges zu filmen. Akribisch genau dokumentieren die Heiler die Daten der Esperenten, halten die Veränderungen fest und kümmern sich um die Bilddokumentation. Die Studienbücher füllen sich, und mit ihnen die Hoffnung auf den empirischen Beweis. Nicht für die Heiler, nicht für die Esperenten. Für sie bedarf es keines Beweises mehr. Schulmediziner und Wissenschaftler, sie sollen wachgerüttelt werden.

Ihnen soll eine Denkweise über den Tellerrand hinaus aufgezeigt werden.

Nach drei wundervollen, aber zugleich äußerst strapaziösen Tagen Healing Camp dürfen sich die 33 Heiler heute auf ihren freien Nachmittag freuen. Der beginnt wie jeden Mittag mit der holprigen Fahrt zu unserem Mittagsbuffet. Dort wartet bereits Prabhat mit Freunden, begrüßt uns herzlich, erkundigt sich nach unserem leiblichen Wohl und den Erfahrungen, die wir bisher gemacht haben. Interessiert lauscht er den Berichten der Heiler. Bei dem ein oder anderen zeigt sich bereits das schlechte Gewissen hinsichtlich der Bikinifigur.

Doch das Essen ist einfach viel zu gut, um zu fasten. Das ist die Ausrede, die ich heute bereits zum vierten Mal gehört habe, und die ich mir auch selbst erzähle. Gut, dass es keine Waage in meinem Bungalow gibt. Doch der morgendliche

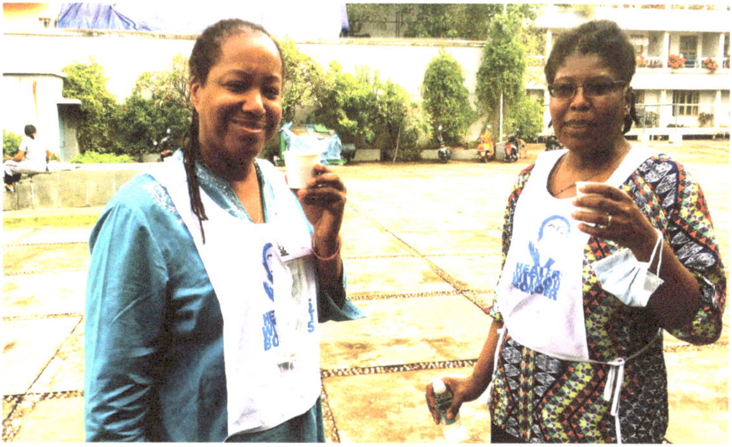

Mena und Sonya aus den USA trinken Chai Masala

Blick in den Spiegel spricht Bände. Allen Indienreisenden kann ich an dieser Stelle zu jeder Mahlzeit Papadam empfehlen. Das ist ein dünner frittierter Fladen aus Linsenmehl, gewürzt mit Pfeffer, Kreuzkümmel, Knoblauch und Chai Masala und weiteren Gewürzen sowie Kräutern, die ich nicht identifizieren kann. Unglaublich lecker, in Konsistenz und Suchtfaktor erinnern sie mich an Chips, nur sind sie wesentlich besser und vermutlich auch gesünder. Meine zweite Empfehlung ist definitiv das Gericht Butter Chicken Masala, eine hervorragende Hauptspeise. Trinken sollte man regelmäßig indischen Chai Masala. Die Landesküche hier hat einiges zu bieten.

Bei Tisch werden dann die Pläne für den freien Nachmittag geschmiedet. Die beliebtesten Vorschläge sind ein Trip nach Auroville und Shopping. Ich schließe mich dem Ausflug nach

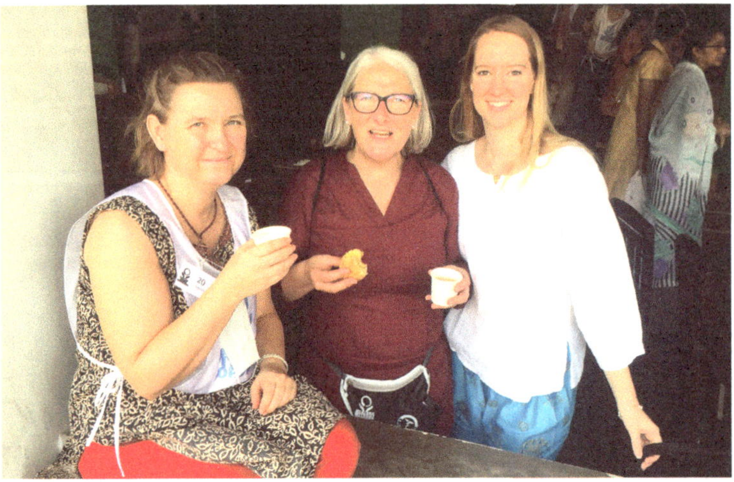

 Chai Masala auch für Helga, Annette und Gwenn

Auroville an, immerhin möchte ich so viel wie möglich erleben und in meinem Bericht festhalten. Da kommt mir der Ausflug nach Auroville sehr gelegen. Zuvor hatte ich noch nie von diesem Ort gehört, dem Anschein nach ist er jedoch weltbekannt. Wieder mal eine Bildungslücke meinerseits. Natürlich habe ich augenblicklich angefangen zu recherchieren.

Um Auroville zu verstehen, muss man zunächst wissen, wer Sri Aurobindo war. Er hieß mit bürgerlichem Namen Aurobindo Ghose und war ein bedeutender Guru, Philosoph und Politiker, der in der zweiten Hälfte des 19. und ersten Hälfte des 20. Jahrhunderts lebte. Schul- und Studienaufenthalte absolvierte er in England, darunter am berühmten King's College in Cambridge. Während dieser Zeit kam er mit der europäischen Literatur und Geschichte in Berührung. Schnell erkannten seine Lehrer und Professoren die herausragenden Fähigkeiten des jungen Mannes, was ihm ein Stipendium und zahlreiche Preise sowie Auszeichnungen einbrachte. Der Fokus seines Interesses lag dabei auf der klassischen Philologie.

Trotz seiner Begeisterung für westliche Philosophie, Literatur und Geschichte, hielt er nicht viel von den Menschen, denen er in England begegnete. Seine revolutionären Reden, die er innerhalb seines Studentenverbandes hielt, sorgten sogar dafür, dass er vom englischen Staatsdienst ausgeschlossen wurde. Zur Jahrhundertwende hin wurden dann das literarische Talent und die rhetorischen Fähigkeiten des geistigen Vordenkers gefördert. So lancierte er schließlich zum Professor für Englische Literatur und wurde später Sekretär und Redenschreiber des Maharajas von Baroda. Einige Jahre später zog es ihn, etwa Mitte dreißig, nach Kalkutta. Dort machte er sich für die Idee der Unabhängigkeit Indiens stark.

Aurobindo gilt als erster Politiker Indiens, der den Mut aufbrachte, dieses Ziel öffentlich zu proklamieren. Während der Gelehrte sein politisches Engagement ausweitete, beschäftigte er sich zeitgleich verstärkt mit den indischen Yoga-Lehren und Yoga-Übungen, die ihn nachhaltig prägten. Aurobindos politische Aktivitäten brachten ihn in Untersuchungshaft, bis er vor Gericht freigesprochen wurde. Dennoch musste er wegen seiner politischen Einstellung aus Britisch-Indien fliehen. Die Flucht führte ihn schließlich in das französische Pondicherry, im Süden des Landes. In der Stadt, in der hundert Jahre später das Healing Camp stattfinden sollte, entwickelte Aurobindo das ›Integrale Yoga‹, also das umfassende Yoga. Ebenfalls in Pondicherry lernten sich Aurobindo und Mirra Alfassa kennen, die später als ›The Mother‹ weltbekannt werden sollte und einige Jahre später Auroville gründete.

Aus der Gemeinschaft, die sich um Sri Aurobindo und Mirra Alfassa gebildet hatte, entstand 1926 der bekannte Sri Aurobindo Ashram.

Noch im selben Jahr zog sich der Gelehrte aus der Öffentlichkeit zurück und lebte bis zu seinem Tod gemeinsam mit Alfassa in der Rue François Martin.

Aus der friedlichen Idylle gerissen wurde Aurobindo durch den Zweiten Weltkrieg. Besonders der Nationalsozialismus veranlasste ihn dazu, sich gegen Nazi Deutschland zu positionieren. So äußerte sich Aurobindo auf sehr direkte Weise, wie man dies von einem Guru wohl kaum erwarten würde; Menschen wie Hitler würden sich nicht ändern, man müsse sie ins Jenseits befördern. Außerdem bekundete er seine Unterstützung gegenüber den Briten in einer Zeit, in der die englischen Besatzer mehr und mehr Gegenwind seitens der indischen Bevölkerung erhielten. Dies ging so weit, dass er sogar finanzielle Mittel des Ashrams für die Kriegskassen zur Verfügung stellte und die indische Bevölkerung sowie deren Politiker aufrief, die Alliierten zu unterstützen, um die Versklavung der Menschheit an die Tyrannei des Bösen, damit waren die Nazis gemeint, zu verhindern.

Nachdem der Zweite Weltkrieg vorbei war, strebten Aurobindo und Alfassa die Errichtung einer internationalen Sri-Aurobindo-Universität an. Dabei konzipierten sie das gesellschaftstheoretische Modell einer zukunftsorientierten Stadt unter den Zeichen intellektueller Freiheit. Sie sollte Menschen aus aller Welt offenstehen, die ein Leben in Frieden und bewusster Selbstentwicklung führen wollen.

Aurobindo konnte diese Idee nicht mehr selbst verwirklichen; er verstarb am 5. Dezember 1950 in Pondicherry. Drei Jahre zuvor, an seinem 75. Geburtstag, durfte er jedoch die Unabhängigkeit Indiens erleben. Nach Aurobindos Tod verwirklichte Mirra Alfassa das gemeinsame Projekt und wurde dabei von der indischen Regierung unterstützt. Das Vorhaben wurde international so bekannt, dass sogar die

Sonderorganisation der Vereinten Nationen UNESCO ihre Unterstützung erklärte. Im Jahr 1968 folgte dann die große Eröffnung mit Gästen aus nahezu allen Nationen der Welt. Ausgelegt ist die Anlage auf 50.000 Einwohner, bisher leben an die 3000 Menschen dort. Deren Zusammenleben wird von der Vier-Punkte-Charta bestimmt:

I. *Auroville gehört niemandem im Besonderen. Auroville gehört der ganzen Menschheit. Aber um in Auroville zu leben, muss man bereit sein, dem göttlichen Bewusstsein zu dienen.*
II. *Auroville wird der Ort des lebenslangen Lernens, ständigen Fortschritts und einer Jugend sein, die niemals altert.*
III. *Auroville möchte die Brücke zwischen Vergangenheit und Zukunft sein. Durch Nutzung aller äußeren und inneren Entdeckungen wird Auroville zukünftigen Verwirklichungen kühn entgegenschreiten.*
IV. *Auroville wird der Platz materieller und spiritueller Forschung für eine lebendige Verkörperung einer wirklichen menschlichen Einheit sein.*

So weit, so gut. Jetzt bin ich wirklich gespannt auf diesen sagenumwobenen Ort. Wir bestellen also ein halbes Dutzend Tuktuks, das geht ganz leicht. Es scheint, als gehörten die Tuktuk-Fahrer alle zusammen. Sobald einer informiert ist, stehen wenige Sekunden später so viele bereit, wie man möchte. Klasse. Mir gefällt diese etwas abenteuerliche und unkomplizierte Art der Fortbewegung.

Nach ca. 20 Minuten erreichen wir Auroville. Noch weiß ich nicht wirklich, was ich von diesem Ort halten soll. Das Konzept klingt zumindest spannend, wenngleich auch ein wenig abenteuerlich. Ich frage mich, warum sich das in den vergangenen 50 Jahren nicht durchgesetzt hat. Zugegeben, persönlich könnte ich mir das nicht vorstellen. Doch der Gedanke ist gut, und das aktuelle Gesellschaftskonzept unserer westlichen Welt funktioniert offensichtlich auch nicht, sonst würde nicht so vieles schieflaufen. Auroville ist vielleicht doch zukunftsträchtig?

Was mir als Erstes auffällt und mich ziemlich überrascht, ist die Kommerzialisierung des spirituellen Ortes. Unzählige Shops und Boutiquen, also doch nicht so anders wie andernorts. Aber das ist nur der erste Eindruck.

Gedankenversunken lasse ich mich treiben und folge den anderen. Wohin gehen wir eigentlich? Zum Matrimandir. Das ist eine Art Wahrzeichen des Ortes, morgen werde ich mehr darüber erfahren. Dann bekommen wir eine Führung und dürfen das sakrale Zentralgebäude der Stadt betreten. Es sei eine besondere Ehre, den Tempel der Mutter zu betreten, erklärt mir Gerhard. Normalerweise muss man wochenlang auf eine Eintrittskarte für diesen besonderen Kugeltempel warten. Möglich ist das aufgrund der Dankbarkeit einer Esperentin, wenn ich es richtig verstanden habe. Da bin ich ja mal wirklich gespannt.

Auf den ersten Blick wirkt das Gebäude äußerst surreal. Ein weites Feld, das man nicht betreten darf, inmitten dessen ein goldener Kugelbau steht. Das ist das Wahrzeichen Aurovilles. *Matrimandir*, der Tempel der Mutter. Bis morgen muss ich mich noch gedulden, erst dann können wir den Tempel auch von innen sehen. Noch kann ich nicht wirklich viel mit diesem Ort anfangen, er wirkt wie aus einer anderen Zeit, und ich meine damit nicht die Vergangenheit.

Ich frage bei meinen Heilern nach, wie sie den Ort wahrnehmen. Gerhard berichtet mir sofort von der Aura, die er spüre. Auch Eva meint, sie spüre etwas, seit wir uns dem Tempel nähern. Sie sind beide Menschen, denen ich das glaube. Eva ist einfach unglaublich authentisch und Gerhard ist gelernter Techniker, waschechter Rosenheimer und vieles mehr, aber gewiss kein Märchenonkel oder weltferner Esoteriker. Bin ich einfach unempfänglich für derartige Schwingungen? Offensichtlich. Erleichterung kommt auf, als Marianne mir berichtet, dass sie auch nichts spüre.

Nachdem wir noch eine Weile die Aussicht genießen, umgeben von Touristen mit überraschend großen Spiegelreflexkameras samt Teleobjektiv, gehen wir zurück zum Eingang. Auch wenn ich keine Schwingungen oder Energien wahrgenommen habe, so fühle ich doch, dass dieser Ort etwas Besonderes ist. Einzigartig. Geheimnisvoll.

Als wir eine dschungelartige Passage durchqueren, frage ich mich, ob es hier wohl Tiger oder gefährliche Spinnen gibt. Es wäre schon ein Erlebnis, einen Tiger in freier Wildbahn zu sehen, denn diese Raubkatzen faszinieren mich, seitdem ich ein kleiner Junge war.

Wie solch eine Begegnung wohl ausginge? Wahrscheinlich nicht punktgleich. Obwohl, beim Protagonisten des Romans ›Life of Pi‹ hat es auch funktioniert. Am Ende der Passage lassen wir uns Tuktuks rufen. Wohin jetzt? An den Strand! Es ist die letzte Gelegenheit, während unseres Aufenthalts einen weiteren Strand zu sehen.

Nach einer halben Stunde Warten sind zwei Tuktuks eingetroffen. Ungemein kuschelig für acht Leute. Als wir den Tuktuk-Fahrer nach dem schönsten Strand fragen, weiß dieser

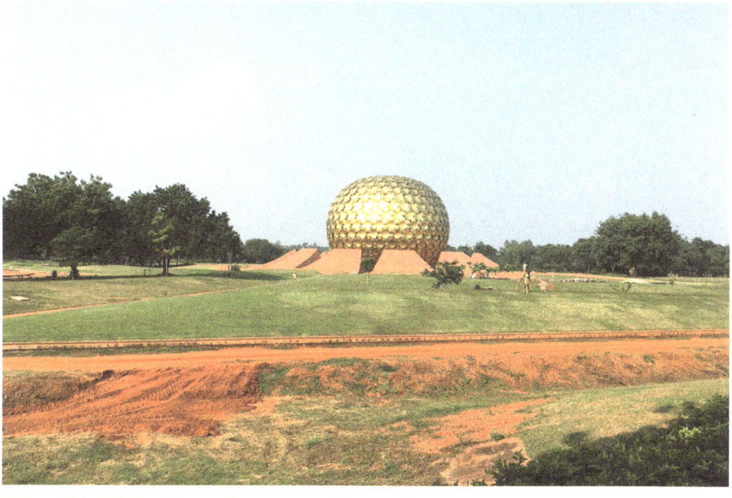

Matrimandir in Auroville

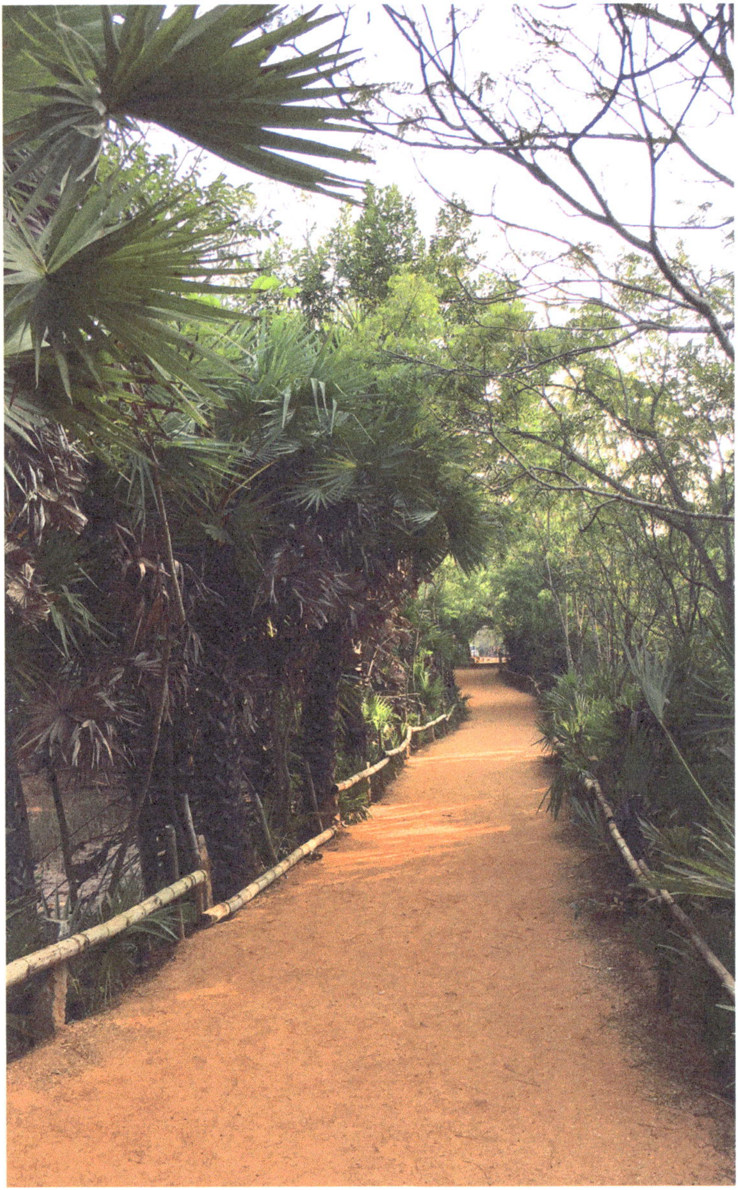

 Dschungelpassage in Auroville

nicht wirklich, welchen er uns empfehlen soll. Da erinnere ich mich an das nette Gespräch mit dem marokkanischen Geschäftsmann, das ich vor einigen Tagen gehabt hatte. Wie hieß er noch? Zum Glück habe ich seine Karte dabei. Nach einigen Minuten konzentrierter Suche finde ich sie und entziffere den Namen, den ich auf die Rückseite geschrieben hatte. Serenity Beach. Dahin, bitte! Auf dem Weg zum Zielort hoffe ich inständig, dass meine Empfehlung gut ist und ich es mir nicht mit den Heilern verderbe.

Als wir am Serenity Beach ankommen, sind alle begeistert. Da habe ich noch einmal Glück gehabt, und die Gruppe ist happy. Der Serenity Beach ist ein wahrlich schöner Sandstrand mit einer Vielzahl von Fischerbooten. Motiviert entledigen wir uns unserer Schuhe und marschieren in Richtung Pazifischer Ozean. Ein traumhaft schönes Gefühl. Freiheit!

Marianne streckt die Arme aus und genießt die frische Brise. Ich tue es ihr gleich, wie immer, wenn ich dem mächtigen Ozean und seiner unendlichen Weite begegne. Thomas entledigt sich augenblicklich seines Oberteils, schlüpft in seine rote Badehose und rennt ins Meer. Er hat sichtlich viel Spaß, und seine Freundin Martina filmt ihn in Zeitlupenfunktion. Das sieht vielleicht lustig aus. Wir schließen uns an und waten mit den Füßen ins Meer hinein.

Während ich total in Gedanken versunken das eindrucksvolle Panorama genieße, rennt mir Gerhard entgegen und spritzt mich nass. Das lasse ich mir von dem Seniorheiler nicht gefallen und tackle ihn mit meinen Schultern. Für diejenigen, die Gerhard nicht kennen: Ich bezeichne ihn neckisch als »Silberrücken«, doch tatsächlich ist er im besten Alter und als ehemaliger Eishockeyspieler auch ziemlich sportlich. Trotzdem hat er keine Chance gegen mich, der ich deutlich jünger und in Übung bin. Als ich gerade dabei bin, ihn im Meer zu ertränken, brechen wir ab, bevor er über der Gürtellinie nass wird oder gar weint. Vom Strand aus sah das sicher lustig aus und nicht weiter wild, aber wir mussten das klären. Wir haben dabei natürlich unglaublich viel Spaß. Dann kommt uns Thomas entgegengerannt, mit seinen 100 Kilo Kampfgewicht. Geistesgegenwärtig ergreife ich die Flucht und lege einen Usain-Bolt-Sprint hin. Das bremst einen Thomas Krack jedoch

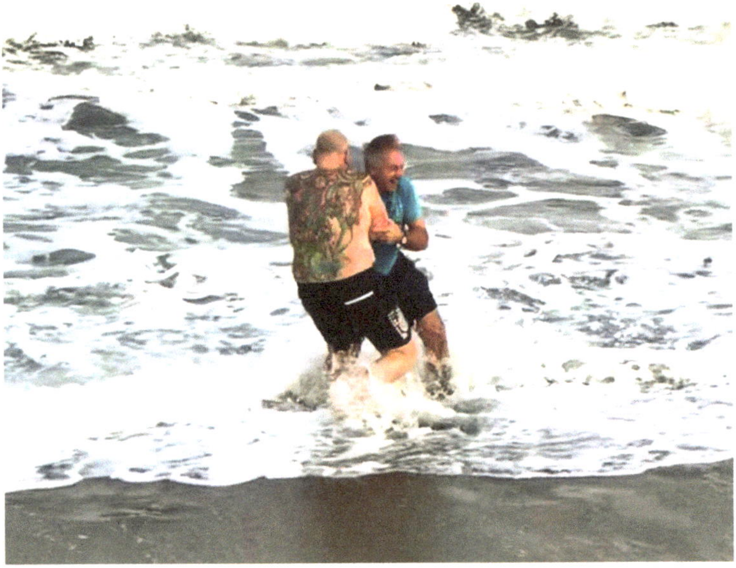

 Die Kampfhähne Thomas und Gerhard, ich bin in Sicherheit

keineswegs und so knüpft er sich einfach den langsameren Gerhard vor und die beiden rangeln im Spaß, wobei der Silberrücken deutlich unterlegen ist und sich sogar ein kleines Wehwehchen am Bein zuzieht, das später blutet. Trotzdem schafft er es, Thomas zu versenken. Ein Spektakel.

Der weitläufige Strand lädt förmlich zu einer Entdeckungstour ein, und wir lassen die Seelen an der langen Leine baumeln. Einige Hundert Meter weiter entdecken wir auf Steine gemalte Totenköpfe. Stimmt, da war doch was ... Der Marokkaner hatte mir auch erzählt, dass es dort gefährlich sei, vor allem in der Abenddämmerung und in der Nacht. Die Strömungen hier sind nicht zu unterschätzen. Ein Fehler, der

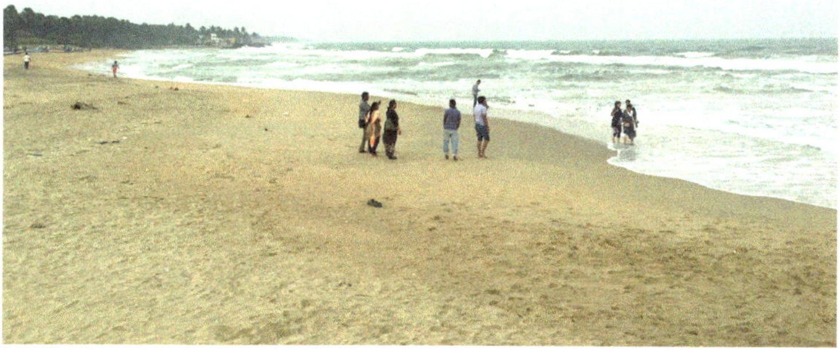

gerade von Touristen häufig gemacht wird. Nun gut, dann sammeln wir eben Muscheln. Dabei beweist Marianne ein besonders gutes Händchen und findet eine imposante Riesenmuschel nach der anderen. Wir kommen auch an einigen Fischern vorbei, die uns eingehend mustern. Hier treffen sich die Einheimischen, das merkt man sofort.

Die Stunden vergehen, und als es gerade dunkel wird, treten wir die Heimreise an, natürlich im Tuktuk. Wieder verteilen wir uns auf zwei der abenteuerlichen Gefährte. Die Fahrt gleicht immer mehr einem Wettrennen, was nicht zuletzt daran liegt, dass ich unseren Fahrer dezent anstachele. Der Wettbewerb geht sogar so weit, dass Gerhard und ich uns

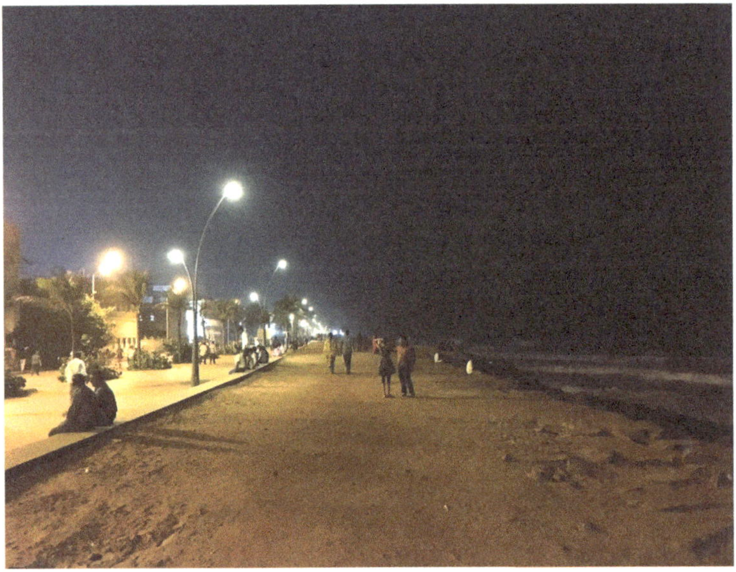

Der Strand von Pondicherry bei Nacht

gegenseitig, wir sind in zwei verschiedenen Tuktuks, im Vorbeifahren auf die nackten Oberschenkel klatschen. Ist das ein Spaß. Dank unseres talentierten Fahrers gewinnen wir das Wettrennen gegen Thomas, Marianne und Eva. Zurück in der Villa Helena, treffen wir Filmer Werner, er besteht auf diese Bezeichnung, in Begleitung von Manuela und Marion. Eine halbe Stunde später sind wir zu elft und machen uns zum gemeinsamen Dinner auf.

An einem der in die Tage gekommenen Prachtbauten im Kolonialstil halten wir und kehren im dortigen Palmengarten ein. Gedämmtes Licht, flache Tische und die sanfte Meeresbrise sorgen für ein berauschendes Feeling. Ebenso die gute Gesellschaft. Nach weiteren ausgelassenen Stunden, tiefen Gesprächen und heiterem Gelächter, erbitten wir die Rechnung. Und da ist sie wieder, die komplizierte Seite Indiens. So etwas wie eine Einzelrechnung scheint es hier nicht zu geben. Auch dann nicht, wenn man explizit darum bittet.

Daraufhin fordert der Kellner, ihm doch das Rechnen bitte abzunehmen und einfach den Gesamtbetrag zu überreichen. »Okay, bitte gib uns eine halbe Stunde«, scherzen wir auf Englisch. Von den anderen Heilern erfahre ich, dass ihnen das bereits in anderen Restaurants ebenso erging. Am Ende brauchen wir tatsächlich eine knappe halbe Stunde und bekennen uns zu mangelhaften Kopfrechenfähigkeiten. Aber wer braucht schon Kopfrechnen, wenn man heilen kann?

Auf dem Weg zurück mache ich noch einen Abstecher in das Hotel La Villa und treffe mich dort mit Neti. Ich berichte ihr von unserem Ausflug nach Auroville.

»Und, wie hat es dir gefallen?«, fragt sie mich interessiert.

»Es ist ein eigenartiger Ort, ohne jedwede Konnotation. Aber es ist ein ganz eigenes Fleckchen Erde. Auroville hat etwas Mystisches. Ich finde die Kuppel – Matrimandir –, sagen wir mal ... abgespaced. Wie von einem fremden Planeten. Und es war die Rede von Gurus. Was hat es damit auf sich, was genau sind eigentlich diese Gurus?«, möchte ich wissen.

»Gute Frage, zuerst einmal möchte ich das Wort Guru entmystifizieren. In der direkten Übersetzung heißt Guru *Lehrer*. Mystifiziert besteht das Wort aus zwei Silben: *Gu* und *Ru*. Gu heißt in der Übersetzung Dunkelheit und Ru Licht. Die mystische Bedeutung des Wortes ist in diesem Sinne ein Lehrer, der den Schüler aus der Dunkelheit des Unwissens in das Licht des Wissens führt.« Neti erweist sich einmal mehr als wandelndes Lexikon.

»Spannend«, entgegne ich ihr, »und welche Rolle spielen Gurus in der indischen Kultur?«, möchte ich wissen. Sie erklärt mir, dass es in Indien für alles und jeden einen Guru gibt. Den Tanz-Guru, Trommel-Guru, Mathematik-Guru, nur im Westen hat der Begriff diese spirituelle Assoziation.

»Aber bleiben wir gern bei der spirituellen Bedeutung«, fährt sie fort, »wie eingangs erwähnt, führt der Guru aus der Dunkelheit des Unwissens in das Licht des Wissens über das eigene göttliche Bewusstsein.«

Nun hatte ich in den vergangenen Tagen das Gefühl, als gäbe es einen Führerkult um diese spirituellen Gurus. Ob das denn wahr ist, möchte ich von ihr wissen.

»Ja, das ist definitiv der Fall,« bestätigt sie, »das liegt zunächst auch an der indischen Mentalität, die sehr hingebungsvoll und selbstlos ist. Wir kennen das im Westen nur aus der Kirche oder von der Weihnachtsgeschichte, aber hier ist das kulturell bedingt völlig normal.«

»Und wie hängt das alles mit Yoga zusammen?«, hake ich interessiert nach.

»Ganz einfach, ohne es weiter zu analysieren, bedeutet das Wort Yoga ›Verbindung‹. Im Yoga verbindest du das Kleine

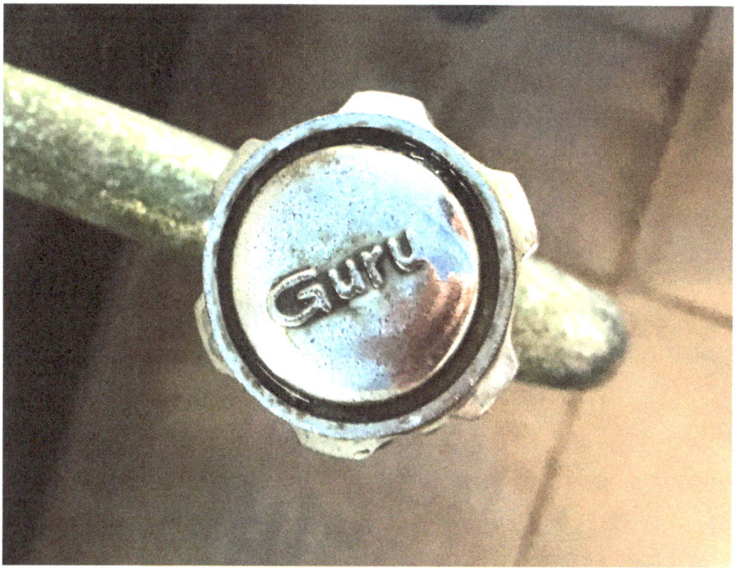

mit dem Großen, auf dass das Kleine groß werden kann. Deshalb ist im klassischen Yoga, und damit meine ich keineswegs die westlich-adaptierte Form, eben ein Guru wichtig, weil das Kleine – der Schüler – sich mit dem Großen, dem Guru, verbindet und genauso groß wird.«

Ich hatte nicht erwartet, dass ich so viel lernen würde. Dabei erinnere ich mich an ein Gespräch mit Nikola Knecht. Die Nachwuchsautorin aus dem SAN ESPRIT-Verlag ist nicht nur ausgebildete Steuerfachfrau, sondern zudem seit vielen Jahren Yoga-Lehrerin. In einem unserer zahlreichen und äußerst interessanten Gespräche hat sie einmal erwähnt, dass Geistiges Heilen Yoga in seiner reinsten Form ist. Ich möchte wissen, wie Neti das sieht und frage sie nach dem Zusammenhang zwischen Yoga und Geistigem Heilen.

Nun legt Neti los: »Auf dem Weg zur Transformation über Yoga, dem Weg des Wachstums also, entdecken und entwickeln Menschen Fähigkeiten, von denen sie bisher nichts wussten. Das Geistige Heilen gehört für mich zu den verborgenen menschlichen Fähigkeiten, die brachliegen und die es zu entdecken gilt. Wer solche Dinge, wie du sie hier beobachtet hast, erlebt oder im Idealfall selbst bewirken kann, der hat in Zukunft Schwierigkeiten, klein und unbedeutend zu bleiben. Ich weiß nicht, wie das bei dir ist, aber bei den meisten Menschen verhält es sich so, mich eingeschlossen, dass es ein mehr oder weniger stark ausgeprägtes Minderwertigkeitsgefühl gibt. Dies lässt sich kompensieren, indem man Großartigkeitsgefühle kultiviert. Viele bewirken das durch Karriere und

Status. Das ist aber kein natürlicher, gesunder Selbstwert. Wenn ein Mensch dann beginnt, das Geistige Heilen so anzuwenden, wie wir es tun, dann muss er zwangsläufig seinen Wert anerkennen, weil er das ja schließlich wirklich vollbracht hat. Er hat Heilung bewirkt. Gibt es ein besseres Gefühl als Selbsterfahrung? Wobei ich hier erwähnen möchte, dass ich mit dieser besonderen Heilweise, die du hier beobachtest, in gewissen esoterischen Kreisen Anstoß errege. Denn viele von ihnen kultivieren ihr Kleinsein durch falsch verstandene Demut. Aber das ist ein Thema für ein anderes Mal.«

»Ja, dieses Thema möchte ich sehr gerne vertiefen, das klingt wirklich sehr spannend«, und mehr bringe ich dazu nicht über die Lippen.

Als ich mich einige Zeit später auf den Weg zurück ins Hotel mache, bin ich immer noch überwältigt vom Tag, vom Erleben und Philosophieren mit Neti. Auch wenn mein Part dabei eher passiver Natur war. In meinem Bungalow angekommen, denke ich immer noch über ihre Worte nach. Ich freue mich auf die weiteren Gespräche.

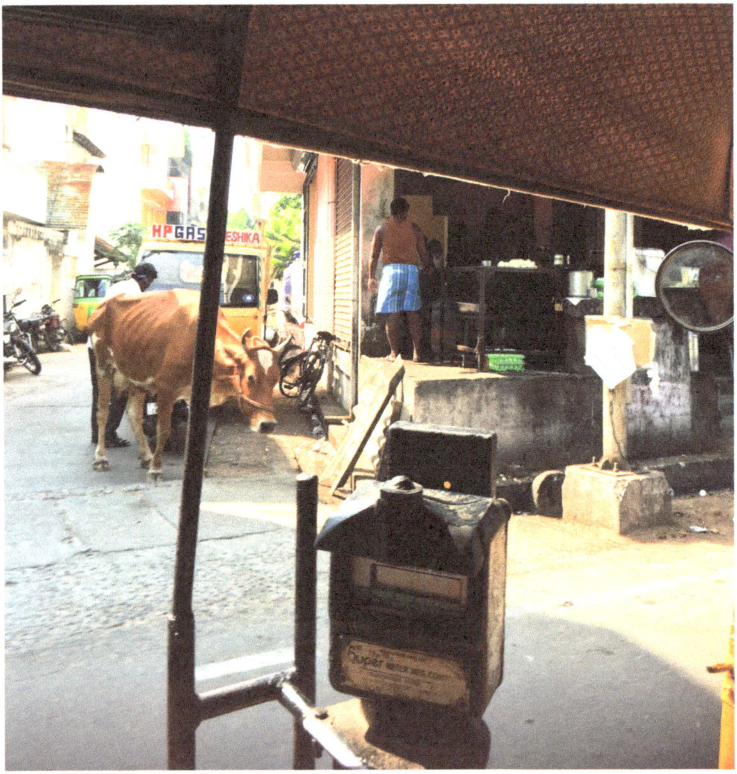

Kühe auf den Straßen von Pondicherry

Dienstag, 9. Januar:
Ein ereignisreicher Tag

So langsam verstehe ich, warum mir die Menschen in Indien so entspannt und glücklich vorkommen. Seit einer Woche werde ich täglich von den wohlig warmen Sonnenstrahlen geweckt, es ist warm und die Luft angenehm feucht. Ich weiß nicht, wann ich je beim Aufstehen besser aus dem Bett gekommen wäre.

Zugegeben, für das morgendliche Zähneputzen immer eine Flasche Wasser parat haben zu müssen, ist gewöhnungsbedürftig. Aber daran könnte ich mich schon anpassen, und auch meine Brille akzeptiere ich inzwischen. Ein Highlight ist die Natursteindusche in meinem Bungalow. Völlig unprätentiös, aber sie hat etwas von einem Wasserfall. Auch wenn sie nicht immer funktioniert, ebenso wie die Steckdosen. Regelmäßige Stromausfälle sind normal. Aber innerhalb kürzester Zeit gewöhnt man sich an alles, und Indien ist einfach nur klasse. Ich möchte hier nicht mehr weg. Muss ich auch noch nicht. Zum Glück!

Dabei fällt mir ein: Heute ist ja die Führung durch das mysteriöse Matrimandir. Da bin ich wirklich gespannt! Als hätte ich es gewusst! Die Dusche versagt an diesem Morgen. Meiner phänomenalen Laune tut das allerdings keinen Abbruch. Sogar noch ein wenig besser wird sie beim morgendlichen Brunch mit den liebgewonnenen Heilern.

Top-Thema ist an diesem Morgen selbstverständlich das Strandabenteuer des Vortags. Wie sich nun zeigt, gibt es äußerst lustige Videos von Thomas' und Gerhards Ringkampf im Pazifik. Eine Sequenz erweckt den Eindruck, als würde Gerhard den in puncto Kampfgewicht deutlich überlegenen Thomas durch Antippen umstoßen. Das muss wohl an dem Aufnahmewinkel liegen, sieht in jedem Fall klasse aus.

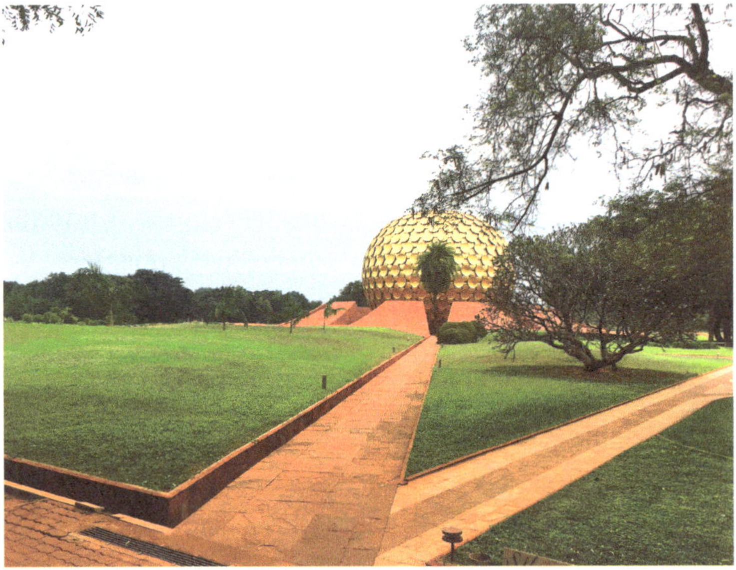

Um 9 Uhr marschieren wir dann gemeinsam zu unserem Treffpunkt am Auditorium, wo bereits ›unser‹ Bus auf uns wartet, mit dem wir nach Auroville fahren. Wie ich inzwischen weiß, erhalten wir die Führung von einer Dame namens Srimoyi, also exklusiv vom Chief Executive in Auroville höchstpersönlich. Was das genau bedeutet, ist mir unklar, aber es hört sich definitiv nach einer einzigartigen Gelegenheit an.

Im Bus herrscht eine Wahnsinnsstimmung. Ich nutze die Gelegenheit und befrage die Heiler, wie es ihnen geht und wie sie sich nach den ersten Tagen Healing Camp fühlen. Von allen Seiten höre ich immer wieder dasselbe: die Dankbarkeit! Die Dankbarkeit der Klienten sei so überwältigend, so schön.

Sie wirken auf mich wie Beschenkte. Tag für Tag Heilarbeit wie am Fließband, aufgepumpt wie Marathonläufer wirken sie, als hätte jeder den ersten Platz errungen, sie machen den Eindruck, als wären sie diejenigen, die beschenkt wurden. Sie sind glücklich, euphorisch und immer gut gelaunt. Während die eine Hälfte auf Nachfrage sofort eine tolle Heilungsgeschichte parat hat, kann sich die andere Hälfte nicht entscheiden, welches das schönste Erlebnis war: »Es waren so viele.«

Die Bandbreite reicht von Asthmatikern, Schmerzpatienten, Krebskranken, Migräne-Leidenden und natürlich allerlei Gelenk- und Wirbelsäulenproblemen. Beckenschiefstellungen sowieso, nur scheint es mir, als habe hier jeder Dritte eine derartige Verdrehung. Die Heiler beheben diesen Schiefstand fast schon nebenbei. Ob wohl dieser Tage mehr Menschen im

Healing Camp waren als im Krankenhaus? Ich kann nur spekulieren. Es würde mich nicht wundern, wenn dem so wäre. ›The German Doctors‹ nennt man die Heiler hier in Pondicherry. Sie haben sich einen Namen gemacht. Nicht nur einmal wurden wir im Restaurant und auch auf der Straße angesprochen.

Plötzlich bleiben wir stehen, mitten auf der Landstraße. Was ist denn jetzt los? Nach ein paar Minuten steigen alle aus dem Bus aus. Ein platter Reifen stoppt uns. Das musste ja passieren. Was bei einem normalen Pkw kein Problem ist und leicht behoben werden kann, gestaltet sich bei einem Bus aus der ersten Hälfte des vergangenen Jahrhunderts natürlich deutlich schwieriger, vor allem in Indien.

Nachdem wir eine halbe Stunde auf einen Ersatzbus gewartet haben, organisieren wir uns Tuktuks. Warum sind wir nicht gleich mit diesen Gefährten nach Auroville gefahren? Ich liebe diese Dinger.

Der Treffpunkt ist nicht der normale Ankunftsbereich am Informationszentrum, sondern eines der internen Verwaltungsgebäude. Dort treffen wir die Chief-Executive-Dame. Sie bittet uns höflich, Handys und Geldbeutel abzugeben und die Taschen zu leeren. Leere Taschen sind das gegenteilige Symbol für volle Taschen und ein leeres Herz.

Als wir dann auf dem Weg zur Kuppel sind, werden wir gebeten zu schweigen. Schritt für Schritt nähern wir uns dem kolossalen Matrimandir, links und rechts umgeben von sorgfältig gepflegten Gartenanlagen in sattem Grün. Bevor wir den Kuppelbau betreten dürfen, müssen wir uns noch unserer

Schuhe entledigen und erhalten dafür weiße Strümpfe, um so den tollen Teppich sauber zu halten. Dann geht es auch schon die große Wendeltreppe immer höher hinauf. Zwischendurch kommen wir an kleinen Bänken und harmonisch dahinfließenden Wasserläufen vorbei. Das Innere des Gebäudes ist äußerst durchdacht konstruiert.

Jetzt spüre ich es auch. Es ist ein ganz besonderer Ort, sehr futuristisch, als wären wir in einer anderen Zeit, im geistigen Zentrum einer zukünftigen Gesellschaft. Es ist angenehm dunkel, im Hintergrund plätschert das Wasser, ansonsten herrscht absolute Stille. Am Ende der Wendeltreppe im oberen Teil der Kuppel ist das berühmte Meditationszentrum des Matrimandir; ein noch dunklerer Raum, getragen von zwölf massiven Säulen, in der Mitte steht eine Glaskugel. Genau darüber befindet sich eine Öffnung in der Decke, die minimale Sonneneinstrahlung gewährt. Um die Mitte herum sind Meditationskissen und Handtücher sternenförmig um die Glaskugel herum angeordnet.

Wir nehmen Platz und die Ersten beginnen schweigsam zu meditieren. Für mich ist es das erste Mal. Ich bin an und für sich nicht der schweigsamste Kamerad und meistens in Bewegung. Eine halbe Stunde Meditation ist für mich schon eine Herausforderung. Während wir alle im Kreis sitzen und die Augen geschlossen haben, feuern meine Neuronen wie wild. Zu viele Gedanken. Über Indien, die Reise, das Camp. Dann schließe auch ich die Augen und bemühe mich um innere Ruhe, lasse mich treiben.

Nach einer halben Stunde blitzen die zwölf Lampen an der Decke zweimal auf, das Zeichen, dass die Session vorbei ist. Den Heilern sieht man die Tiefe der Mediation, die sie erlangt haben, an. Mich hat es ein wenig schläfrig gemacht. Stillschweigend verlassen wir das Meditationszentrum über die Wendeltreppe hinab, dann weiter durch die Gänge seitwärts bis zu einem kreisförmig angeordneten Wasserlauf, in dem das kostbare Nass in Kaskaden abwärts fließt, direkt unterhalb der Kuppel. Wir ordnen uns ebenfalls im Kreis herum an und lassen die Melodie des leise dahinplätschernden Wassers auf uns wirken. Jetzt spüre ich es! Es fühlt sich an, als würde all das, was nicht in meinen Körper oder Geist gehört, einfach abfließen. Das Negative verlässt mich. Ich fühle mich zutiefst gereinigt. Außerordentlich faszinierend. Das war bisher mein spirituellster Moment der Reise. Wow: ›Ich spüre es!‹

Nach dieser sehr intensiven Runde geht es für uns weiter zu einem jahrhundertealten heiligen Baum. Um ihn herum befinden sich sieben oder acht weitere Bäume, die über die Krone mit dem Baum in der Mitte verwachsen sind. Wie ist das möglich?

Der in Indien heilige Banyan Baum entwickelt Luftwurzeln, die bis zum Boden reichen und sich zu einem weiteren Baumstamm entwickeln. Sehr eindrucksvoll und zugleich surreal, wie in einem dieser Herr-der-Ringe-Filme oder Avatar. Das hat auch auf mich eine enorme Wirkung. Einzelne Heiler umarmen die Bäume. Auch wenn das ein wenig hippiemäßig wirkt, tue ich es ihnen gleich. Eins sein mit der Natur. Das fühlt sich gut an.

Die US-Amerikanerin Robin Johnson, die bei den Anmeldungen für dieses Camp mitgewirkt hat, ist wahrhaftig in ihrem Element und legt sich erst einmal ins Gras. Nachdem alle dieses beeindruckende Schauspiel der Natur bewundert haben, gehen wir wieder zum Verwaltungsgebäude zurück. Dort gibt uns Chief Executive Srimoyi Einblicke in die Entstehungsgeschichte des Areals. Matrimandir repräsentiert die universelle Mutter gemäß Aurobindos Lehre.

Um das zu verstehen, müsse man sich mit den Schriften des Guru auseinandersetzen. Die universelle Mutter hat darin

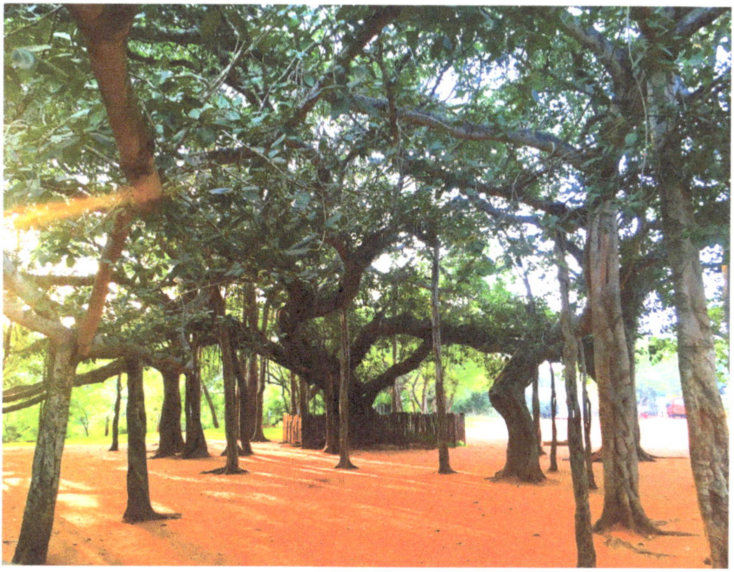

Ein endloser Baum, der Banyan Baum

eine bedeutende Rolle. Matrimandir sei das Zentrum und die Seele Aurovilles, erklärt sie uns. Es ist eine Vereinigung mit dem Göttlichen in einer progressiven, menschlichen Einigkeit, wenn ich ihre Erläuterung richtig übersetze. Dabei ist das gesamte Auroville-Experiment auch ein Experiment der menschlichen Einigkeit. Matrimandir ist ein Ort, an dem man lernt sich zu konzentrieren. So beschrieb Mirra Alfassa die Funktion des Gebäudes vor vielen Jahrzehnten. Srimoyi muss es wissen. Sie lernte Alfassa – *The Mother* – persönlich im Sri Aurobindo Ashram in Pondicherry kennen.

Am Ende bekundet die Chief Executive Dame des Matrimandir ihre Freude darüber, dass die Heiler gekommen seien. Sie empfinde es als einen großen Segen und glaube, die Kraft der

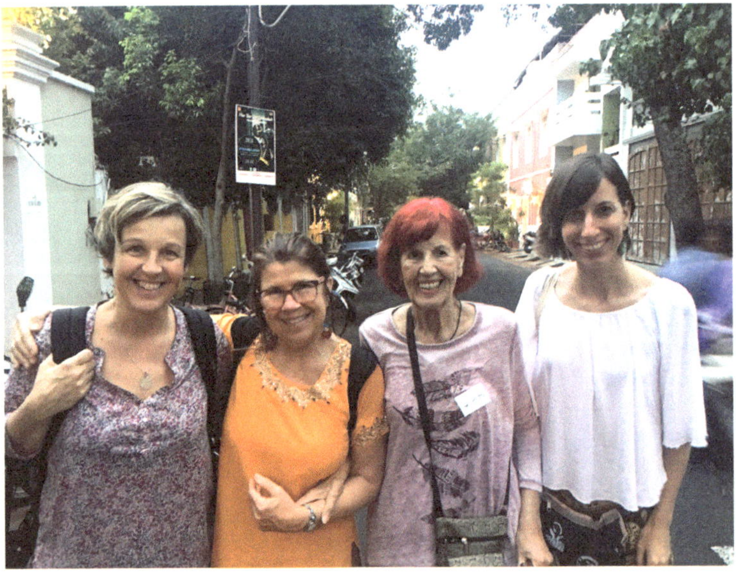

Mutter habe die Heiler hierhergebracht. Durch diese Worte sind die Heiler zutiefst bewegt.

Ich plaudere noch kurz mit der sympathischen Inderin. Sie erzählt mir von ihren beiden Töchtern, von der eine genau in meinem Alter ist und in Deutschland lebt. Deren Vater wohnt dort, ein Deutscher. So klein erscheint mir die Welt. Wenngleich wenig überraschend.

Nach den Indern und Franzosen sind die Deutschen mit neun Prozent die drittgrößte vertretene Nationalität unter den ca. 3000 Aurovillianern. Ob sich das Paar hier kennengelernt hat?

Zurück im Bus, der Reifen wurde inzwischen repariert, merkt man sofort die tiefe Wirkung, die der Ausflug auf die 33 Heilerinnen und Heiler hatte. ›Unnormal geflashed‹ würde ich jetzt sagen. Viele sitzen still da und verarbeiten das Erlebte. Ich bin eher positiv aufgewühlt. Es sind diese kleinen Momente der Bewusstseinserweiterung, die ich sukzessive in Indien erleben darf.

Nach einer kurzen Mittagspause zum Essen wird das Camp fortgeführt. Auf dem Weg zurück ins Auditorium treffe ich eine gut gelaunte Zita in Begleitung von Eva, Robin und Melanie. Ich bitte die Damen, kurz für ein Foto zu posieren, diese tolle Stimmung möchte ich gerne einfangen.

Zurück im Auditorium, geht es sogleich mit den Heilsitzungen weiter. ›In Auroville konnten wir uns mit diesen besonderen Energien aufladen und nun geben wir uns wieder ganz der Heilung hin‹, scheint das Motto zu sein. Während die 33 Heiler auch heute wieder alles geben und sich hoch konzentriert und voller Hingabe den Esperenten widmen, geselle ich mich auf die Bühne des Auditoriums zu Zita. Ich bin sehr froh, dass sie aus dem Krankenhaus zurück ist und ich mich endlich mit ihr unterhalten kann. Sie kennt Indien seit fast einem halben Jahrhundert; das erste Mal war sie in den 1970er-Jahren auf dem Subkontinent. Sie erklärt mir, dass sie an der École für die spirituellen Themen verantwortlich sei. Diese habe sie in Indien studiert. Sie berichtet mir von der Weisheitslehre, die sie erfahren durfte. Jahrzehntelanges Meditieren und Konzentrieren führen demnach zu einer bewussteren Ebene. Sie betont die Kraft und die Macht der Gedanken. Das alles und noch viel mehr habe sie in Indien gelernt.

Sie erzählt mir vom Ursprung der Veden, von den Hintergründen und den kulturellen Begebenheiten, und erklärt mir das Zusammenleben der Religionen in Harmonie und Einigkeit durch die Akzeptanz, dass alles eins ist.

In jedem Satz merkt man ihre schier grenzenlose Weisheit. Ich bin begeistert. Während wir so philosophieren, bringt uns eine der Damen aus dem Ashram einen echt indischen Chai Masala. Als ich Zita berichte, dass das mein erster richtiger Chai sei, rügt sie mich. Wie ich mir das die letzten Tage entgehen lassen konnte, fragt sie. Ist der wirklich so gut? Einen Schluck später bereue ich tatsächlich, erst jetzt in den Genuss des Nationalgetränks gekommen zu sein.

Köstlich, einfach köstlich!

Auf meine To-do-Liste kommt augenblicklich das Besorgen des Rezepts und aller Zutaten. Ich habe nie einen besseren Tee getrunken. Zita hatte recht. Nachdem wir einige Minuten über Chai Masala geplaudert haben, dessen Zubereitung und den hervorragenden Geschmack, widmen wir uns wieder Zitas Erfahrungen aus den 1970er-Jahren. Ich frage sie, wie Indien ihr Leben geprägt habe.

Sie betont die Rolle des Ashrams und ihres Meisters dort. Endlich erfahre ich ausführlicher, was ein Yogi ist. Ein spirituell orientierter Mensch in Indien, der Yoga übt. Das häufig praktizierte Hatha Yoga ist nicht das einzige Yoga, wenn ich sie richtig verstanden habe.

Jeder Mensch sei eine Vollkommenheit von Natur aus, sagt sie. In Indien glaube man an die Prägungen seiner Reinkarnationen. Das ist Karma. Ich bekomme Gänsehaut.

Die Rede ist nicht von Bestrafung, sondern vielmehr Ausgleich, und zwar jedes Mal, wenn ein Wesen inkarniert. Plötzlich verstehe ich die wahre Bedeutung von Karma. Es ist nicht wie in unserem Sprachgebrauch verbreitet das augenblickliche Nachspiel einer unredlichen Tat. Am Ende des Lebens werden die vielen Leben, die man gelebt hat, ausgeglichen. Man sterbe ja nie, sagt sie.

Da ist viel dran, denke ich mir. Alles, was Körper ist, werde wieder zu Erde, erklärt sie. Sie hat recht. Aus Erde wird dann wieder Leben. Auch die Physik kennt ähnliche Prinzipien, ich nenne nur das Stichwort Energieerhaltungssatz.

Zita berichtet mir noch vom Seelenkörper, der einen manifesten Körper benötige, um zu wirken.

Über die Jahre war Zita vier Mal in einem Ashram. Aus ihrer Generation seien schon alle gestorben, die sie von dort kannte.

Die Fortbewegungsmittel haben sich in den letzten vierzig Jahren verändert. Zita berichtet mir von Pferdekutschen, Fahrradrikschas und Tuktuks. Autos seien damals noch kaum unterwegs gewesen.

Dann gesellt sich eine der Heilerinnen zu uns. Sie entschuldigt sich für die Störung und erkundigt sich nach Zitas leiblichem Wohl. Zita bedankt sich für die kraftvolle Unterstützung aus der Ferne, das habe sehr geholfen. Jetzt geht es ihr wieder gut und sie wirkt fit wie eh und je.

Wenn man sich mit ihr unterhält, ist es kaum vorstellbar, dass sie bereits über 90 Jahre alt ist. Sie beschreibt die Empfindung des Einflusses der Fernheilung. Erneut bekomme ich Gänsehaut. Als sie die Zustände des Krankenhauses schildert, die mangelnde Hygiene und den Schimmel an den Wänden, wundere ich mich, dass es hier nicht größere Probleme mit Seuchen gibt. Die Ärzte und Krankenschwestern waren allerdings ›sooo lieb‹ und hätten sich gut gekümmert.

Das Herzliche scheint eine ausgeprägte Charaktereigenschaft der Inder zu sein.

Wegen der guten Behandlung wollte Zita Trinkgeld geben. Das lehnte die Krankenschwester dankend ab und wünschte sich stattdessen lieber den Segen der Heilerin. Wahrlich herzerwärmend. Weniger beseelend ist die Erzählung von ihrer Amöbenruhrerkrankung bei einem Indienbesuch im Jahr 1978.

Nachdem sie bereits vor der Rückreise Fiebersymptome und ein starkes Schwächegefühl gehabt hatte, überwältigten sie die Symptome während des Rückflugs.

Sie erinnert sich an einen Zustand des Deliriums. In Deutschland angekommen, ging sie direkt ins Krankenhaus und schrie dort drei Tage lang nur herum. Professoren und Spezialisten begutachteten sie, doch niemand konnte die Krankheit benennen oder eingrenzen, bis ein Arzt sich auf ihre Indienreise bezog und auf eine Amöben-Infektion schloss. Letztlich

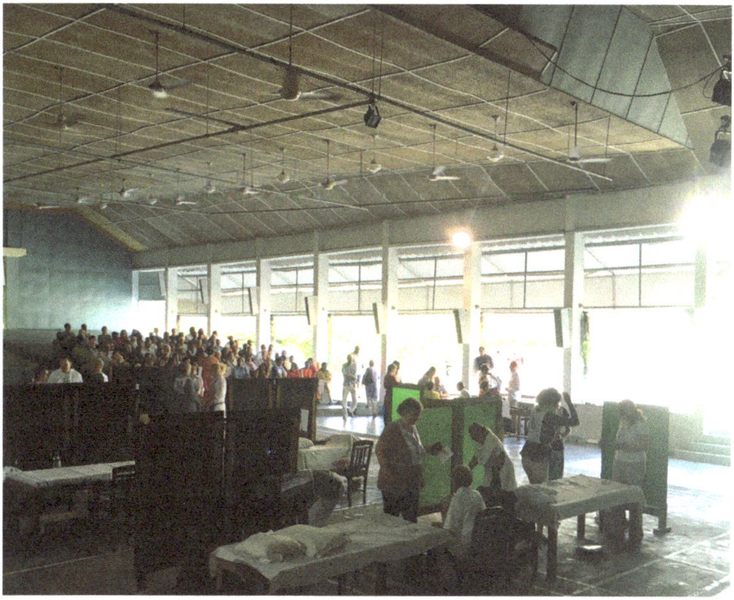

Der Andrang am Morgen als das Camp beginnt

konnte durch das Tropeninstitut in München die Infektionskrankheit, die durch den Erreger Entamoeba histolytica ausgelöst wurde, diagnostiziert werden.

Die Tropenärzte verordneten eine Dialyse. Die Amöben, sogenannte Wechseltierchen, hatten sich in ihrer Leber ein Nest gebaut in der Größe eines Pingpongballes. Es läuft mir kalt den Rücken herunter. Hatte sich meine Virenphobie bisher in Grenzen gehalten, eröffnet mir Zita mit der Schilderung über die Wechseltierchen eine ganz neue Kategorie der Besorgnis. Die finden sich in ungeschältem Obst und Gemüse, Eis und Leitungswasser. Gut, dass ich immer nur Mineralwasser zum Zähneputzen nutze, meine Kontaktlinsen zu Hause gelassen

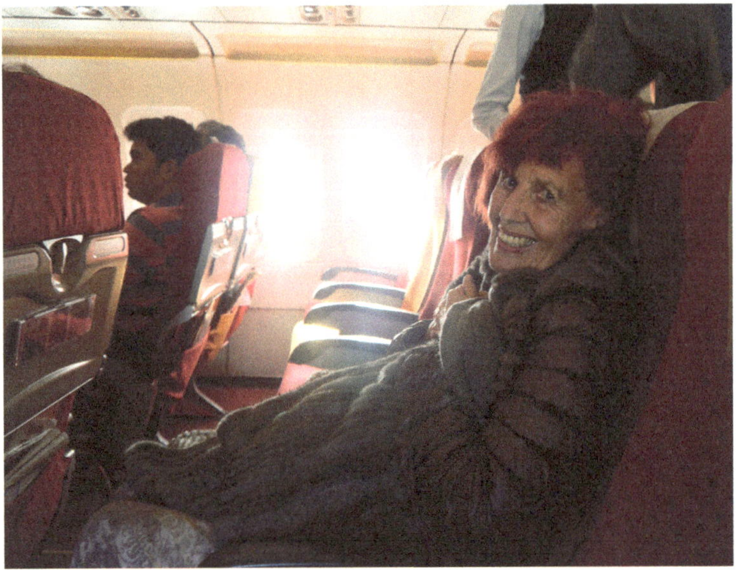

habe und Eis meide. Bis auf diesen einen Tag ... Und außerdem trinken wir jeden Morgen im Hotel einen frisch gepressten Saft zum Frühstück. Normalerweise würde ich jetzt einen höheren Puls bekommen und versuchen, die Wahrscheinlichkeit einer Infektion zu evaluieren, aber ich bleibe gelassen. Daran merke ich, wie mich Indien inzwischen verändert hat. Es ist mir egal. Sorgen mache ich mir, wenn es so weit ist, nicht schon jetzt. Großartig. Annette Bokpe hatte recht. Aber wehe dir, Annette, wenn ich doch solches Ungeziefer im Darm habe.

Zurück zu Zita. Sie berichtet mir von den Schülern, die angeregt hatten, sie solle ein Buch schreiben. Eine Erzählung über ihr durchaus ereignisreiches Leben. Aufgewachsen in Frankfurt während der Zeit des Nationalsozialismus, hat sie bis heute vieles gesehen und erlebt.

Während wir entspannt die zweite Tasse des köstlichen Chais schlürfen, berichtet sie mir noch von den Schwingungen und der Energie, die sie über die gesamte Zeit des Camps spüre. Die Kräfte seien etwas ganz Besonderes, versichert sie mir. Der Nachmittag verstreicht, während ich mich mit Zita unterhalte.

Nach einem wirklich lehrreichen Gespräch mit der weisen Dame, die zu Recht großes Ansehen unter den Heilern genießt, kommt Thomas Krack auf mich zu. Er hatte eine junge hübsche Lehrerin auf der Liege, mit der ich mich unbedingt unterhalten müsse.

Natürlich, gerne antworte ich den beiden. Es stimmt, die Ashram-Lehrerin, Sukshma heißt sie, ist wirklich bildhübsch. Bereitwillig zieht sie sich mit mir zurück und wir beginnen das Interview.

Sie unterrichtet Grundschulkinder. Ich verstehe nicht ganz, ob sie oder ihr Vater geheilt wurde, aber sie schwärmt von den Heilern und der Begegnung mit Annette Müller. Es sei eine außerordentliche Erfahrung hier gewesen. Sie berichtet mir von den positiven Rückmeldungen aus dem Ashram, von ihren Kollegen und Freunden. Alle seien extrem glücklich und dankbar für das Engagement der Heiler. Es habe viel gebracht. Der Einsatz der Heiler genieße große Wertschätzung in der Bevölkerung, bei den Menschen Pondicherrys. Sie hoffen, dass die Heiler zurückkommen. Dieser Akt der Nächstenliebe habe die Leute sehr berührt und auch inspiriert.

Sukshma bestätigt meine Vermutung, dass in Pondicherry trotz einer Viertelmillion Einwohner jeder jeden kenne. Alle seien hier gut vernetzt, erklärt sie mir. Dabei spielt die große Ashram-Gemeinde eine zentrale Rolle. Etwa 2000 Menschen leben im Ashram oder arbeiten für die Gemeinde, unentgeltlich, versteht sich. Eine selbstlose Haltung. Gerade deshalb, sagt sie, berühre sie das Wirken der Heiler. Es entspreche dem Ideal des Ashrams. Helfen ohne Gegenleistung. Für eine bessere Welt. Wir greifen im Dialog auch die großen kulturellen Unterschiede auf.

Hier kommen viele verschiedene Nationalitäten zusammen, verschiedene Religionen, Menschen mit unterschiedlichen

Hintergründen, trotzdem laufen das Zusammenleben und das gemeinsame Wirken reibungslos. Sukshma möchte von mir wissen, wie ich mich persönlich fühle, hier in Indien, in Pondicherry, als Europäer in einer fremden Umgebung. Sie kann sich vorstellen, dass vieles hier ungewohnt sein müsse für mich als deutschen Journalisten.

Ich stimme zu, dass die kulturellen Unterschiede immens groß seien und berichte ihr, dass ich Europa bislang noch nie verlassen hätte. Dass alles neu und fremd für mich sei. Andererseits entspricht mein Aufenthalt hier auch sehr meinen Erwartungen, wenngleich ein aufregender Reiz darin besteht, ein Land zu sehen, dass man bisher nur aus Fotos, Filmen, Büchern und Berichten kannte. Ich erzähle ihr von den wundervollen Begegnungen, die ich hier hatte. Indien ist großartig.

Endlich kann ich die Frage stellen, die mich seit dem ersten Tag des Camps beschäftigt. Wie konnte es sein, dass so viele Menschen gekommen sind? Immerhin sind wir Fremde, die eine Heilmethode praktizieren, die ihren Ursprung in der indischen Philosophie hat.

Sukshma entgegnet mir, dass die selbstlose Geste, hierherzukommen und helfen zu wollen, großen Eindruck bei den Leuten gemacht habe. Diese Haltung genieße allergrößten Respekt. Zudem zweifeln hier viele an der klassischen Schulmedizin und suchen nach Alternativen. Heiler haben ohnehin einen hohen Stellenwert in der indischen Gesellschaft.

Dann erfahre ich noch etwas über die besondere Art der Kindererziehung und des Unterrichts in diesem Ashram. Im Kindergarten wird bereits unterrichtet, jedoch ohne festes Curriculum. Es gibt keinen festen Plan, die Lehrer sind freier in ihrer Gestaltung und können auf die individuellen Bedürfnisse der Schüler eingehen. Sie richten sich dabei nach den Werken und der Philosophie von Sri Aurobindo. Gebannt höre ich ihr zu. Sie liebt, was sie macht und lebt, was sie tut, ist authentisch in ihrer Ausstrahlung. Von ihr geht eine besondere Wärme aus.

Die Menschen hier sind wirklich sehr spirituell, denken nicht in festgefahrenen Mustern und unterscheiden sich darin fundamental von unseren westlichen Denkmustern und Lebenskonzepten. Gespräche wie diese empfinde ich als enorm lehrreich. So vergeht der Nachmittag wie im Flug.

Wieder haben unsere Heiler einen Tag voller Heilsitzungen hinter sich gebracht und dürfen sich mal mehr, mal weniger begeistert dem Interview und der Kamera stellen. Gut, dass es Thomas Krack gibt, er hat wie immer Spannendes zu erzählen.

In den letzten Tagen hatte er bereits einen neunjährigen Jungen mit schwerem Asthma auf der Liege. Heute kam dessen Mutter persönlich vorbei, um den Heilern von der Besserung zu berichten, die sich seit der Heilsitzung eingestellt hat. So konnte er die letzten zwei Nächte durchschlafen, dies war schon lange nicht mehr möglich gewesen, da er nur sehr schlecht Luft bekommen hatte.

Heute erwischen wir sogar den Steuerberater Werner aus meiner Heimat. Seine Highlights sind jeden Tag aufs Neue die strahlenden Gesichter und leuchtenden Augen der Esperenten nach der Heilsitzung. Er selbst beschreibt die Heilarbeit als einen persönlichen Schritt nach vorn, weil er sieht, dass die Heilsitzungen wirklich etwas bewirken. Auroville hat in ihm eine Stärkung von innen heraus bewirkt, ein Gefühl der Ruhe und des Friedens. Das unterschreibe ich. Dennoch kann ich es nach wie vor nicht fassen, dass ein Steuerberater leidenschaftlicher Heiler ist. Auch wenn ich nie der Mensch war, der andere in Schubladen packte; spätestens seit ich Werner kenne, sind Stereotype für mich irreversibel hinfällig.

Heute sind die Heiler besonders gesprächig, scheint mir. Die nächste Kandidatin steht bereits in den Startlöchern: Eine quirlige Oldenburgerin, die ich bisher als besonders liebenswürdige Gesprächspartnerin erlebte. Wo immer sie auftaucht, stellt sich gute Laune ein. Manche Menschen strahlen das einfach aus. Auroville hat sie heute besonders bewegt, sie spürt die Energie immer noch.

Das zeigte sich auch auf der Liege, sie begegnet ihren Klienten mit großer Empathie, und das kommt sehr gut an. Als Nächstes erweisen uns Christine-Maria und Andrea die Ehre. Beide sprechen von magischen Momenten, sowohl in Auroville als auch auf der Liege. Der Friedensbaum hat Eindruck hinterlassen. Ebenso das plätschernde Wasser unter dem Matrimandir. Das erging sogar mir so, dem Rationalisten. Eine sehr außergewöhnliche Erfahrung.

Eine wundersame Heilgeschichte berichtet Mena aus Washington. Einer ihrer Esperenten konnte bei der Ankunft im Auditorium kaum laufen. Nach der Heilsitzung war er derart euphorisch, dass er sogar aufgesprungen ist. Das ist wirklich unvorstellbar. Gebannt lausche ich den Heilgeschichten, einer nach der anderen. Es ist unglaublich, was die Heiler ohne Grenzen hier leisten. Alle Heilerfolge sind messbar, was nun mal für eine medizinische Studie nach westlichen Maßstäben die Grundvoraussetzung ist. Es ist für mich so surreal und zugleich so wundervoll.

Nächster im Bunde ist Gerhard. In der gewohnt lockeren, humorvollen Art berichtet er von seinen spirituellen Erlebnissen in Auroville. Das hat Eindruck hinterlassen, das habe ich ihm schon bei der Rückfahrt angemerkt. Heute hatte er erneut einen Asthmatiker auf der Liege. Anscheinend gibt es einige davon hier in Pondicherry. Aber das ist nur eine Vermutung, die auf den Berichten der Heiler basiert. Was ich mit Sicherheit sagen kann, ich beobachte, dass amazinGRACE besonders wirksam bei Atemwegserkrankungen scheint.

Gerhard betont, dass es nicht nur um die Heilung der Krankheit oder der Schmerzen geht. Es sind die strahlenden Menschen und in ihnen die neu erweckten Lebensgeister, die man ihnen ansieht. Der Heilerfolg geht weit über die ursprünglichen Symptome hinaus. Er ermöglicht ein neues Lebensgefühl. Auch das kann ich bestätigen. Dabei muss ich sofort an Binas tanzenden Vater denken, das Erlebnis, das mich gleich am ersten Tag des Camps sehr berührt hat. Es gibt nur ein

Wort dafür: unglaublich. Mit Sicherheit werde ich noch Wochen brauchen, um dies alles zu verarbeiten.

Das finale Interview findet auch an diesem Tag mit Neti statt. Ich berichte ihr von dem höchst spannenden Interview mit ihrer Mutter Zita, nicht ohne die Gelegenheit als Überleitung zu meiner ersten Frage zu nutzen: »Sie hat mir anschaulich geschildert, welche Rolle Indien in ihrem Leben gespielt hat. Welche Rolle hat deine Mutter bei dem hier gespielt, dem Geistigen Heilen, Heiler Camp in Indien und SAN ESPRIT?«

Neti grinst: »Sehr gute Frage! Nach meinem Autounfall hatte ich eine schwere Rückenmarksverletzung und es ging mir wirklich schlecht. Niemand konnte mir helfen und meine Mutter hat mich dann sehr engagiert dazu gedrängt, Geistiges Heilen auszuprobieren«, erinnert sie sich zurück.

»Klingt, als wärst du davor nicht wirklich spirituell veranlagt gewesen?«, bemerke ich.

Sie überlegt kurz, dann antwortet die heute so erfolgreiche Heilerin:

»Das kommt ganz darauf an, was du unter ›spirituell veranlagt‹ verstehst. Dadurch, dass ich in Indien viele Berührungspunkte mit Menschen hatte, die den spirituellen Weg gegangen sind, ist mir die Weltfremdheit, die bei vielen augenscheinlich vorherrscht, auf den Senkel gegangen. Leichtgläubigkeit, Blauäugigkeit und ein Hang zum Aberglauben sind alles Charakterzüge und Geisteshaltungen, die mir zutiefst widerstreben, und natürlich ist das Heilen in einer solchen Szene in aller Munde. Theoretisch stimmt das auch alles, was die Leute so erzählen. Aber wenn das alles nur Theorie und Glaube bleibt, hat es für mich keinen tatsächlich greifbaren Wert. Das ist dann nicht viel mehr als eine schöne Fantasie. Ich habe damals keinen Heiler getroffen, den ich ernst nehmen konnte.«

Offene Worte von Deutschlands erfolgreichster Botschafterin für das energetische Heilen. Tatsächlich habe ich sie von Anfang an genau so eingeschätzt. Die Initiatorin dieses Camps ist alles andere als verträumt oder weltfremd.

»Also haben dich deine Erfahrungen in Indien eher skeptisch gemacht?«, möchte ich wissen.

»Ja!«, antwortet sie. »Damals war Reiki in aller Munde, und alle konnten das angeblich. Ich persönlich habe damit nie irgendwelche greifbaren, positiven Erfahrungen gemacht. Der Hype ging mir nur irgendwann auf die Nerven.«

Erneut offene Worte. Das schätze ich. Als Journalist hat man oft das Gefühl, die Leute erzählen einem die Version, die sie lesen möchten. Da sind so direkte Gesprächspartner wie Neti überaus erfrischend.

Mal sehen, was sie noch so preisgibt: »Also bist du eher weniger spirituell inspiriert aus Indien zurückgekommen?«

»So könnte man das vielleicht sogar sehen. Meine Mutter ist da ganz anders. Sie war von dem Mystischen schon immer angezogen. Ich persönlich hatte meinen Wendepunkt dann mit dem Unfall.«

Jetzt will ich es wissen: »Wie war das in deiner Kindheit, im Besonderen im Bezug auf deine Eltern?«

»Ich kann mich erinnern, dass meine Mutter sehr für Erich von Däniken geschwärmt hat. Aber das ist auch schon alles, an das ich mich erinnere. Mir ist ihre spirituelle Seite nicht wirklich aufgefallen. Sie war einfach, wie sie ist, das war schon immer so. Ob man das heute als spirituell bezeichnet oder nicht, ist völlig egal, weil du als Kind keine Schubladen und Widersprüche in dir hast wie spirituell, nicht spirituell, abgehoben, bodenständig, religiös, atheistisch etc.«

Ich stimme ihr zu und bitte sie weitererzählen.

»Ich bin komplett atheistisch erzogen worden. Für diese atheistische Erziehung bin ich total dankbar. Dazu fällt mir eine lustige kleine Anekdote ein. Als ich in der ersten oder zweiten Klasse war, hat mich eine Schulfreundin zuhause abgeholt, um gemeinsam zur Schule zu gehen. Auf dem Weg sind wir dann an der katholischen Kirche vorbeigekommen. Da hat sie mich gefragt, ob ich denn katholisch sei. Ich musste sie zunächst fragen, was das bedeute. Ihre Erklärung war, in die Kirche zu gehen und zu beichten. Auch diesen Begriff – beichten – musste sie mir erst erklären. Wenn du sündigst, hat sie gesagt, gehst du in die Kirche und beichtest, und dann werden dir deine Sünden vergeben. Aber auch das Konzept der Sünde und Vergebung musste der kleinen Neti erst erklärt werden, ich wusste davon gar nichts. Wieder gab sie ihr Bestes, meine religiöse Unwissenheit auszuräumen. Sündigen ist, wenn du etwas Böses tust. Nach all den Erklärungen entgegnete ich, dass ich nicht glaube katholisch zu sein. Daraufhin hat meine Klassenkameradin die Vermutung geäußert, ich würde wohl auch nicht in die Kirche gehen. Das habe ich ihr bestätigt. Es war das letzte Mal, dass sie mich abgeholt hat.«

Kindheitsanekdoten einer Heilerin. Doch zurück nach Indien: »Deine Mutter hat mir von der Rolle der Meister und der Ashrams in ihrem Leben berichtet. Dein Indien-Besuch hat dich skeptisch gemacht.

Aber du warst doch auch im Ashram. Wie passt das zusammen?«

»Ich würde nicht sagen, dass mich der Besuch im Ashram skeptisch gemacht hat. Er hat mich auf den Boden der Tatsachen zurückgeholt. Wichtig war die vollständige Abwesenheit medialen Einflusses. Du siehst keine Frauenmagazine, Männermagazine, keine Menschen, die tausendmal schöner dargestellt sind als man selbst je sein könnte, und so trainierst du auch keine Minderwertigkeitskomplexe im Vergleich. Du siehst auch keine Statussymbole, die du anstreben sollst, um gesellschaftlich anerkannt zu sein, und bist auch frei von angsterzeugenden Nachrichten. Das offeriert die Gelegenheit, sich von diversen Traumata, Konventionen, Prägungen und Mustern zu befreien. So gesehen habe ich im Ashram nichts gewonnen, aber ich habe viel von meinem Ballast abgeworfen. Mein Leben und meine gesamte Existenz sind dadurch sehr viel leichter geworden. Du hast das Thema der Rolle der Meister angesprochen. Nun, Meister sind Pfadfinder, Wegbereiter und Leuchttürme. Und für mich persönlich ist es essenziell, einen Menschen und damit einen Vertreter der Menschheit als Ideal zu sehen und dem nachzustreben. Dies motiviert mich jeden Tag aufs Neue, die allerbeste Ausgabe meiner selbst zu werden.«

Nach einer kurzen Chai-Masala-Pause fahren ich mit unserem Interview fort: »Ich habe von dir erfahren, dass du die vedischen Schriften studiert hast. Kannst du mir dazu mehr erzählen?«

»Die Veden sind sogenannte Heilige Schriften«, beginnt Annette ihre Erläuterung, »sie sind von Gelehrten in Sanskrit verfasst und stellen eine umfangreiche Schriftensammlung dar. Dabei gibt es ganz verschiedene Veden. Ayurveda ist eine davon, das dürfte dir eventuell bekannt sein. Der Begriff Veda ließe sich wohl am besten mit ›Wissenschaft‹ übersetzen. Ein weiteres Beispiel ist Gandharaveda, die Musikwissenschaft. Dennoch unterscheiden sie sich stark von unserer heutigen Vorstellung von Wissenschaften, da sie in Versform, sogenannten Sutren verfasst sind. Sie sind so umfangreich, dass ein einziger Mensch die Zeit seines gesamten Lebens aufwenden müsste, um diesen umfangreichen Schriftenschatz zu studieren und zu analysieren.«

Ganz gebannt lausche ich ihren Worten und versuche mit meinen Notizen Schritt zu halten, während sie in die Tiefe geht: »Ich selbst habe mich intensiv dem Kaschmirischen Shivaismus gewidmet, besser bekannt als *cashmir shivaism*. Der Kaschmirische Shivaismus führt in den verschiedensten

Variationen die Philosophie aus, dass wenn Gott, was immer wir jeweils auch darunter verstehen, Ursprung aller Schöpfung ist, zwangsläufig die gesamte Schöpfung ein göttlicher Ausdruck sein muss. Die andere Strömung der Veden, genau der Advaita Veda, besagt, dass unsere Schöpfung – wie wir sie in der Regel wahrnehmen – eine Illusion ist. Da wir sie allein durch unsere grobstofflichen Sinne erfassen und interpretieren, wird alles zur Täuschung, zu ›Maya‹. Diese intellektuelle Form des Yoga geht den Weg zur Erleuchtung durch das Hinterfragen der eigenen Wahrnehmung. Mithilfe der Analysetechnik »*Neti-Neti*« (nicht dies, nicht jenes), soll ›Maya‹ durchschaut und die dahinter liegende Wirklichkeit (Gottes) erkannt werden. – Darauf bezieht sich übrigens mein spiritueller Name Neti. Ich kann mich gut damit identifizieren, denn ich habe eine sehr kritische und hinterfragende Ader.«

»Das ist also keine Verniedlichung von deinem richtigen Namen Annette?«, stelle ich fest.

»Stimmt, es klingt sehr ähnlich und die meisten Leute denken das zuerst,« bestätigt sie mir und fährt fort: »*Neti-Neti*, die Veden erklären das so wie: Ich sehe ein Buch und mein Verstand sagt ›Buch‹. Dann gehe ich aber tiefer mithilfe des Verstandes und sage: ›Nein, das ist zusammengefasstes Papier. Auf dem stehen Worte. Aber halt, das ist nur oberflächlich gesehen so, weil das Papier aus Holz geschaffen wurde, mit Druckerschwärze darauf. Aber ist es das wirklich?‹ Und so geht es immer weiter.«

»Das ist eine gute Metapher, veranschaulicht im erweiterten Kontext der Quantenmechanik: Molekül, Atom, subatomares

Teilchen, und was danach kommt, ist Gegenstand der modernen physikalischen Forschung«, antworte ich, erleichtert darüber, angesichts des hohem intellektuellen Levels von Netis Ausführungen mein Unwissen nicht entblößt zu haben.

Neti schaut mich an und antwortet: »Siehst du, Max, genau das steht in den Veden. Du kannst alles auch in den Kontext der Quantenphysik setzen. Nur dass die Ansätze Jahrtausende älter sind als jeder Teilchenbeschleuniger oder Physiknobelpreisträger.«

Wieder einmal bin ich völlig überwältigt. Das muss ich erst einmal auf mich wirken lassen. Zum Glück kommt genau in diesem Moment Bina, die Neti kurz einen Freund der Familie vorstellen möchte.

Ich nutze den Moment, um mich zu sammeln. Dann suche ich meine Notizen von heute Nachmittag heraus und bereite mich auf die nächsten Fragen vor. Als sie nach ca. 15 Minuten zurückkommt, warte ich bereits.

»Na, Max – was kommt jetzt?«, fragt sie lächelnd.

Mit meiner nächsten Frage lasse ich angesichts dieser Eröffnung nicht lange auf mich warten: »Deine Mutter sprach heute mit mir über Karma. Auf die Frage nach der Bedeutung des Wortes entgegnete sie mir, am Ende des Lebens werden die vielen Leben, die man gelebt hat, ausgeglichen. Wir sterben nie wirklich, versicherte sie mir. Alles, was Körper ist, werde wieder zu Erde. Damit hat sie Recht, auch unabhängig von religiösen Überzeugungen. Aus toter Asche entsteht immer wieder neues Leben. Du referierst in Kursen und auf Vorträgen über die Bedeutung von ›Karma‹. Was verstehst du unter diesem Wort, das wir alle kennen, aber vielleicht nicht ausreichend in seinem Ursprung verstehen?«

»Da hat aber jemand die Pause eben genutzt, um einen oben draufzulegen?«, scherzt sie und fährt dann mit der Antwort fort, »ich frage in Seminaren immer, was sich denn der Einzelne unter dem Begriff ›Karma‹ vorstellt. Der ein oder andere kennt dann manchmal sogar die direkte Bedeutung, aber den meisten wird klar, dass sie nur eine sehr nebulöse Definition replizieren können, denn was wir im Allgemeinen unter Karma verstehen, ist schwammig. Die einen sagen Schicksal, die anderen bezeichnen es als Schuld und, dann gibt es wieder viele, die sagen etwas Mitgebrachtes, etwas, das meine Aufgabe in diesem Leben ist oder was es auszugleichen gilt. Analysiert man die Antworten, lässt sich feststellen, dass alle recht haben. Es sind alles Unterkategorien der gleichen Bedeutung. Dabei hat Karma eine ganz simple Übersetzung aus dem Sanskrit, und die ist ›Tat‹ oder ›Handlung!‹«

»Wirklich, so einfach ist das?«, äußere ich überrascht.

»Ja und nein!« Sie holt tief Luft und referiert: »Ja, denn es ist die die direkte Übersetzung, und nein, weil dieser Begriff gleichzeitig auch Ursache und Wirkung meint, da jede Tat eine Wirkung hat, und zeitgleich eine Ursache. Ich denke, das reicht in dem Kontext zunächst, sonst sitzen wir hier bis morgen. Aber du solltest verstehen, dass diese unglaublichen Heilerfolge, die du hier siehst, eine Auflösung des Karmas sind, also der Ursache und damit zeitgleich der Wirkung. Und da sind wir dann wieder bei einer hohen göttlichen Gabe, dass der Mensch bewirken kann, was im Prinzip eigentlich nicht möglich ist. Hier wird das Unmögliche möglich gemacht.«

Gut, dann das nächste Thema: »Deine Mutter hat mir von ihrem Buch erzählt. Das hört sich sehr spannend an«, werfe ich in den Raum.

»Meine Mutter ist Dozentin an der ÉCOLE SAN ESPRIT und bei den Schülern überaus beliebt. Im Gegensatz zu mir beleuchtet sie die Hintergrund-Philosophien und erzählt aus ihrer persönlichen Erfahrung. Das sind natürlich unglaubliche Abenteuergeschichten, sie teilt mit den Schülern ihr fundiertes Wissen, aber auch ihre spannenden Erfahrungen. Da verwundert es wohl kaum, dass sie nicht selten bis spät nach Mitternacht mit den Schülern zusammensitzt und in Erinnerungen schwelgt. Ihre Anekdoten stoßen wirklich auf großes Interesse. Deshalb habe ich sie gebeten, all diese Dinge aufzuschreiben. Mir geht es dabei vorwiegend um die Philosophie, und sie hat deshalb begonnen, ihr Leben schriftlich festzuhalten.

Das ist total spannend, denn sie ist mit ihren über 90 Jahren eine der wenigen Zeitzeuginnen, die noch bei völlig klarem Verstand sind und anschaulich berichten können.«

»Ja, das kann sie. Schon nach wenigen Minuten zog sie mich heute Nachmittag mit ihren Erzählungen in ihrem Bann, ich habe Lust darauf, mehr darüber zu erfahren, erzähle ein wenig über den Inhalt«, bitte ich sie.

»Sehr gerne«, willigt sie ein, meine Mutter erzählt vom Aufstieg des Dritten Reichs, vom Krieg, von der Nacht, in der ihre Heimat Frankfurt bombardiert wurde. Dabei hatte sie so viele unfassbare Erlebnisse. Ein Blindgänger hat ihr damals das Leben gerettet.

Sie beschreibt, wie sie kurze Zeit nach dem Einschlag die Bombe streichelte und sich bedankte, dass ihr nichts passiert ist, und dabei keinerlei Angst empfand, während sie aus den Trümmerhaufen herauskletterte und realisierte, dass kein Stein mehr auf dem anderen stand, weil alles zerbombt war. Sie beschreibt auch, was die Bevölkerung gegenüber Hitler empfunden hat und wie schockierend es war, im Nachhinein die Wahrheit zu erfahren. Das Buch spielt, wie auch ihr Leben, an vielen verschiedenen Orten. So auch im Indien der 70er-Jahre. Dort hat sie einiges erlebt.«

Ich freue mich schon sehr darauf, dieses Buch zu lesen. Es wird sich sehr gut in meinem Regal signierter Exemplare machen. Ich sammle die Werke von Autoren, die ich persönlich kenne. Auch die Bücher von Annette Müller und Annette Bokpe stehen dort bereits.

Abschließend möchte ich mit Neti noch auf das Camp eingehen:

»Ich habe heute mit einer Lehrerin aus dem Ashram gesprochen. Sie hat mir bestätigt, dass die Aktion hier sehr gut ankommt und es viel Anerkennung für die Heiler gibt. Du hast das alles initiiert, ohne dich gäbe es das Camp nicht. Ich habe regelrecht mitgefiebert. Bis zuletzt hattest du schlaflose

Nächte und wusstest nicht, ob es ein Desaster wird. Jetzt zeigt sich, dein Vorhaben ist ein voller Erfolg. Und das auf so vielen Ebenen. Wie fühlst du dich?«

»Ich bin total happy und am liebsten würde ich jetzt sagen, ich habe damit gerechnet. Aber wie du weißt, ist dem nicht so. Ich habe mir große Sorgen gemacht, hatte Angst, was wohl passiert, wenn niemand kommt. Nicht wegen mir, sondern wegen den 33 Heilern und der ganzen Entourage. Aber es hat geklappt! An dieser Stelle möchte ich deshalb mit einem Zitat von Walt Disney auf deine Frage antworten: Es macht einfach Spaß, das Unmögliche möglich zu machen.«

Eine wunderbare Zusammenfassung und gute Antwort. »Und was bedeutet das alles für SAN ESPRIT?«

Jetzt überlegt sie kurz. »Ich werde mir ansehen, was sich daraus wieder alles ergeben wird. Zwischenzeitlich hatte ich hier beim Camp das Gefühl, als hätte sich ein ganz wundervolles, unsichtbar neuronales Netzwerk gebildet, das sich gegenseitig unterstützt und nährt, von der Freude, dem Spaß, dem Staunen und vor allem gespeist von den Wundern. Genau daraus zieht es seine Kraft, wächst und trägt Früchte. Es ist ein unbeschreibliches Wir-Gefühl entstanden.«

»Und was bedeutet dir die Liebe und Anerkennung der Menschen?«, hake ich nach.

Sie horcht in sich hinein: »Für mich resultiert daraus einmal mehr die Bestätigung, auf dem richtigen Weg zu sein, und es ist auch immer wieder mehr als ein Geschenk. Wenn ich zehn Jahre zurückdenke und genau diese Vision für 2018 mitgeteilt hätte, und alles andere was wir bis heute erreicht haben, dann hätte mir wahrscheinlich jeder den Vogel gezeigt. Und obwohl ich keine klaren Zielvorgaben hatte, konnten wir all das realisieren, und es gibt Tausende von Menschen auf der ganzen Welt, die unsere Vision teilen. Das spornt mich jeden Tag aufs Neue an weiterzumachen. Leider sind wir nun nur noch zwei Tage hier, die Zeit vergeht wie im Flug. Indien bietet ein komplett anderes Umfeld, unser Erleben und Wirken wird so manches Leben tiefgreifend verändern.«

Wie bereits gesagt. Sie ist eine wahre Idealistin. Und nicht nur sie.

»Zumindest das Leben aller Mitreisenden sowie der Esperenten hast du tiefgreifend verändert, das kann ich dir an dieser Stelle versichern. Und auch das meinige.«

Sie grinst: »Wer hätte das gedacht!«

Nachdem die Interviews geführt sind und sich das Camp für heute allmählich auflöst, gehe ich mit einigen der Heiler an den Strand. Inzwischen sind alle recht erledigt, es waren doch so ereignisreiche Tage gewesen.

Da kommt die ausgezeichnete Idee auf, den Sonnenuntergang ›im‹ Ozean zu bewundern. Einfach bildgewaltig, ein Gefühl, das sich nur schwer in Worte fassen lässt. So wie vieles hier. Was könnte diesen Moment noch toppen? Richtig, eine frische Kokosnuss. Zum Glück gibt es die wenige Meter weiter an einem Stand, der höchstwahrscheinlich Tag und Nacht offen

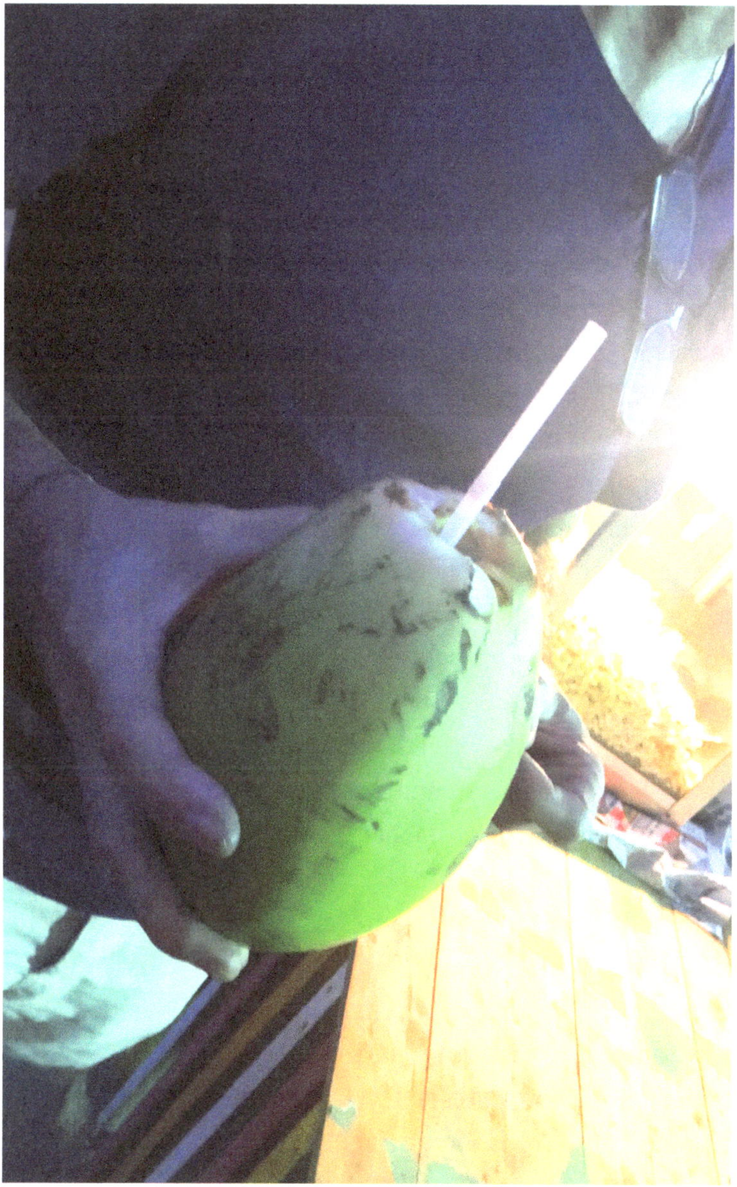

hat. Meine erste frische Kokosnuss. Das lasse ich mir nicht entgehen.

Nach dem ersten Schluck bin ich als unwissender Mitteleuropäer erst einmal völlig überrascht. Ich hatte jetzt einen Geschmack wie von Bounty, dem bekannten Kokosriegel, erwartet. Oder wie dem von Kokosöl, mit dem ich zu Hause alles anbrate. Aber es schmeckt komplett anders, köstlich frisch und sehr lecker. Doch das sollte an diesem Abend nicht die einzige kulinarische Überraschung bleiben. Als wir noch in einem Restaurant zum Abendessen einkehren, fällt mir auf der Speisekarte die Kategorie ›Beef‹ auf. Zugegeben, der Englischunterricht ist jetzt schon ein Weilchen her und das Wort ist mir bisher in Indien noch nicht begegnet. Was wahrscheinlich, so vermute ich, daran liegt, das es für Rindfleisch steht. Ich dachte, Rinder und Kühe seien in Indien heilig?

Der Sache gehe ich auf den Grund. Als der freundliche Ober unsere Bestellung aufnimmt, spreche ich ihn auf das angebotene Rindfleisch an. »Ich dachte, dass darf man bei Ihnen nicht essen?«

Er entgegnet mir, dass das nur im Norden Indiens so streng gehandhabt werde. Hier im Süden sei das völlig in Ordnung. Ich traue dem Braten noch nicht so recht. Wortwörtlich. Ob er selbst auch Rind esse, frage ich ihn.

»Natürlich«, antwortet er. Das hätte ich nicht gedacht. Zu den wenigen Dingen, die ich über Indien zu wissen glaubte, gehörte eben dieser Fakt. Wieder was gelernt. Ein toller Tag!

Trotzdem wähle ich statt Beef mein geliebtes Butter Chicken Masala.

Zurück im Hotel gibt es wie jede Nacht einen doppelten Espresso und einen Cappuccino. Hellwach sitze ich vor meinem Laptop und reflektiere das Erlebte des Tages. Heute ist wirklich viel passiert. Auroville, Matrimandir, die Erlebnisse mit Zita und Sukshma, so viele Eindrücke. Herrlich. So gefällt mir das. Von mir aus könnte das jetzt die nächsten Wochen so weitergehen. Vorerst möchte ich gar nicht mehr weg.

Da fällt mir ein: Es sind nur noch zwei Tage hier in Pondicherry. Augenblicklich verdränge ich diesen Gedanken. Es ist so wundervoll hier.

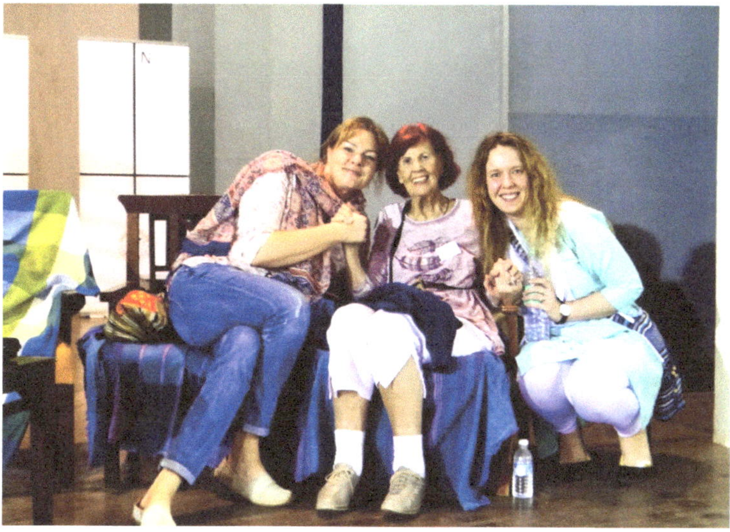

Kathrin, Zita und Angi auf der Bühne

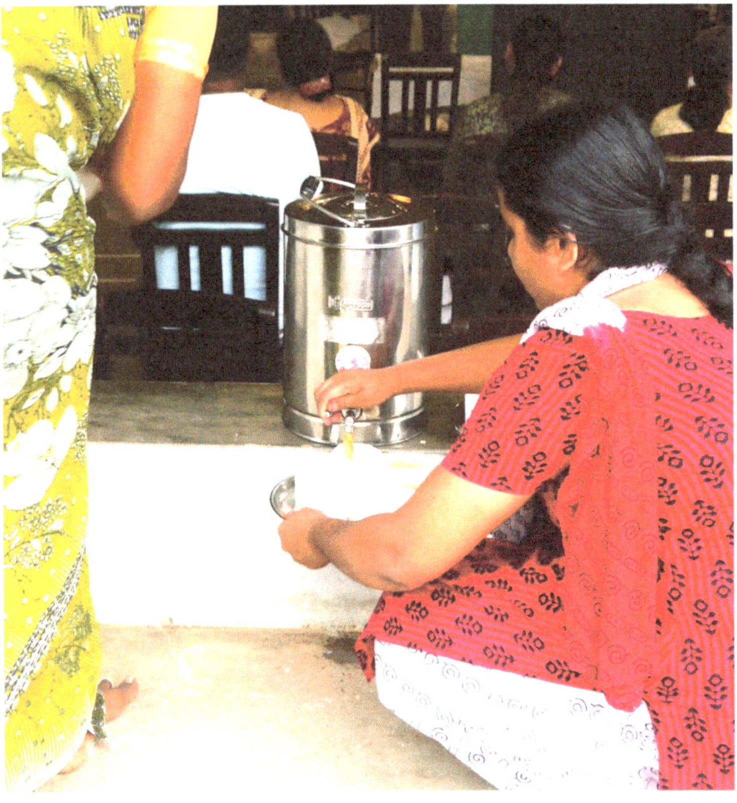

Mittwoch, 10. Januar:
Ein Franzose will mehr

Ein neuer Tag bricht an. Wieder scheint die Sonne und wieder fällt das Aufstehen leichter denn je. Würde ich hier leben, könnte ich ohne Probleme jeden Tag um 5 Uhr aufstehen. Gut gelaunt stelle ich mich unter die Natursteindusche des Bungalows. Fast ist mir zum Singen zumute. Trotzdem verzichte ich darauf, meine Nachbarn derart unsanft zu wecken. Auch sie haben das Recht auf einen angenehmen Start in den Tag. Es beginnt die liebgewonnene morgendliche Routine. Frühstücken mit meinen Heilern ist schon etwas besonders Schönes. Zu Hause gibt es eine Schüssel Bran Flakes mit Mandelmilch, dazu einen Kaffee – und schon sitze ich vorm PC und bringe mich in Sachen Weltgeschehen – welches oft bedenklich ist – auf den neuesten Stand.

Hier habe ich die meiste Zeit nicht einmal eine Internetverbindung und brauche sie, abgesehen vom Schreiben einiger Mails auch nicht. Stattdessen frühstücke ich in bester Gesellschaft, und jeden Morgen gibt es etwas zu lachen. Wären da nicht die vielen Kalorien, die sich Tag für Tag um die Hüften herum bemerkbar machten, könnte das ewig so weitergehen. Aber es ist mehr als das. Diese positive Stimmung, das Herzliche. Das wird mir in der Heimat wirklich fehlen.

Nach dem Frühstück begebe ich mich auch an diesem Morgen ins Auditorium. Wieder beobachte ich das Treiben an den Heilstationen vor mir. Es folgt Heilerfolg auf Heilerfolg. Wie immer wird alles fein säuberlich im Studienbuch dokumentiert, vermessen und Vorher-Nachher-Bilder gemacht. Auf mich wirkt alles so perfekt eingespielt, als hätten die 33 Heiler nie etwas anderes getan. Wie immer wuselt der Filmer mit seiner Kamera von Heilstation zu Heilstation, auf der Suche nach neuen Heilerfolgen für die Filmdokumentation.

Ich schaue beim Organisationsteam vorbei. Die meisten werden inzwischen nicht mehr aktiv bei der ›Anmeldung‹ gebraucht und haben sich auf zusätzliche Heilstationen verteilt, um die wartenden Menschen zu heilen.

Ich komme mit Isabella Hayder ins Gespräch, sie ist die Freundin des Filmers. Sie wolle demnächst starten, um Besorgungen für sich und die anderen zu tätigen. Als Gentleman biete ich sofort meine Unterstützung an. Ein Abstecher in die Innenstadt ist immer eine schöne Abwechslung. Wer weiß, wen ich dieses Mal kennenlerne? Gesagt, getan. Noch schnell einen Stadtplan besorgen und ab geht es. Mit dem Tuktuk? Nein, zu Fuß entdeckt sich die Stadt viel besser. Ob das tatsächlich so eine gute Idee ist?

Schnell zeigt sich, dass die Strecken auf dem Plan nicht exakt dargestellt sind. So dauert es nicht lange, bis wir uns mehr oder weniger verlaufen. Aber die Richtung stimmt wenigstens! Jedenfalls so einigermaßen. Außerdem gibt es noch viel zu sehen. Sofort fallen die vielen ›Hakenkreuze‹ über vielen Hauseingängen auf. Natürlich wird darin nur ein unwissender Europäer ein Hakenkreuz erkennen. Im Hinduismus, Jainismus sowie Buddhismus stellt das Zeichen das über 10.000 Jahre alte Swastika-Symbol dar. Swastika ist ein Begriff aus dem Sanskrit und bedeutet so viel wie Glücksbringer.

Obwohl mir dieser Sachverhalt noch aus dem Geschichtsunterricht der siebten Klasse vertraut ist, empfinde ich es doch irritierend, das in jüngerer Zeitgeschichte derart unheilbringende Symbol mitten im Alltagsbetrieb einer quirligen indischen Stadt allerorten anzutreffen. Daher vermeide ich es bewusst, ein Bild zu zeigen. Die Abbildung des Hakenkreuzes, eine Adaption der Swastika, ist in Deutschland nach § 86 StGB verboten, abgesehen von staatsbürgerlicher Aufklärung. So weit möchte ich diesen Exkurs jedoch nicht ausführen.

Was mir immer wieder auffällt: die großen Unterschiede. Indien, ein Land der Extreme. Hier steht eine Wellblechhütte neben einem Prachtbau.

Nirgendwo anders in der Welt sollen die Extreme größer sein. Meine Erfahrungen bestätigen, was ich über den Subkontinent gelesen habe. In Erinnerung geblieben ist mir ein Artikel über einen indischen Milliardär. Mukesh Ambani, der CEO der Petrochemie-Firma Reliance Industries mit einem geschätzten Vermögen von etwa 40 Milliarden Dollar, ließ in Mumbai nur wenige Kilometer von den Slums entfernt ein 170 Meter hohes Wohngebäude errichten. Während die meisten Menschen in den Slums um die zehn Quadratmeter pro Großfamilie zum Leben haben, im Idealfall, verfügt Ambanis privates Hochhaus über 37.000 Quadratmeter Wohnfläche und verfügt damit, nebenbei bemerkt, über mehr Fläche als das Schloss Versailles. Da wundert es kaum, dass zum Hofstaat des Milliardärs 600 Hausbedienstete gehören. Immerhin gibt es dort ausreichend Arbeit.

Vier Etagen nehmen allein die hängenden Gärten ein, und sechs Etagen benötigt Ambanis Pkw-Sammlung mit 168 Stellplätzen. Die müssen natürlich auch in Schuss gehalten werden. Von der obersten Etage aus hat Ambani einen erstklassigen Blick auf die heruntergekommenen Slums der Stadt. Ganz so extrem verhält es sich in Pondicherry allerdings nicht. Aber diese Story zeigt die Einstellung mancher Superreichen zur unmittelbaren Armut deutlich auf. Wir Deutschen thematisieren bereits die mangelnde Chancengleichheit im Bildungssystem. Zu Recht, natürlich. Doch umso krasser fällt der Vergleich mit den Verhältnissen hier aus. Auch das ist Indien.

Je näher Isabella und ich der belebten Hauptstraße kommen, desto unerträglicher wird die wilde Variation beißender Gerüche. ›overwhelming‹, dieser englische Begriff trifft den Nagel auf den Kopf. Das deutsche Pendant hingegen, überwältigend, ist nicht ganz zutreffend, beschreibt es viel zu positiv.

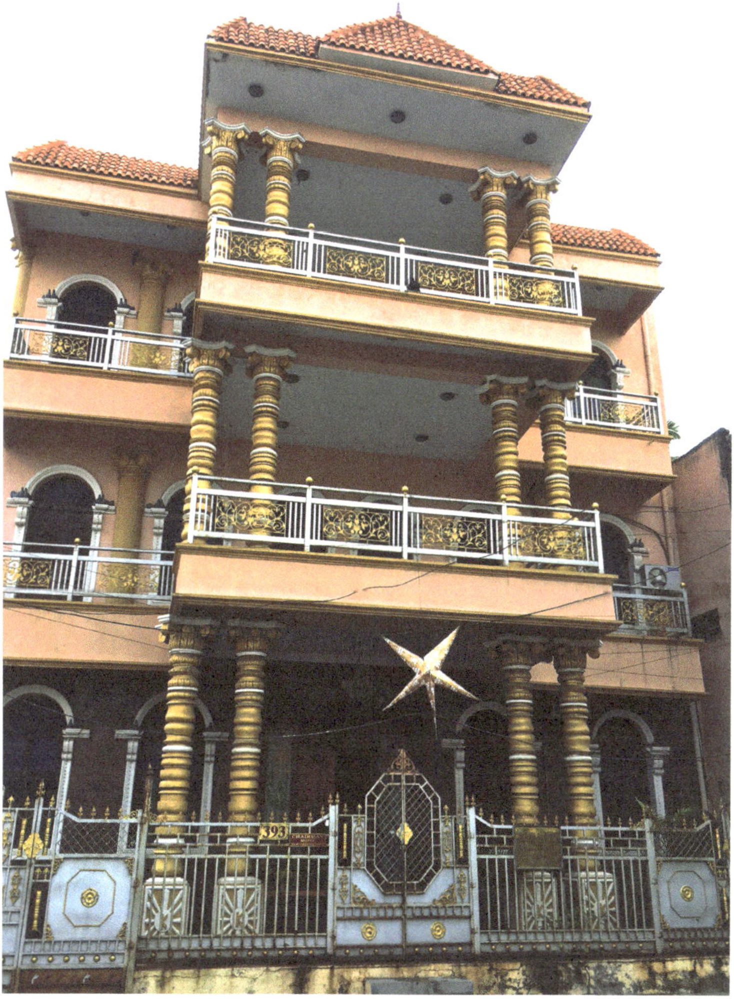

Imposantes Wohnhaus im Zentrum Pondicherrys

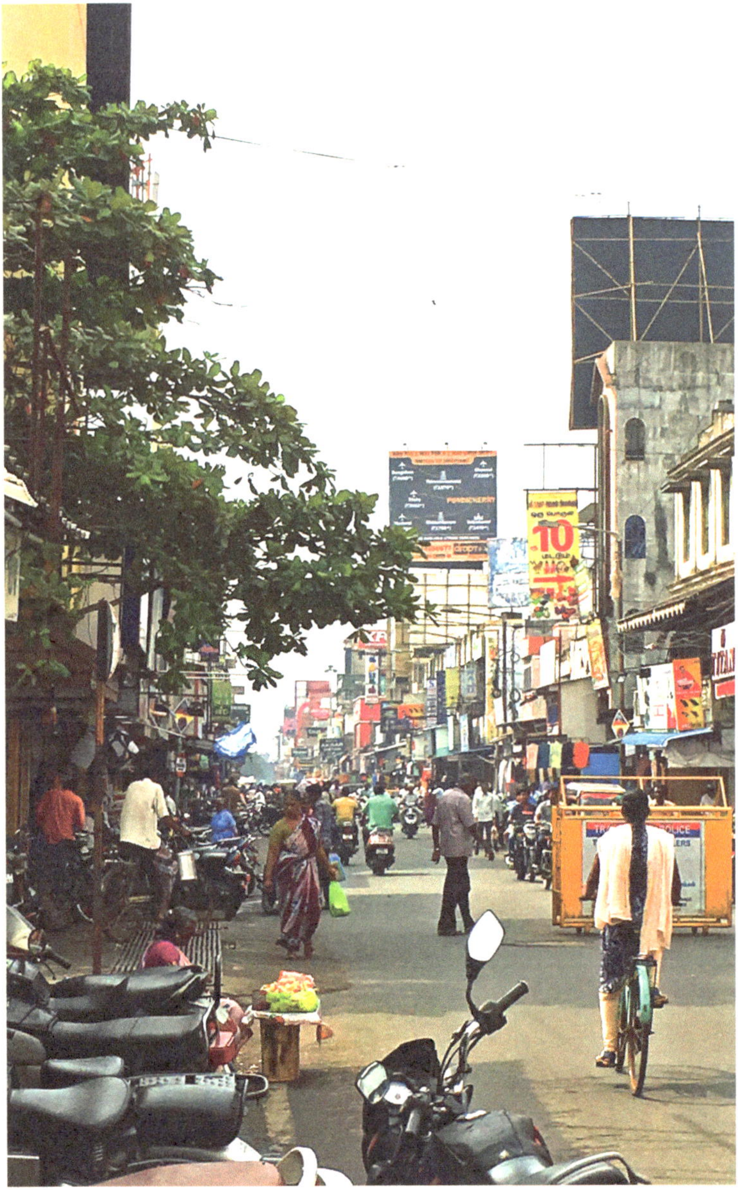

Eine typisch indische Straßenszene

Sprache ist etwas Faszinierendes. Kaum vorstellbar, dass allein in Indien 10.000 davon existieren. Neben den zahlreichen indischen Sprachen und Dialekten beherrschen die Menschen sehr gut Englisch, und so erhalten wir auf die auf Englisch gestellte Frage, wo es denn zum Supermarkt Nigiri gehe, jedes Mal eine richtungsweisende Antwort. Bei den Fragen nach dem Weg ist die Verständigung das kleinere Problem. Irritierend ist eher, dass uns jeder in eine andere Richtung schickt. Mir scheint es demnach doch unterschiedliche Interpretationen aufgrund der Sprachenvielfalt zu geben ...

Der Laden wurde uns übrigens sowohl von Bina als auch von unserem freundlichen marokkanischen Hotelmanager empfohlen. Hier gibt es scheinbar alles, was für Indien typisch und charakteristisch ist. Perfekt, um den Lieben in der Heimat etwas mitzubringen. Deshalb sollte es auch unbedingt dieses Geschäft sein.

Als wir kurz davor sind aufzugeben, lernen wir einen netten Inder kennen, der uns den Weg dorthin auf unserer Karte zeigt. Er erkennt unsere Verwirrung und bietet an, uns zu dem Laden zu begleiten.

Ein Retter in der Not, wahrlich. Dafür steigt er extra von seinem Fahrrad ab und schiebt es bereitwillig die nächsten paar Hundert Meter neben uns her.

Der Mittfünfziger kommt ursprünglich aus Delhi. Die Stadt im Norden des Landes ist mit ihren 16,8 Millionen Einwohnern eine Megametropole. Die Menschen dort seien anders als in Pondicherry, berichtet er mir. In Delhi spiele Geld und das Protzen derjenigen, die es haben, eine große Rolle. Irgendwann wollte er dort nur noch weg. Jetzt lebt er im Sri Aurobindo Ashram in Pondicherry und arbeitet dort ehrenamtlich. Er ist also einer der 2000 Menschen, von denen mir Sukshma gestern erzählt hat. Sie hatte recht. Hier kennt wirklich jeder jeden, beziehungsweise ist die Stadt irgendwie doch ziemlich klein. Als wir nach einer interessanten Viertelstunde des Austauschs den Laden erreichen, erfolgt erneut ein herzlicher Abschied. Wieder eine großartige Begegnung.

Nigiri ist wirklich ein besonderes Geschäft. Hier gibt es wirklich alles. Eine Masala-Packung nach der anderen landet in meinem Einkaufskorb. Ich will diesen aromatischen Chai nämlich auch zu Hause trinken. Isabella erwirbt für wenige Rupien einige Duftstäbchen. Die seien hier besonders gut,

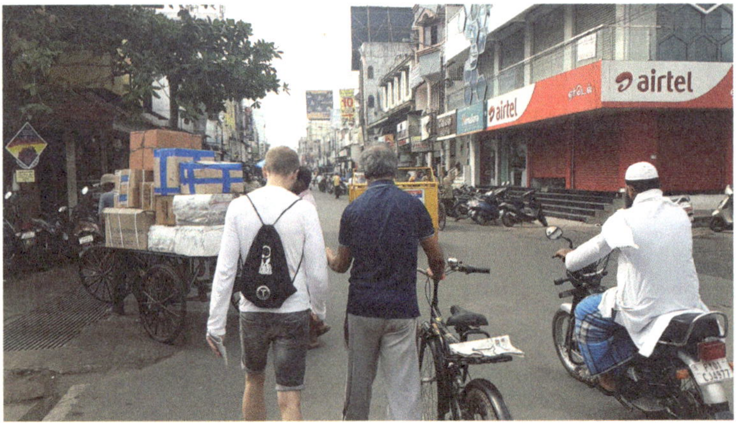

versichert sie mir. Das überzeugt mich. Auch ich nehme mir welche für die Heimat mit. Während ich das Sortiment mustere, fällt mir auf, wie viele Beiersdorf-Produkte es gibt. Beeindruckend, wie erfolgreich der Konzern in Indien ist.

Der aluminiumfreie Trend ist hier aber offensichtlich noch nicht angekommen. Es gibt anscheinend größere Probleme in Indien.

Als wir zurück im Hotel sind, ist es bereits 12 Uhr mittags. Noch kurz eine Kleinigkeit snacken und dann geht es zu Neti. Nachdem sie die letzten Tage als Initiatorin des Camps und wegen des Krankenhausaufenthaltes ihrer Mutter Zita sehr im Stress war, finden wir heute die Zeit für ein ausführliches Interview. Zum zweiten Mal besuche ich sie im Hotel La Villa.

Wir treffen uns in ihrem komfortablen Zimmer. Auf dem Balkon gibt es einen sehr bequem aussehenden Hängekorb zum Hineinsetzen. Trotzdem entscheide ich mich für das Sofa. Sonst würde ich zu sehr herumlümmeln, das macht keinen guten Eindruck. Nachdem sie sich höflich wie immer nach meinem Wohlbefinden und meinen Eindrücken erkundigt hat, legen wir los. Natürlich nicht, bevor sie mir eine breite Getränke-Auswahl offeriert hat, darunter mein neu entdecktes Lieblingsgetränk Chai Masala.

Die San Esprit Gründerin war, wie schon geschrieben, einige Tage vor den Heilern angereist, um letzte Vorbereitungen zu treffen. Die komplette Gruppe der Angereisten empfing sie dann zunächst im Auditorium zur Vorbesprechung des

Camps. Dabei galt es zunächst, die hinderlichen Klippen zu umschiffen. Von Einheimischen erfuhr sie erst kurz vor Beginn, dass Frauen nicht von Männern angefasst werden dürfen. Das war problematisch, bedachte man die ohnehin schwer zu organisierende Gruppeneinteilung. Zur Erinnerung, es waren nicht nur Absolventen, sondern auch neue Schüler mitgereist.

Jede Heilstation benötigt einen fertig ausgebildeten Heiler und einen Dolmetscher. Dies alles unter den 33 Heilern zu organisieren, war bereits eine kleine Herausforderung. Die Vorgabe, dass Frauen nicht von Männern berührt werden dürfen, warf die komplette bisherige Planung somit wieder über den Haufen. Was das Organisationsteam an Herausforderungen bewältigen muss, ist wirklich unglaublich.

Später stellte sich dann heraus, dass das überhaupt kein Problem sein würde und es keinerlei Berührungsängste gab. Natürlich fragten alle Heiler vorsichtshalber nach. Neti berichtet mir von allerlei Startschwierigkeiten. Das ursprüngliche Konzept der Registration funktionierte vorne und hinten nicht und musste angepasst werden. Nachdem diese Startschwierigkeiten behoben waren, saß Neti am Abend mit ihrer Mutter Zita, ihrer Tochter Gwenn, Werner, Isabella, Melanie und Annette Bokpe gemütlich im Innenhof des Hotels, als plötzlich Zita zusammenklappte, ihr Kopf nach hinten fiel und sie die Augen verdrehte, während sie unverständliche Worte von sich gab.

Bei diesen Schilderungen wird mir mulmig zumute. Geistesgegenwärtig fiel Annette Bokpe sofort auf, dass etwas nicht stimmte. Die erste Vermutung war ein Schlaganfall. Neti eilte sofort zur Rezeption und ließ einen Krankenwagen rufen. Schneller war jedoch die hoteleigene Limousine, wenngleich ›schneller‹ bedeutet, dass diese erst nach 35 Minuten eintraf. Als das Auto dann endlich da war, trugen die Heiler Zita in den Wagen. Die Neti und ihre Tochter fuhren sofort mit Zita in die Notaufnahme. Zuvor informierten sie die anderen Heiler und baten um Unterstützung mittels Fernheilung. Auf der Fahrt kam Zita wieder zu sich, ihre Augen öffneten sich und die Gesichtslähmungen wurden besser. Die Fahrt war sehr holprig und Zitas erste Frage lautete: »Ist das ein indischer Fahrer?« Unglaublich. Selbst in einer solchen Situation war die 91-Jährige noch zum Scherzen aufgelegt. Im Krankenhaus angekommen, vermuteten die Ärzte eine andere Ursache und behielten die Dame für weitere Tests und Diagnosen da. Neti beschreibt sehr detailliert die stoische Ruhe der Ärzte. Einige Zeit später wurde Zita zum CT an einen anderen Ort gebracht. Diesmal per Ambulanz: ein umgebautes Tuktuk mit Blaulicht.

Ein besorgter Prabhat Poddar war nach der Nachricht von Zitas Zusammenbruch direkt zu den Frauen geeilt. Beim Versuch ein CT mitten in der Nacht anfertigen zu lassen, wurden die Damen wieder weggeschickt, bis Prabhat sich einmischte und die Situation auf Hindi regelte. Trotzdem empfahl der ortskundige Inder ein anderes Krankenhaus, eine gute Autostunde entfernt. Neti ist sichtlich schockiert hinsichtlich der unzureichenden medizinischen Ausstattung. In den nächsten Tagen erholte sich Zita, unterstützt von Annette Bokpe und Enkelin Gwenn. Am Ende kam heraus, dass verkalkte Herzarterien den Vorfall ausgelöst hatten.

Neti gibt mir seltene Einblicke in ihr Innerstes. Wie sehr sie der Vorfall mitgenommen habe. Das hatte natürlich ihre Freude während des Camps deutlich getrübt, immer in Gedanken bei der Mutter, die gerade im Krankenhaus lag. Eine sehr stressige Zeit und große Doppelbelastung für die Heilerin, was sich auch auf ihr körperliches Befinden auswirkte. Trotzdem ist die Initiatorin glücklich und überwältigt davon, wie positiv das Camp angenommen wurde. Die vielen Menschen, die gekommen sind! Phänomenale Heilerfolge, und das Tag für Tag, exakt dokumentiert in den Studienbüchern.

Auch die hohe Achtung, die den Heilern entgegengebracht wurde, empfindet sie als große Ehre. Das Camp lief bisher, heute ist der vorletzte Tag, absolut reibungslos ohne irgendwelche Zwischenfälle oder Probleme. Mit dem heutigen Stand der Dinge lässt sich definitiv sagen, dass es kaum besser hätte laufen können. Ein Erfolg auf ganzer Linie. Neti wird sehr emotional, sie ist stolz auf alle ›ihre‹ Heiler, die das möglich gemacht haben und sie freut sich am Strahlen der Esperenten und an deren Veränderungen, wenn sie von der Liege aufstehen. Dann berichtet sie mir von einer besonders dankbaren Esperentin, die sich nach der Heilsitzung fühlte, als hätte sie einen komplett neuen Körper bekommen. Ihr Schmerzkörper hatte sie verlassen. Sie lebt jetzt ein neues Leben und wird nun jeden Tag dafür beten, dass die Heiler wiederkommen.

Das lässt die Heiler über ein zweites Camp nachdenken. »Wir werden sehen«, sagt Neti.

Ein paar Dinge würde sie anders machen. Mehr Erholungszeit für die Heiler einbauen. Niemand weiß besser als die amazinGRACE-Entwicklerin, was für eine Herausforderung Reisen in Indien sein kann und wie aufregend die Heilarbeit in einer solchen Intensität sein kann. Von Anfang an hatte sie die Heiler darauf hingewiesen. Auch sollten dann mehrere Heilsitzungen pro Esperent realisiert werden, um den Atlas, den obersten Halswirbel, einrichten zu können. Aber das ist Zukunftsmusik. Noch läuft das erste Camp, und es ist großartig. Darin sind sich alle einig.

Wir trinken noch einen dieser köstlichen Chai Masala, bevor wir zum Auditorium starten. Es ist wieder Zeit für Heilerinterviews. Hoffentlich sind sie heute wieder so gesprächig wie gestern. Herzlich verabschiedet mich Neti.

Gerade, als ich das Zimmer verlassen möchte, klingelt das Telefon.

»Max, das ist Emmanuel«, klärt sie mich auf.

Ich bleibe noch kurz und Neti stellt das Handy auf Freisprechen. Gewohnt gut gelaunt grüßt uns der Hollywood-Regisseur Emmanuel Itier herzlich. Augenblicklich bringen wir

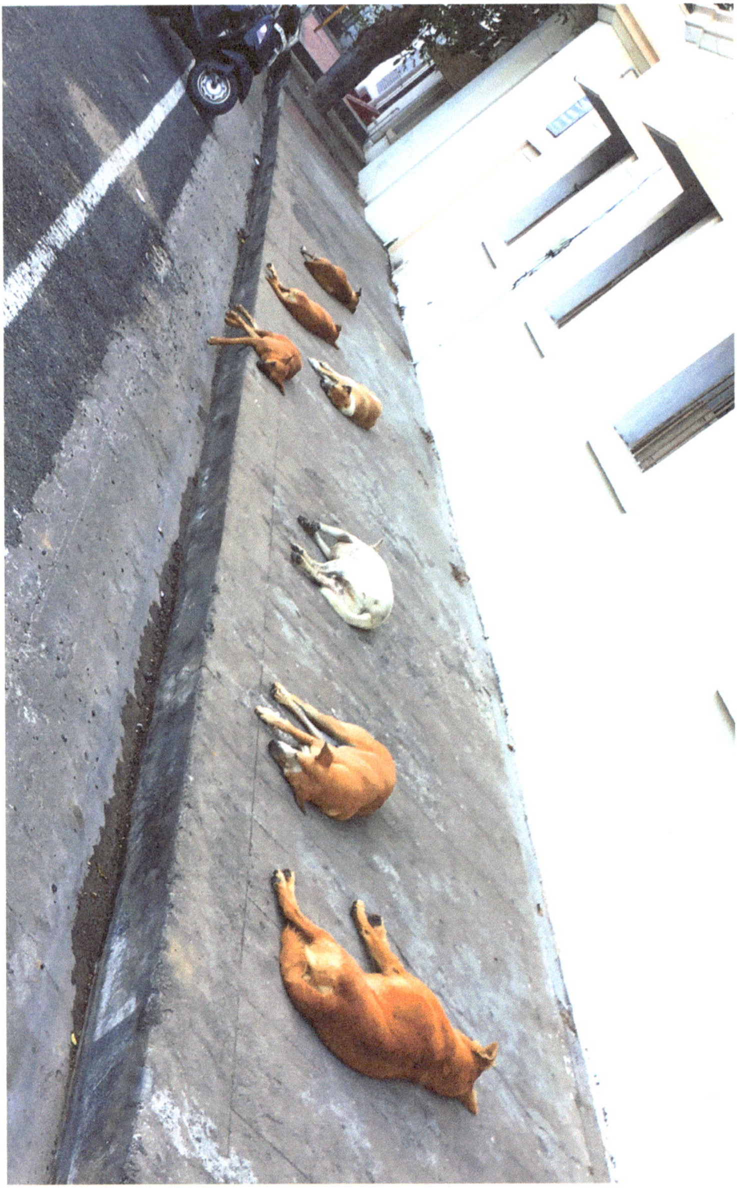

Straßenhunde in Pondicherry

ihn auf den neuesten Stand. Neti ist jeden Tag mit ihm zur Absprache der Regieanweisungen in Kontakt. Er unterstützt das Filmprojekt nach besten Kräften mit seiner jahrzehntelangen Erfahrung und ist ein großer Gewinn für die Dokumentation. Das Gespräch gibt mir spannende Einblicke in die Arbeit der Filmemacher. Nach dem Telefonat mache ich mich auf zu den übrigen Heilern.

Es ist heute heißer als an den letzten Tagen, um die 37 Grad Celsius. Auf dem Weg zu den Heilern, entlang der ›französischen‹ Straßenzüge, offenbart sich mir eine rührende Szene. Ich denke, das Bild verdeutlicht die Hitze treffender als viele Worte: Straßenhunde, die auf einem Bürgersteig tief und fest schlafen.

Am Auditorium angekommen sind die Heiler noch fleißig an ihren Stationen tätig und kümmern sich um die letzten Esperenten des Tages. Da kommt Ina auf mich zu und stellt mir eine Klientin vor, die sie eben behandelt hatte. Eine hübsche junge Inderin. Ich solle mich unbedingt mit ihr unterhalten, meint Ina. Klar, gerne!

Wir setzen uns draußen in den Innenhof und reden. Ihren vollen Namen muss sie geheim halten. Ein wenig mysteriös klingt das schon. Zumindest nennt sie mir ihren Vornamen, Ara. Sie erzählt mir, dass sie schon lange körperliche und psychische Probleme gehabt hätte, bis sie heute zu den Heilern gegangen ist. Ina und das Heilerteam konnten ihr sehr gut helfen, berichtet sie mir. Die Schmerzen im Knie und im Rücken seien fast komplett weg. Auch ihrer Depression, an der sie seit drei Jahren leide, stehe sie nun optimistischer gegenüber. Sie lobt Ina in den höchsten Tönen. Die Grünwalder Immobilienmaklerin hat ihr geholfen, sie wieder mit der göttlichen Mutter zu verbinden, die immer bei ihr sei, glaubt Ara.

Wie mir Ina erklärt, handelt es sich bei der göttlichen Mutter um eine Energieform. Man sieht Ara sofort an, dass es ihr jetzt gut geht. Sie wirkt frisch und lebendig und hat ein nettes Lächeln auf den Lippen. Auf das Camp ist sie durch den Vortrag von Annette aufmerksam geworden. Die Worte der Begründerin dieser Heilmethoden haben sie zutiefst beeindruckt, verrät sie mir.

Ara erzählt mir noch etwas über sich. Die Inderin übersetzt beruflich Sachbücher für den Springer Verlag, darunter vor allem medizinische Fachliteratur. Trotzdem glaubt sie nicht an die moderne Medizin und vertraut mehr auf Alternativen. Aus diesem Grund möchte sie ihren vollen Namen nicht nennen. Es erscheint mir inzwischen typisch indisch, alten Heilmethoden bzw. der alternativen Medizin zugeneigt zu sein. Medikamente werden hier zumindest kritisch betrachtet. Wenn dieser Umstand nicht paradox ist: Viele europäische Pharmakonzerne produzieren in Indien. Die laxen Umweltvorschriften führten sogar dazu, dass ein Team deutscher Journalisten die Entstehung multiresistenter Keime in der Nähe solcher Produktionsanlagen nachweisen konnte. Ich verkneife mir an dieser Stelle weitere Kommentare zu diesem Fakt.

Zurück zu Ara. Sie glaubt an Heiler und ayurvedische Medizin. Sie vertraut der Heilkraft der Pflanzen, weniger der pharmazeutischen Chemie. Diese lehnt sie sogar von Grund auf ab. Für Alternativen ist sie sehr aufgeschlossen, doch zunächst hatte sie viele Fragen zur Heilmethode. Dabei war ihr Annette Bokpe sehr behilflich, die nach Annette Müllers Vortrag das meiste beantworten konnte.

Ara schwärmt förmlich von den beiden Annettes. Wenngleich es zunächst für mich schwierig herauszufinden ist, welche der beiden sie jeweils meint. Bei dem Schlagwort Afrika war es dann aber sofort klar: unsere Prinzessin Annette Bokpe. Als ich Ara diesen Fakt erzähle, leuchten ihre Augen. Ja, es ist beeindruckend, welche Persönlichkeiten ihren Weg zu SAN ESPRIT gefunden haben.

Ara hofft, dass die Heiler wiederkommen. Am besten jedes Jahr. Die Aktion habe die Menschen hier sehr berührt, bestätigt mir nun auch Ara. So viele Menschen in ihrem Umfeld würden gerne zu den westlichen Heilern kommen, um eine der begehrten Heilsitzungen zu erhalten.

Es verblüfft mich jedes Mal aufs Neue, in welchem Umfang sich das Camp in Pondicherry in der relativ kurzen Zeitspanne per Mundpropaganda herumgesprochen hat. Als ich am Ende noch vorsichtig nach ihrem Alter frage, entgegnet sie mir, dass sie 30 Jahre alt sei.

Wie bitte? Sie wirkt auf mich wie 20. Vielleicht 21. Die Menschen hier wirken deutlich jünger, als sie tatsächlich sind. Außerdem scheinen alle sehr entspannt und das Leben zu nehmen, wie es nun mal kommt. Ob da ein Zusammenhang besteht? Das könnte ich mir gut vorstellen.

Die schlanke Frau erzählt mir, dass sie Probleme hat zuzunehmen. Ina und ich schauen uns verwirrt an. Ina weist sie darauf hin, dass sie doch einen perfekten Körper habe. Ara erklärt uns daraufhin das indische Schönheitsideal, ausgeprägte Rundungen! Vor allem für das Tanzen, dem sie so gerne in ihrer Freizeit nachgehe, sei das wichtig. In Europa entsprächen ihre Maße genau dem westlichen Schönheitsideal, kläre ich sie auf. Verrückte Welt.

Hinter mir interviewt Werner bereits die Ergotherapeutin Marlise und Vukosava aus der SAN ESPRIT-Administration. Diese berichten von ihren Esperenten. Heute haben sie den fachkundigen Ausführungen von Marlis zufolge festgestellt, dass hinter jeder Krankheit und jedem Unfall Emotionen stecken. Emotionale Blockaden spielen hier eine große Rolle. Sie sollten möglichst aufgelöst werden, um den Heilungsprozess zu fördern. Vukosava setzt die Ausführungen fort und geht auf das Auflösen emotionaler Blockaden durch SKYourself ein. Das ist eine der von Annette Müller entwickelten Heilmethoden. Diese konzentriert sich auf den sogenannten Emotionalkörper und hilft bei der Heilung.

Als Nächstes geben sich Eva und Gerhard gewohnt humorvoll die Ehre. Eva berichtet von einem großgewachsenen Franzosen mit sichtlich starker Skoliose, wie auf den vorgezeigten

Fotos deutlich wird. Im Zuge der Heilarbeit wurde die Wirbelsäule wieder fast komplett gerade. Ein beeindruckender Erfolg, den die Heiler selbstverständlich für die Studie dokumentiert haben. Der Franzose hat bereits angekündigt, Gerhard in Deutschland zu besuchen, um weitere Heilsitzungen zu erhalten. Stark! Nun möchte er gemeinsam mit seiner Frau im Voralpenland Urlaub machen und unbedingt das Schloss Neuschwanstein besuchen. So werden in Indien während der Heilsitzungen nebenbei französische Touristen für Bayern angeworben. Auch nicht schlecht. Der Erfolg scheint einen tiefen Eindruck zu hinterlassen.

Aber das ist noch nicht alles. Dieses Heilerteam hatte einen Schmerzpatienten auf der Liege, der so sehr litt, dass er jeden Tag Opiate einnehmen musste. Nach einer halben Stunde mit den Heilern ging es ihm deutlich besser. Natürlich könne man nicht jeden auf einer Schmerzskala von zehn auf null herunterbringen, erklärt mir Gerhard. Aber jede Besserung sei ein Fortschritt, das zeige sich auch in dem Lächeln. Der Schmerzpatient war nach der Heilsitzung so glücklich, dass er ankündigte, heute ohne Opiate einschlafen zu wollen. Das sei ein super Glücksgefühl für alle, gibt Gerhard zur Auskunft.

Apropos. Eine der Damen vom Personal der Villa Helena hat bei unserem Silberrücken Gerhard um eine Heilsitzung angefragt, beziehungsweise, ob es noch möglich sei, einen der begehrten Plätze zu bekommen. Das ist zwar nicht machbar, denn das Camp ist bekanntermaßen seit dem ersten Tag ausgebucht, aber Gerhard möchte dies irgendwie ermöglichen. Eine

Liege findet sich im Hotel mit Sicherheit. Damit ist sie bereits die zweite Person aus unserem Hotel, die um eine Heilsitzung bittet. Noch ein paar Tage, dann hätten wir halb Pondicherry auf der Warteliste. Wäre da nicht der Fakt, dass wir übermorgen abreisen werden. Ich darf überhaupt nicht daran denken. Mir wird bei dem Gedanken ganz komisch, nichts ist gerade weiter weg als eine Abreise.

Die Heilsitzung hielt später übrigens nicht Gerhard ab. Die Dame bevorzugte eine Frau. Sie hatte schlechte Erfahrungen mit Männern gemacht. Kein Problem, meine Zimmernachbarinnen Gerti und Christine kümmerten sich selbstlos um die junge Frau. Im Anschluss war die Esperentin von der Heilmethode so begeistert, dass sie Gerhard versicherte, nächstes Mal dürfe sogar er sie behandeln. Sie hätte nicht gedacht, dass die Heilsitzung so sanft und gleichzeitig derart wirksam wäre.

Berührend ist die Szene, die sich nach der Sitzung abgespielt hat. Die Inderin ging vor den Heilerinnen auf die Knie, berührte deren Füße und umarmte die beiden.

»Das hat uns alle drei zu Tränen gerührt«, berichtet mir Gerti. Ich bin sprachlos.

Wenig später ist es wieder an der Zeit für den Skype-Call mit Studienleiterin Dr. med. Cordelia Schott, um den Zwischenstand zu besprechen. Dieser beginnt aufgrund von technischen Schwierigkeiten zunächst ein wenig holprig. WLAN, fließendes Wasser und Elektrizität fallen in diesem Teil Indiens gerne einmal aus. Auch die Lautsprecher machen heute

Abend Probleme, aber alles ist halb so wild. Schlussendlich kann doch noch eine Verbindung hergestellt werden und wir stehen wieder in Kontakt mit der sympathischen Ärztin aus Deutschland.

Das Reporting wird an diesem Abend zunächst Ashram-Theaterleiterin Bina überlassen, die unsere Ansprechpartnerin vor Ort ist. Sie schwärmt förmlich von der Arbeit der Heiler. Jeder habe von den Heilsitzungen profitiert, da ist sie sich sicher. Die Leute haben ihr berichtet, wie sehr sich ihre Leiden verbessert haben, und die Arbeit der Heiler kommt an. Bina ist ganz aus dem Häuschen, als sie der Schulmedizinerin berichtet. Das macht sichtlich Eindruck auf die Ärztin.

»Großartig«, erwidert diese. Die Studienleiterin lobt die exzellente Arbeit der Heiler auch hinsichtlich der Studienbücher. Die Heiler würden diese besser führen als die meisten Ärzte, mit denen sie in ihren 25 Jahren Studienerfahrung zusammengearbeitet habe. Völlig einwandfrei, trotz hoher wissenschaftlicher Standards. Eine wirklich herausragende Arbeit. Dr. Schott geizt nicht mit Anerkennung für die Heiler.

Diese Erfolge, die Reaktionen, für mich ist es unglaublich. Und es geschieht jeden Tag aufs Neue. In was bin ich da hineingeraten? So etwas hätte ich mir in den kühnsten Träumen nicht ausdenken können.

Bina schildert uns, wie viele Menschen in den letzten Tage auf sie zugekommen sind. Jeder von ihnen wollte eine Heilsitzung erhalten, doch mit den knapp 300 Plätzen konnte nicht einmal ein Viertel der Anfragen bedient werden. Ihr Handy habe rund um die Uhr geklingelt, berichtet sie uns. Es war sehr hart für sie, die vielen Menschen abzuweisen. Das habe die aufgeweckte Inderin traurig gemacht.

Doch es ging nicht anders. Nicht einmal unsere Heiler können sich teilen.

Heute spüren alle die große Hitze. Überkam Thomas, Gerhard, Martina und mich während der letzten Abende stets großer Tatendrang, wollen wir es heute entspannter angehen. Einfach im Hotel bleiben und eine Kleinigkeit essen. Vielleicht noch ein Bier mit dem Wolfsrudel trinken, das reicht.

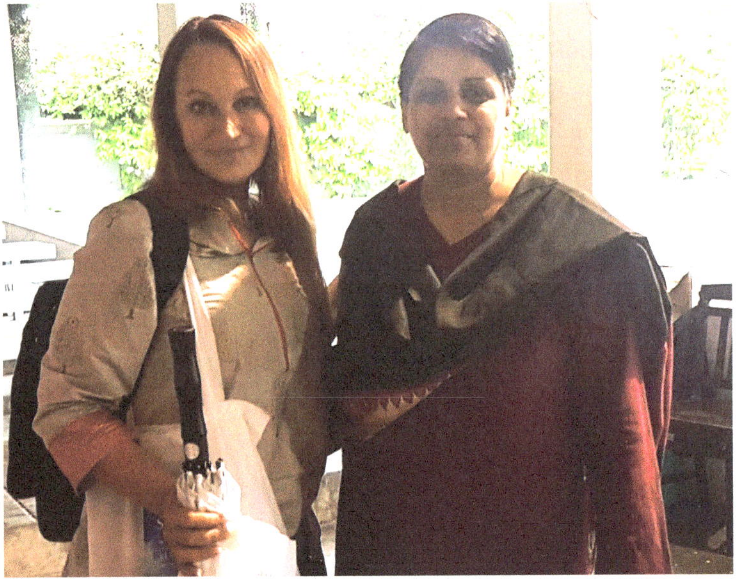

Wie ich erfahren habe, hat sich eine ähnliche Spaßgruppierung in einem der anderen Hotels gebildet. ›Die Blutwurzen‹ oder so ähnlich nennen sie sich. An dieser Stelle muss ich gestehen, dass ich nicht alles mitbekommen habe, aber man munkelt, der Name leite sich von dem bayerischen Kräuterlikör ab, den die Heiler im Gratitude Guesthouse anscheinend jeden Morgen genießen. Oder war es jeden Abend? Angefangen hat es als Vorsichtsmaßnahme, um von innen heraus zu desinfizieren oder so etwas. Na dann, Prost. Im Vergleich dazu besteht unser Wolfsrudel ja aus reinen Unschuldslämmern.

Bei uns war es bisher nur das ein oder andere Bier am Abend. So auch heute. In entspannter Runde testen wir die Küche unseres Hotels und gönnen uns noch eines dieser monströsen Budweiser Biere mit ganzen 650 Millilitern.

Ich folge dabei der Empfehlung unseres Hotelmanagers und bestelle ein Poulet Milanese. Eine ausgezeichnete Wahl. Besuch haben wir an diesem Abend unter anderem von Annette Bokpe. Ich finde sie einfach toll. Ihren Geschichten könnte ich stundenlang lauschen.

Nachdem ich ihr das mitteile, verspricht sie mir eine signierte Ausgabe ihres Bestsellers ›Prinzen küsst man nicht‹ mit persönlicher Widmung. Perfekt für meine Hausbibliothek, das Exemplar bekommt einen Ehrenplatz neben Daniel Kahneman und Nassim Taleb.

So verstreicht der Abend, während wir tiefgehende Gespräche führen. Annette fällt meine Narbe auf der Brust auf und sie fragt mich nach dem Grund dafür. Ich hatte eine Herz-OP gehabt, drei Löcher waren im Herzen. Aber alles ist gut verheilt. Daraufhin berichtet sie mir von ihrem kleinen Bruder, der im Kindesalter wegen Herzproblemen verstorben ist. Seit diesem Gespräch sind wir wie Bruder und Schwester. Ich schätze sie wirklich sehr. Damit sollte Evas Frage nach unserem ›amikalen Verhältnis‹ endgültig beantwortet sein.

Gegen 23 Uhr verabschieden wir uns voneinander und fallen müde und zufrieden in die Betten. Ich reflektiere bei einem Espresso nochmals das Erlebte und verdränge das baldige Ende dieser Reise.

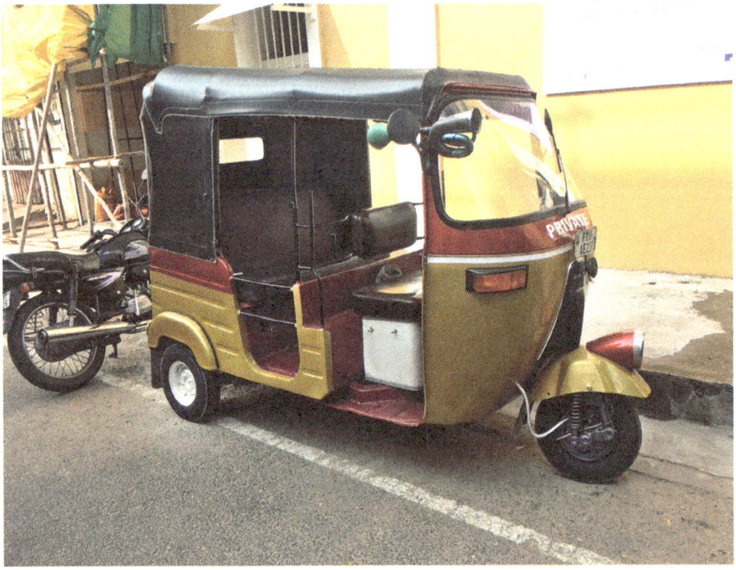

Ob hier deutsche Besitzer am Werk waren?

Donnerstag, 11. Januar:
Der letzte Tag

An diesem Morgen wache ich sehr früh auf. Über Nacht habe ich mal wieder das Moskitonetz zerlegt und es über den Boden verteilt. Dieser Tag ist anders. Es ist der letzte Tag. Schon jetzt liegt eine gewisse Melancholie in der Luft. Daran ändert auch das morgendliche Frühstück nichts, das ich mit den Heilern einnehme. Auch ihnen merke ich eine gewisse Wehmut an. Glücklicherweise sind wir in unserem Hotel eine bunte Mischung von Frohnaturen, und so hebt sich die Stimmung schnell wieder. Danke an diese Gruppe und natürlich auch an die restlichen Heiler. Ihr seid klasse.

Auf dem Weg ins Auditorium entdecken wir dann tatsächlich noch ein schwarz-rot-goldenes Deutschland-Tuktuk.

Im Theatersaal des Ashrams wird auch an diesem letzten Vormittag wieder fleißig geheilt. Noch während ich meinen üblichen Beobachterplatz einnehme, rekrutiert mich Annette Bokpe für eine Spezialaufgabe. Sie soll nämlich gemeinsam mit Gwenn das Geld der Heiler umtauschen. Der Großteil des

Teams startet morgen nach Ganeshpuri in der Nähe von Mumbai. Neti und ihre Mutter Zita bezeichnen diesen Kraftort, der bekannt dafür ist, dass verschiedene spirituelle Meister dort gelebt und gelehrt haben, als so etwas wie ihre spirituelle Heimat. Den Schülern und Absolventen möchten die beiden einen Besuch in Ganeshpuri ebenfalls ermöglichen.

Damit es morgen zügig weitergeht, sollen deshalb noch Devisen gewechselt werden. Bei 33 Heilern, obgleich nicht alle nach Ganeshpuri weiterreisen, kommt schnell ein nicht unerheblicher Betrag zusammen. Da ist männliche Begleitung freilich nicht von Nachteil. Erst in der Wechselstube bemerke ich, dass es sich um mehrere Tausend Euro handelt. Na klar, wenn an die 25 Heiler mitkommen und jeder im Schnitt 200 Euro wechselt. Das ist ein Vielfaches des indischen Jahreseinkommens. Der Gedanke lässt mich nicht los. Bei ca. 4.500 Euro Gesamtbetrag entspricht das dem durchschnittlich dreifachen Jahreseinkommen eines Inders. In Deutschland liegt dieses bei ca. 40.000 Euro pro Jahr. Das Dreifache davon wären 120.000 Euro – als Cash, der locker eine Umhängetasche füllt. Nach diesem sozioökonomisch-mathematischen Exkurs ist mir ein wenig mulmig zumute. Zum zweiten Mal seit meinem nächtlichen Ausflug durch die dunklen Gassen der Stadt.

Es herrscht eine angespannte Stimmung in der Wechselstube. Da sind wir nun: Annette, Gwenn, ich und zwei Inder. Gewissenhaft zählt jeder von uns einmal durch und wir wechseln peu à peu.

Nachdem dieser hoch konzentrierte Akt endlich vorbei ist, schenkt mir der Betreiber der Wechselstube noch ein golden verziertes Telefonbuch. Solche unerwarteten Geschenke ist man als Europäer nicht gewohnt. Ein wenig verwirrt bedanke ich mich beim Verlassen der düsteren Devisen-Stube.

Zurück auf der belebten Hauptstraße hütet Annette Bokpe die Umhängetasche mit Argusaugen. Diese Metapher passt auf geradezu paradoxe Art zu Indien. In der griechischen Mythologie sollte der Riese Argos, der im Lateinischen zu Argus wurde, auf eine Kuh aufpassen. Daher der Ausdruck ›Argusaugen‹. Aber ich schweife ab.

Nachdem ich die beiden Damen noch in zwei Läden begleitet habe, flanieren wir den Strand entlang zurück zum Camp. Auf dem Weg kommen wir an einem der Kokosnussstände vorbei. Wer kann da bei 35 Grad Celsius schon Nein sagen?

Während wir also den Strand entlangflanieren, merke ich Gwenn und Annette das Indienfieber deutlich an. Sie machen bereits Pläne für das nächste Jahr. Dann nämlich möchten sie zurückkommen. Ich kann es ihnen nicht verdenken. Wer einmal in Indien war, der kehrt mit Sicherheit wieder zurück.

Pünktlich um 12 Uhr erreichen wir das Auditorium zum abschließenden Foto-Shooting vor ›unserem‹ Bus. Ich möchte nicht, dass alles vorbei ist. Könnte das Camp nicht noch eine Woche länger dauern? Oder einen Monat? Das wäre toll!

Nach einer halbstündigen Fotosession haben wir tolle Erinnerungsfotos im Kasten. Bevor in einer Stunde die Nachbesprechung beginnt, starte ich mit Gerhard und Annette Bokpe zurück an den Strand. Als wir wenige Meter vom Auditorium entfernt an der Rue Suffren abbiegen wollen, bleibt ein Mann vor uns mit seinem Roller stehen. Er ist ein Esperent, den Gerhard auf der Liege gehabt hatte. Was für ein schöner Zufall!

Der gut gelaunte Inder wollte noch einmal zurückkehren, um den Heilern ein Geschenk zu machen. Aus dem Buchladen des Ashrams hat er für die drei Heiler aus Gerhards Team Bücher besorgt. Diese Szene ist wahrlich herzerwärmend und definitiv eines meiner Highlights. Wie sehr sich Gerhard freut!

Am Strand angekommen macht Gerhard seinem T-Shirt-Aufdruck ›Papa Energie‹ alle Ehre. Dem Müll und den Glasscherben zum Trotz sprintet er barfuß ins Meer, direkt neben der schon erwähnten rostigen Pipeline. Ich hoffe für ihn, dass diese außer Betrieb ist.

Doch der Rosenheimer lässt sich ohnehin nicht beirren. Annette Bokpe folgt ihm wenige Sekunden später. Die beiden Verrückten. Seit ich hier bin, habe ich an diesem Teil des Strandes keinen Inder im Wasser gesehen. Doch das ist ihnen sichtlich egal. Solange sie Spaß haben, was soll's. Nachmachen werde ich es ihnen aber nicht. So viel steht fest. Meine Virenphobie habe ich größtenteils überwunden, aber am letzten Tag möchte ich mein Schicksal nicht herausfordern. Mir reicht es, den beiden jung gebliebenen Hüpfern beim Planschen zuzusehen.

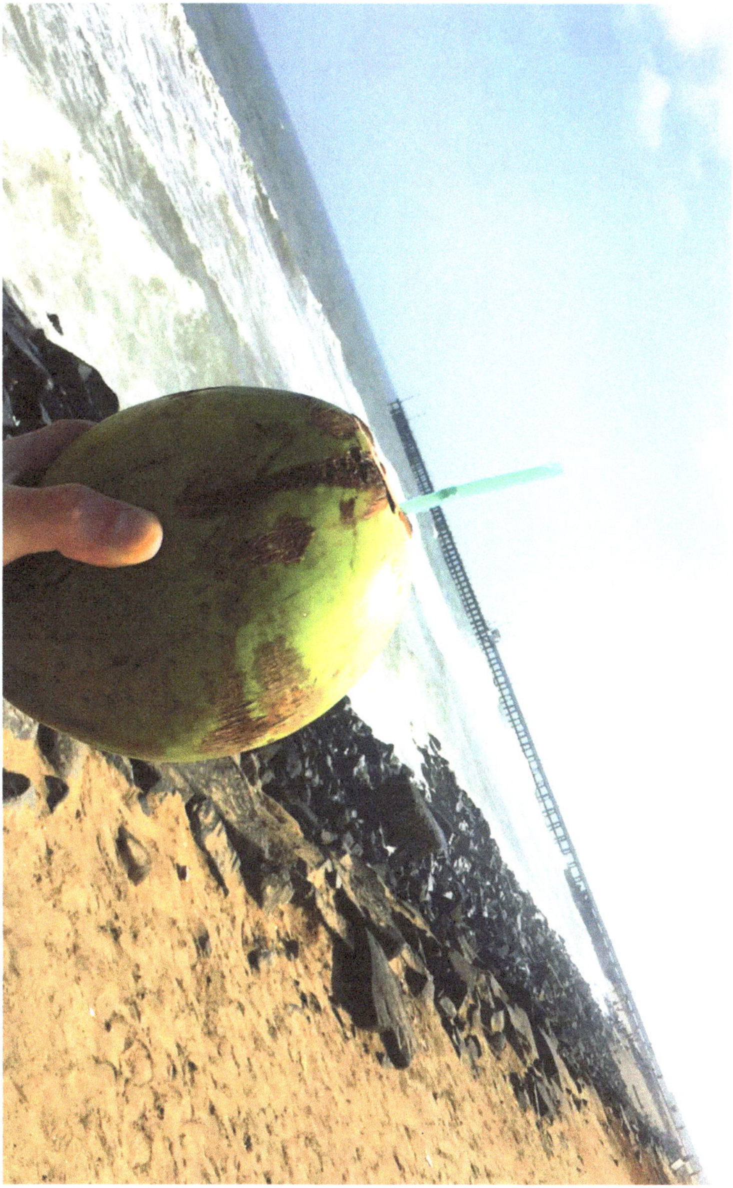

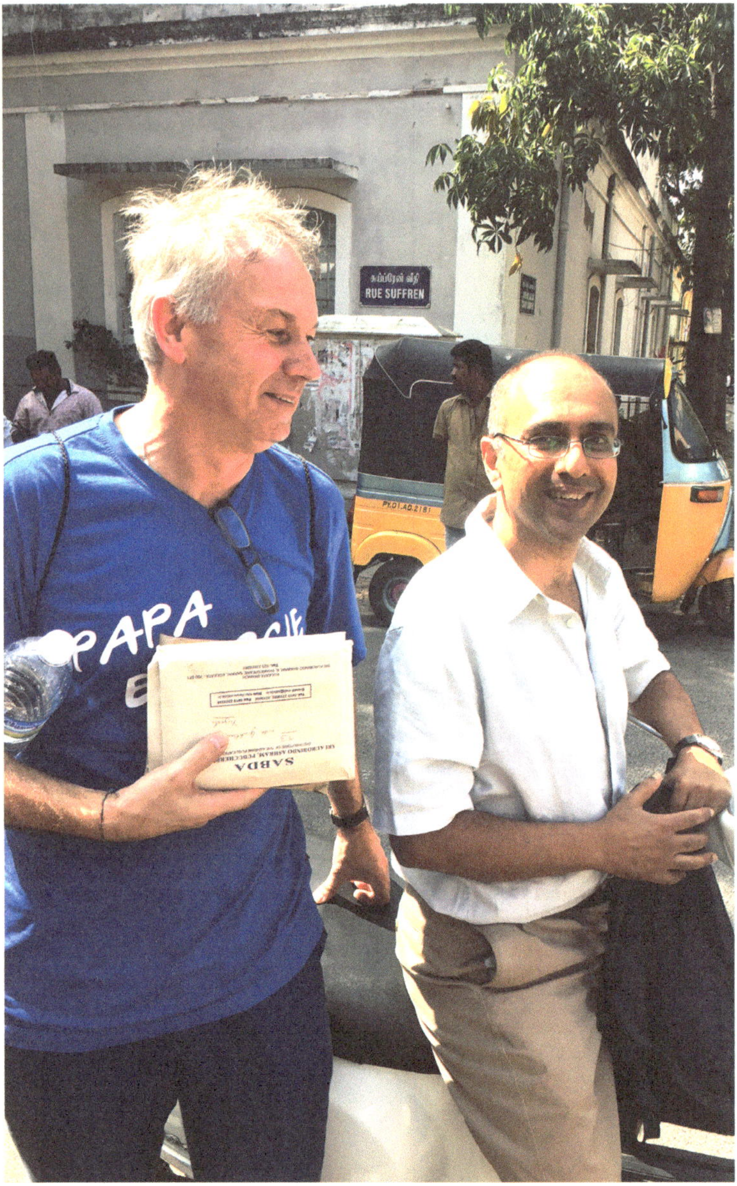
RUE SUFFREN
SABDA

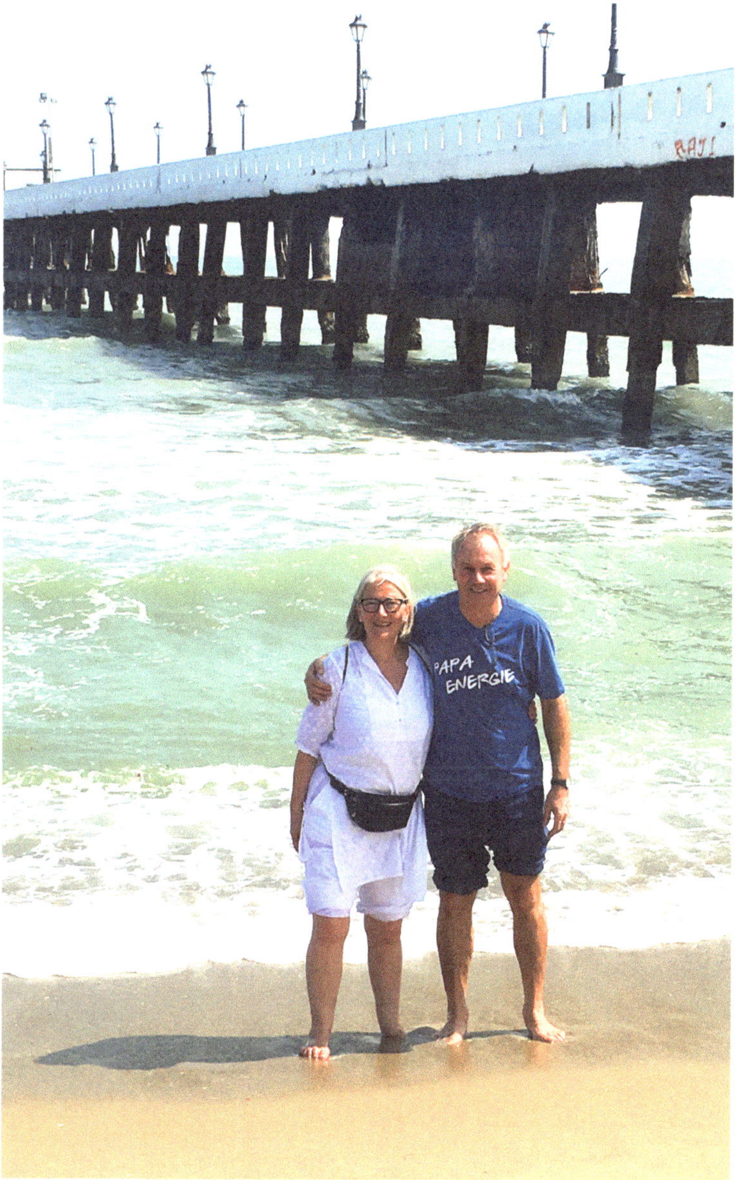

Nicht im Bild: Die rostige Pipeline, 10 Meter weiter links

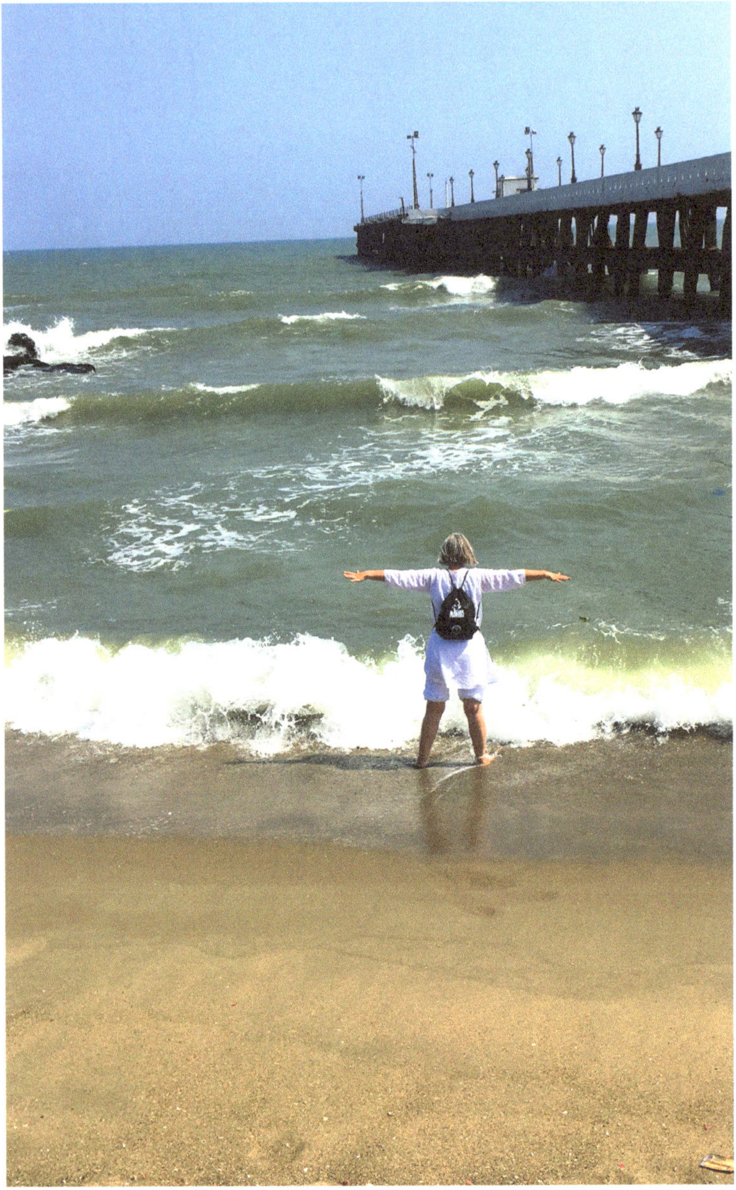

Freedom by Annette Bokpe, Prinzessin von Allada

Nach unserem Ausflug am Strand geht es zurück ins Auditorium zur Nachbesprechung. Es ist ein freier Meinungsaustausch und so ist jeder angehalten, seinen Gedanken freien Lauf zu lassen. Als Erstes meldet sich Eva aus Wien. Es sei viel besser abgelaufen als vermutet. Sie gesteht ihre Sorge vor dem Camp, dass niemand kommen würde. Stattdessen waren weit mehr Menschen da gewesen, als es verfügbare Plätze gab. Einfach unglaublich. Die große Dankbarkeit, die uneingeschränkte Freude und die Einladungen der Esperenten werden ihr für immer in Erinnerung bleiben. Eva findet immer die passenden Worte.

Als Nächste meldet sich Marion zu Wort. Sie lobt die großartige Organisation und den reibungslosen Ablauf. Zwischendurch sei sie sehr erschöpft gewesen, berichtet sie. Doch die Energie im Camp sei einfach mitreißend. Das sei ein Verdienst der Gruppe. Gemeinsam sind wir stark. So die Message.

Annette Bokpe gibt sich bei ihrem Rückblick beeindruckt von der großen Anzahl von Menschen, die zu Neti Müllers Vortrag in der Ashram-Schule gekommen waren. Meine ›neue Schwester‹ betont an dieser Stelle noch einmal die tolle Unterstützung, die wir vor Ort erfahren haben. Überraschend findet sie, wie oft wir in den letzten Tagen auf der Straße angesprochen worden seien. Mit Dank, Respekt und auch Geschenken, so wurde den Heilern begegnet.

Während Ingrid-Anna Wilfling ebenfalls von der großartigen Wertschätzung berichtet, gerät Filmer Werner Dück in einen kleinen Konflikt mit den Theaterleuten. Diese wollen endlich die Bühne umbauen und Werner möchte ihnen erneut Instruktionen erteilen, da sie ihn bei den Aufnahmen stören. Gestern schon meinte Werner, einen der Inder maßregeln zu müssen. Dies fand der nicht so lustig, genauso wie ich beim Zusehen aus der Ferne. Welches Schimpfwort er Werner auf Indisch entgegnete, kann ich nur mutmaßen. Es klang zumindest nicht allzu liebevoll.

Nun denn, zurück zu unseren Heilern. Christine Haupt schwärmt von Indien als großartigem Land, in dem es viel zu entdecken gibt.

Während des Heilercamps habe sie außerdem gelernt, über sich selbst hinauszuwachsen. Sie beschreibt sich selbst als zurückhaltende Person, doch mit ihren Heilerkolleginnen sei sie aus sich herausgekommen und zu Höchstform aufgelaufen. Das konnte ich auch bei so manchem anderen Heiler beobachten. Dieses Aufblühen.

Die Heiler schilderten mir immer wieder das Strahlen der Esperenten. Doch sie selbst strahlten auch, und das jeden Tag ein bisschen mehr. Das Vertrauen wuchs, in sich selbst wie auch in die Heilmethode amazinGRACE. Hier konnten sie jeden Tag im Halbstundentakt Unglaubliches vollbringen und sehen, was sie alles bewirken können. Weit über 300 Menschen konnten sie heilen. Was für eine Leistung.

Das findet auch Andrea Nöthen, obwohl sie zunächst skeptisch gewesen ist. Zwei Wochen Urlaub opfern für eine Reise in ein Land, in das sie eigentlich nie wollte. Inzwischen bezeichnet sie das gemeinsame Abenteuer mit den anderen Heilern als die mitunter schönste Zeit ihres Lebens.

Wunder am laufenden Band! So schildert Brigitte Gasteiger ihre Erlebnisse. Sie kann die Dankbarkeit der Menschen immer noch nicht fassen. Die Geschenke, die Einladungen zum Essen, die Herzenswärme. Man merkt ihr an, dass es noch einige Tage dauern wird, das Erlebte zu verarbeiten. Ich denke, so geht es uns allen. Noch ist alles so surreal. Auch für mich. Oder erst recht für mich?

Gebannt lausche ich den Ausführungen der Heiler. Sie resümieren noch einmal die vielen Heilerfolge. Die Dankbarkeit. Den reibungslosen Ablauf. All das ist nicht selbstverständlich, weiß Marlise. Sie kennt Indien seit vielen Jahrzehnten und kann es kaum fassen, wie gut alles während des Camps geklappt hat. Sehr ungewöhnlich für Indien. Genau diese Tatsache sagt mehr als tausend Worte.

Lustig wird es wie immer, als Gerhard die Erlebnisse im Camp Revue passieren lässt. Mit seiner humorvollen Art, die von allen sehr geschätzt wird, geht er gedanklich an den Anfang zurück. Auch er wollte zunächst nicht mitkommen. Jetzt bezeichnet er das Camp als eine der besten Erfahrungen, die er machen durfte, und das nicht nur dank des Wolfsrudels.

Am Ende lobt Neti noch den selbstlosen Einsatz der Heiler. Geben, geben, geben. Das habe die besondere Energie des Camps ausgemacht. Auch ihre Tochter und Annette Bokpe werden von der SAN ESPRIT-Gründerin für deren unermüdlichen Einsatz für Zita im Krankenhaus gelobt, denn sie waren mehr als zehn Stunden täglich bei ihr.

Da hakt Zita ein und richtet ihr Wort an die versammelte Mannschaft:

»Ohne eure Hilfe wäre ich vielleicht nicht mehr aufgewacht. Ich danke euch für die sofortige Fernheilung!«

Natürlich gibt es dann noch eine kleine Danksagung an das Logistikteam der Studie, angeführt von Thomas Krack, an das Kamerateam und an mich, den nervigen Journalisten. Sogar ein reger Applaus ist drin. Da weiß aber auch noch keiner, was ich schreiben würde ...

Bevor sich die Runde auflöst, fällt das Thema noch auf eine etwaige Wiederholung des Camps. Beim nächsten Mal sollte es auf Hawaii stattfinden, wenn es nach einer der Heilerinnen ginge, die diese Bemerkung scherzhaft einbringt. Ja, das wäre klasse. Ob Neti dann wieder einen Journalisten braucht? Mehr als hoffen geht wohl nicht.

Zum vielleicht letzten Mal ziehe ich die beschäftigte Organisatorin auf die Seite für ein weiteres Interview: »Wow, Neti, wir haben es also wirklich geschafft. Ihr habt es geschafft und das Unmögliche möglich gemacht.«

»Ja, mir fehlen tatsächlich die Worte. Unfassbar«, entgegnet sie mir sichtlich ergriffen.

Es ist einer der emotionalsten Momente dieses Camps. Das spüre ich deutlich. Doch auch für mich: »Ich kann das absolut nachvollziehen, es war eine unglaubliche Woche. Muss das wirklich aufhören? Es war eine so tolle Zeit. An dieser Stelle frage ich mich ernsthaft, was bei euch überwiegt, die Erleichterung darüber, dieses Mammutprojekt geschafft zu haben, oder die Melancholie des Abschieds?«

Für mich persönlich überwiegt die Melancholie des Abschieds, wenngleich meine Rolle eine komplett andere war. Ich fühle mich geehrt, mit dabei gewesen zu sein. Eine ganz andere Situation ist das natürlich für die SAN ESPRIT-Gründerin und Initiatorin. Sie hat ihre Reputation und damit ihre Geschäftsgrundlage aufs Spiel gesetzt, um Menschen zu helfen. Wenn ich an unsere anfänglichen Gespräche denke, die Unsicherheit, die Angst und all die schlaflosen Nächte, die sie durchgestanden hat. Keiner würde es ihr übel nehmen, wenn sie einfach froh ist, dass es nun vorbei ist.

Trotzdem sieht sie die Sache anders: »Auf jeden Fall die Melancholie! Den Moment der Erleichterung hatte ich schon vergangenen Montag, als ich gesehen habe, dass alles gut anläuft und meine Mutter wieder auf den Beinen ist. Jetzt fühle ich eine starke, fast schon erschütternde Form des Staunens. Staunen darüber, was sich aus dieser Schnapsidee heraus entwickelt hat. Ich empfinde gerade tiefes Glück darüber, dass ich so verrückt bin. Wir haben es einfach durchgezogen. Es ist wieder einer dieser Walt-Disney-Momente: ›Es macht so einen Spaß, das Unmögliche möglich zu machen‹.«

Verrückt trifft es. Das hier ist alles andere als alltäglich oder normal. Und ich muss ihr beipflichten: »Nicht nur du hast dieses Glück. Wir alle hier haben von deinem sogenannten ›Verrücktsein‹ profitiert.

Hunderte Menschen wurden geheilt, eine Vielzahl inspiriert und mindestens die Leben von 33 Heilerinnen und Heilern wurden verändert, zudem das meinige und sicher das vieler Esperenten. Was ich hier erlebt habe, wird nicht nur in meiner Erinnerung für immer präsent bleiben, ein Buch und sogar ein Film werden ewige Zeugen dieses Abenteuers sein.«

Neti nickt zustimmend: »Meinetwegen kann das so weitergehen. Im Moment fühle ich starke Euphorie gepaart mit Melancholie.

So etwas wie hier erlebt man wirklich nicht alle Tage. An einem solch schönen Ort wie Pondicherry, mit diesen tollen Hotels, die ich ausgewählt habe, da sie so viel Sicherheit und Raum geboten haben, auch zum persönlichen Austausch, zum Zusammenwachsen und einander Liebgewinnen, auf dass sich alle untereinander unterstützen. Die Menschen, die auf dieser Reise zusammengefunden haben, sind aus der ganzen Welt bunt zusammengewürfelt, haben ganz tiefe neue Beziehungen untereinander geknüpft und werden sich wahrscheinlich in Zukunft weiterhin inspirieren und füreinander da sein. Ich gehe davon aus, dass wir hier durch diese Reise und das, was wir gemeinsam erlebt haben, einen Vorgeschmack darauf bekommen haben, wie wunderschön diese Welt sein kann; wenn Menschen aufeinander treffen, die sich nur das Allerbeste wünschen und alles dafür tun, dass das auch geschieht – und damit genau das Gegenteil davon, wie Menschen im Allgemeinen sind.«

Ich wusste zwar, dass Neti eine hohe Meinung von den Menschen im Allgemeinen hat, aber ich fragte dann doch nochmal genau nach:

»Wie meinst du das?«

»Lass mich eine philosophische Überlegung anstoßen. Hast du schon einmal von dem Begriff ›Homo Deus‹ gehört?«, ist ihre Gegenfrage.

Homo (sapiens) steht für den modernen Menschen, Deus bedeutet Gott, wenn mich meine äußerst gering ausgeprägten Lateinkenntnisse nicht ganz täuschen. »Bitte, erzähl mir mehr«, antworte ich neugierig.

»Dabei geht es um Yuval Noah Hararis Erzählung von einer zukünftigen schöpferischen Menschheit, die ihre Göttlichkeit entdeckt hat und lebt. Im Zuge dessen erschafft sie angesichts der neuen technologischen Möglichkeiten den ›Homo Deus‹, einen Menschen, der uns in allem überlegen ist. Es scheint momentan so, als würden wir uns in diese Richtung immer weiter hinbewegen. Raus aus dem Homo-Sapiens-Dasein, dem tierischen Menschen, der seine Schäfchen ins Trockene bringt und seinen Bürojob macht, eine ruhige Kugel schiebt und zulasten der Natur und seiner Mitmenschen lebt. Auf in eine neue Welt. Momentan scheint so gut wie alles möglich. Aber wir gehören nicht zu den Big Playern wie z. B. Al Gore, Steve Jobs, Mark Zuckerberg oder Elon Musk, die diese Welt maßgeblich verändern. Wir sind nur kleine Rädchen in einem großen System.

Und trotzdem ist das Healing Camp der Beweis, dass wir, wenn wir die richtige Wahl treffen und nach unseren inneren Werte handeln, Unfassbares bewirken können. Lass ein paar Jahre vergehen und dann resümieren, was das Healing Camp bewirken konnte. Zwei Personen hatten eine Idee, eine Inspiration, und jetzt, 24 Monate später, haben wir all das hier realisiert und konnten schon so vieles bewirken. Was darüber hinaus folgen wird, ist im Moment noch nicht absehbar.

Es wird ganz sicher die Nachkommen der Personen, die hiermit in Berührung gekommen sind und daran mitgewirkt haben, massiv beeinflussen.«

»Jetzt bin ich sprachlos«, entgegne ich, nach einer vernünftigen Antwort ringend.

»Wie hast du denn das Camp erlebt? Es war ja eine weitere absolute Schnappsidee, dich einfach so mitzunehmen, damit du ein Reisetagebuch schreibst«, fordert sie mich heraus.

Wieder ringe ich um eine vernünftige Antwort: »Es hat definitiv mein Bewusstsein verändert. Ich würde sogar sagen, erweitert. Außerdem habe ich so unglaublich viel gelernt. Kulturell, soziologisch, psychologisch und auch philosophisch, durch die wertvollen Interviews mit dir. Außerdem konnte ich mein ohnehin schwach ausgeprägtes Schubladendenken, ich halte mich ja für einen sehr offenen Menschen, für immer ad acta legen. Ich bin in vielerlei Hinsicht über mich selbst hinausgewachsen, so wie Annette Bokpe und du das vorhergesagt haben, und ich konnte mit meinen eigenen Augen sehen, wie wirksam das Geistige Heilen sein kann. Hunderte glückliche Menschen können nicht irren. Sie alle haben sich in eure Hände begeben und ihr habt sie geheilt. Ihnen ein neues Leben ermöglicht. Und ich war die ganze Zeit unmittelbar dabei. Die genaue Frage nach dem ›Wie‹ beantwortet sich wohl final erst im Rahmen deiner Ausbildung, doch die Frage nach der Wirksamkeit ist beantwortet. Daran lässt sicher nicht zuletzt die medizinische Studie keine Zweifel, wenn diese dann ausgewertet und veröffentlicht ist. Zu meiner ganz persönlichen Freude habe ich hier wohl einige tolle Freunde gefunden, und ich freue mich schon darauf, sie bald wiederzusehen. Nun wird dein Festival ›Do ut Des‹ auch für mich zum jährlichen Pflichttermin, dem ich wohl jedes Jahr entgegenfiebern werde.«

Ich sehe der sonst so gefassten SAN ESPRIT-Gründerin an, wie sehr sie mein ehrliches Feedback berührt.

Mit einem Lächeln auf den Lippen antwortet sie mir: »Wow! Das freut mich sehr und bewegt mich zutiefst, dass du so viel mitnehmen konntest. Einerseits beeindruckt mich das schon, andererseits habe ich nichts anderes von dir erwartet, lieber Max. Ich bin stolz auf dich, dass du deine Ängste überwunden hast. Es ist schon eine emotionale Herausforderung, wenn man sich damit auseinandersetzen muss. Da lernt man sich selbst noch einmal von einer ganz anderen Seite kennen.«

Da hat sie recht. Viele ihrer Worte werden mir noch lange im Gedächtnis bleiben, die Interviews bildhaft in Erinnerung. Ich kann mir nicht ausmalen, wie revolutionär das Erlebte erst für die Heiler selbst sein muss.

»Wie fühlt es sich an, aus einer Laune heraus das Leben so vieler Menschen verändert zu haben und deren Zukunft positiv mitzugestalten?«, frage ich sie.

Die zufriedene Visionärin strahlt: »Das ist so toll, dass es dafür keine Worte gibt. Es ist Freude in ihrer reinsten Form, und das erfüllt mich mit Kraft. Genau das ist es, das und nichts anderes, was mich bewegt. Und davon möchte ich mehr. Das erinnert mich an diesen Moment, den ich im Vorwort zu meinem Buch ›amazinGRACE – Die neue Dimension der Heilung‹ beschreibe. Ich schildere ein Erlebnis, das ich auf Hawaii hatte. Damals musste ich wegen meinen akuten Problemen mit Gallensteinen meine dortigen Ausbildungen absagen. Trotzdem habe ich einen Freund zu einer Tanzveranstaltung begleitet. Auf dem Weg dorthin hat er mich nach meinem ›Erwachen‹ gefragt. Natürlich lautete meine Antwort, was er denn damit meine. Das konnte er zwar nicht genau erklären, doch er meinte, Menschen ließen sich in zwei Kategorien einteilen. Schlafende oder eben erwachte Menschen. Mich hielt er für ein Exemplar des letzteren Typs und fragte mich nach dem Ursprung meines Erwachens.

Damals wusste ich nicht so recht, was ich ihm darauf entgegnen soll. Ich halte es weniger für ein Erwachen, sondern vielmehr für einen Ruf, den ich vernommen habe, antwortete ich ihm. Während der Veranstaltung saß ich dann an der Wand, weil es mir wegen der Gallensteine nicht gut ging und ich weder Kraft noch Elan zum Tanzen hatte. Ich musste dabei die ganze Zeit an das Gespräch im Auto denken und dass ich mich nicht für erwacht hielt, sondern nur für einen Menschen, der einem besonderen Ruf gefolgt ist. In meinem Fall dem Ruf von amazinGRACE, also dem, was ich amazinGRACE genannt habe. Während ich also darüber nachdachte, überkam mich das Gefühl, dass diese Kraft mit mir auf irgendeine Art kommuniziert. Wie eine Form des Tagträumens. In meiner Vorstellung hat mich diese Kraft damals gefragt, ob ich ihre Trägerin sein will. Das fand ich schon irgendwie unheimlich, denn es fühlte sich tatsächlich sehr real an. Ich hatte auch das starke innere Bedürfnis, eine Entscheidung treffen zu müssen. Deshalb habe ich alles Wundervolle, seit ich mit amazinamazinGRACE arbeite, Revue passieren lassen. All die Wunder, all das Bewirkte, die Leben, die ich verändern konnte und die Leiden, die gelindert wurden. Da wurde mir klar: Ich liebe diese Kraft. Ich liebe amazinGRACE. Damals habe ich auch zum ersten Mal gespürt, was es bedeutet sich selbst zu lieben, zum ersten Mal in meinem bisherigen Leben. Deshalb habe ich aus ganzem Herzen geantwortet – ja, ich will. Genau das möchte ich. – ›Dich zukünftig nur noch amazinGRACE widmen?‹, frage ich nach. Ich darf auch gerne Urlaub machen und gut essen gehen, mich amüsieren – das ist kein Problem.

Es ging mehr darum, ob ich bereit bin dieses Wachstum, was anschließend in mir und durch mich stattgefunden hat, wirklich zu ermöglichen – mit allem, was dazugehört. Wie dieses Camp in Indien. Es war der Moment, in dem ich mich von ganzem Herzen zu amazinGRACE bekannt habe. Und du wirst es nicht glauben, doch genau in diesem Moment, wie ein Zeichen, spielte das Lied ›Amazing Grace‹.«

Ich überlege kurz, bevor ich zweifelnd antworte: »Das klingt schon sehr abgefahren. Es fällt dem einen oder anderen sicher schwer, das zu glauben.«

Sie grinst: »Max, das kann ich gut nachvollziehen, ich konnte es selbst kaum fassen. Aber erlaube mir eine Gegenfrage. Hätte ich dir vor zwei Wochen gesagt, was dich hier genau erwartet, hättest du dann nicht dasselbe gesagt?«

Schachmatt. »Guter Punkt, Neti. Wenn ich eines hier gelernt habe, dann, dass nichts unmöglich ist.«

Wieder grinst die berühmte Heilerin: »Genau, Max. Wer das Wunder wählt, den wählt das Wunder.«

Mit diesen bedeutungsvollen Worten im Kopf folge ich etwas melancholisch den anderen in Richtung Hotel. Dort angekommen, setze ich mich ein wenig bedröppelt in den Innenhof. Der letzte Abend in Pondicherry. Ich hätte wirklich nicht gedacht, dass mir Indien so ans Herz wachsen würde! Oder die Heiler!

Es war eine unglaubliche Zeit und ich kann mich auf Anhieb nicht erinnern, wann ich zuletzt in so angenehmer und harmonischer Gesellschaft gewesen war. Trotz der großen Gruppe gab es nie Streit, keine Diskussionen oder sonstigen Ärgernisse. Einfach ein friedvolles Miteinander. Dank Gerhard und Thomas, meiner Männerclique, hatte ich sogar überraschend viel Spaß. Auch unsere ›Mädels‹ im Hotel, Martina, Eva, Marianne, Angelika, Manuela, Marion, Gerti und Christine, haben ihren Beitrag dazu geleistet, dass wir immer eine gute Zeit hatten. Ich hoffe inständig, dass ich niemanden vergessen habe. Bei mehr als 30 Leuten ist es nicht ganz leicht, alle Namen zu behalten. Da hattet ihr es mit mir deutlich leichter. Nur ein Name, und von dem habe ich euch sogar die Kurzform mit drei Buchstaben angeboten. Not a fair deal.

Plötzlich reißt mich Marianne aus meinen Gedanken. Ob ich denn mit den anderen in den Ashram möchte, um das Grab von Aurobindo zu besuchen? Da lasse ich mich natürlich nicht zweimal bitten.

Am Ashram müssen wir uns wie gewohnt unserer Schuhe entledigen und mehrfach versichern, dass unser Mobiltelefon ausgeschaltet ist. In einer langen Schlange geht es dann Schritt für Schritt in den Innenhof. Natürlich weiß ich nicht wirklich, was zu tun ist. Woher auch? Aber es ist wie so oft im Leben, sich die Unwissenheit nicht anmerken lassen und das tun, was die anderen machen. Das ist bestimmt nicht der beste Rat, den ich hier gebe. Aber manchmal geht es eben nicht anders.

Ich folge also den Menschen vor mir zu einem eindrucksvoll blumengeschmückten Schrein und berühre die Blüten. Erst danach erfahre ich von Marion, dass das das Grab gewesen ist. Genau das zu tun wie die Menschen vor mir in der Schlange, war tatsächlich sinnvoll und hat mich vor kulturell unangemessenem Verhalten bewahrt. Alles noch einmal gutgegangen. Aber es deutete für mich auch nichts auf eine Grabstätte hin. Es ist eine fremde Kultur, das meiste ist ungewöhnlich. So hat es mich wenig überrascht, wie andächtig die Menschen vor dem Blumenschrein standen. Na gut, so betrachtet hätte ich es mir vielleicht doch denken können ...

Zurück auf den belebten Straßen Pondicherrys dauert es nicht lange, bis uns Bettler und Straßenverkäufer ansprechen. Das Gespräch mit einem Bettler ist dabei überaus aufschlussreich. Er berichtet mir von Deutschland und Mumbai und scheint eine feste Meinung zu beidem zu haben. Als ich ihn deshalb frage, ob er dort gewesen sei, verneint er dies. Aber er kenne Deutschland und Mumbai aus Filmen. Es macht wirklich den Eindruck auf mich, als reiche ihm das. Als wäre es nichts Ungewöhnliches, seine Meinungen und Eindrücke aus Filmen abzuleiten und diese daraus entstandene Meinung nicht in Frage zu stellen. Man kennt irgendeinen Ort, weil man einen Film darüber gesehen hat. Andererseits, was bleibt ihm schon übrig? Wie sollte er sonst mehr erfahren? Sein Leben spielt sich in Pondicherry ab. Ohne digitale oder echte Möglichkeiten zu reisen. Wie ihm ergeht es Milliarden von Menschen in vielen Ländern. In diesem Moment wird mir erneut klar, wie leicht Menschen durch Bilder zu manipulieren sind. Kontrolliere ihren Zugang zu Informationen und du kontrollierst sie. Gegebenheiten, die wir in westlichen Ländern bestenfalls aus dem Geschichtsunterricht kennen, sind in Schwellenländern wie Indien Standards. Wenn nur wenige Informationsquellen verfügbar sind, muss man sich eben auf diese stützen. So leicht ist das.

Doch die Indienreise ist auch aus einem anderen Grund überaus spannend. Mit leuchtenden Augen habe ich immer meine Psychologie-Vorlesungen über den Behaviorismus verfolgt. Der Behaviorismus betont, wie sehr wir durch unsere soziale Umwelt geformt werden.

Vermutlich gibt es wenige Regionen, die das so sehr verdeutlichen wie Indien. Die Menschen hier sind komplett anders. Sie leben im Gegensatz zu uns in einer kollektivistischen Kultur. Hier zählt das Miteinander, die Gruppe als Ganzes. Der Einzelne steckt dafür gegebenenfalls zurück. Im Vordergrund steht der soziale Verbund.

Anders ist das bekanntermaßen bei uns im Westen, wo Kinder von klein auf gesagt bekommen, sie könnten alles erreichen, sie seien etwas Besonderes. Das heißt aber im Umkehrschluss, dass die meisten anderen nichts Besonderes sein können, denn sonst würde sich der Einzelne ja nicht hervorheben. Die freie Entfaltung steht in unserer individualistischen Gesellschaft im Vordergrund. Das Individuum, das Ich, mit vielen Auswirkungen auf unser Gesellschaftsmodell.

Doch zurück zum Behaviorismus. Wie sehr wir durch unsere soziale Umwelt geformt werden, merke ich bei jeder Begegnung mit den Menschen hier. Hätte ich eine andere Persönlichkeit, wenn ich beispielsweise in Indien aufgewachsen wäre? Mit Sicherheit. Zweifelsfrei. Wie radikal der Einfluss der verschiedenen Umwelten ist, führt mir diese Reise noch einmal in aller Deutlichkeit vor Augen. All die Theorien und Modelle meines Psychologie-Professors werden jetzt real. Es ist eine tiefere Art von Verständnis. Es ist ein wirkliches Erleben.

Was man in den Straßen Pondicherrys nicht alles lernt. Mit einer gewissen Neugier beobachte ich die verschiedenen Verkäufer in den Straßen. Sie alle haben die gleichen Waren, die sie vor allem an Touristen verkaufen wollen. Interessant ist aber ihre unterschiedliche Herangehensweise, vom plumpen Anpreisen der Ware bis hin zu ausgeklügeltem Small Talk und Reisetipps. Nur zu gerne wüsste ich, wer diese Woche den meisten Umsatz gemacht hat. Von Themen der Betriebswirtschaftslehre bis zur Psychologie, hier kommt jeder aufgeschlossene Beobachter auf seine Kosten, und ich hoffe, selbiges gilt auch für die Straßenverkäufer.

Nach diesem lehrreichen Ausflug starten wir wieder zurück ins Hotel, um uns frisch zu machen für den letzten Abend. Ich bin mit Thomas, seiner bezaubernden Freundin Martina, Gwenn und Annette zum Dinner verabredet. Im Hotel treffe ich noch unseren Hotelmanager, den freundlichen

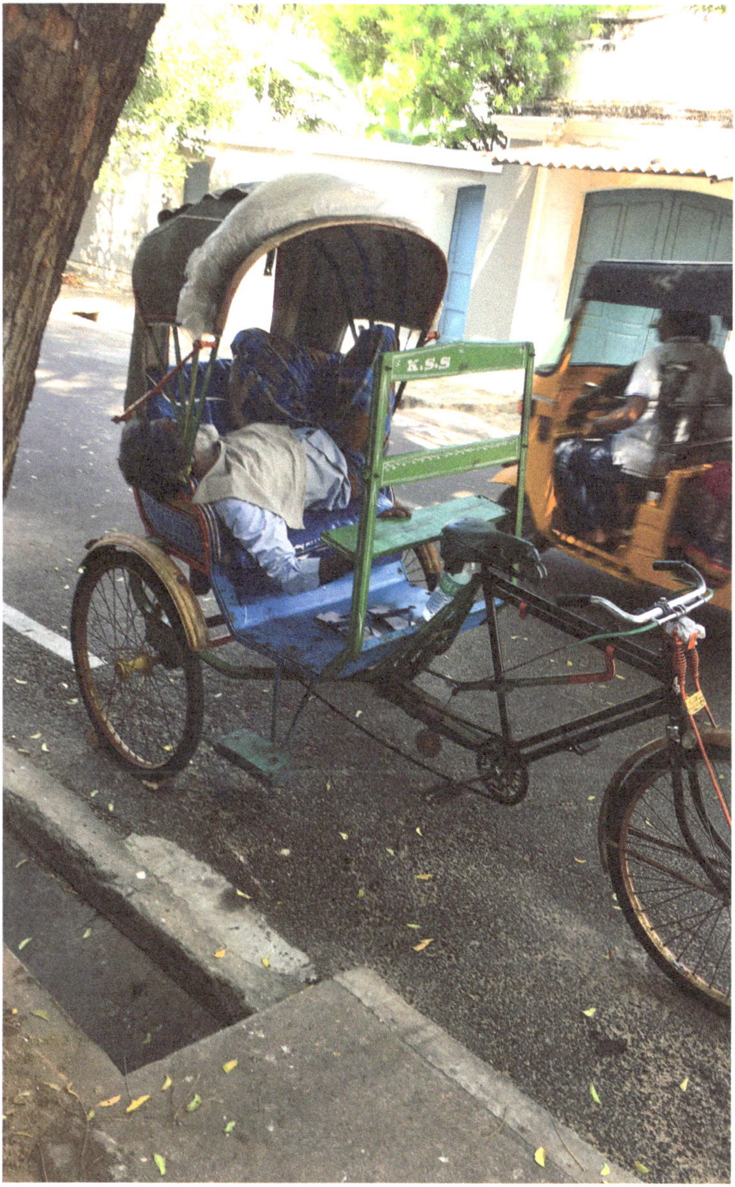

Indische Gemütlichkeit auf dem Weg in die Innenstadt

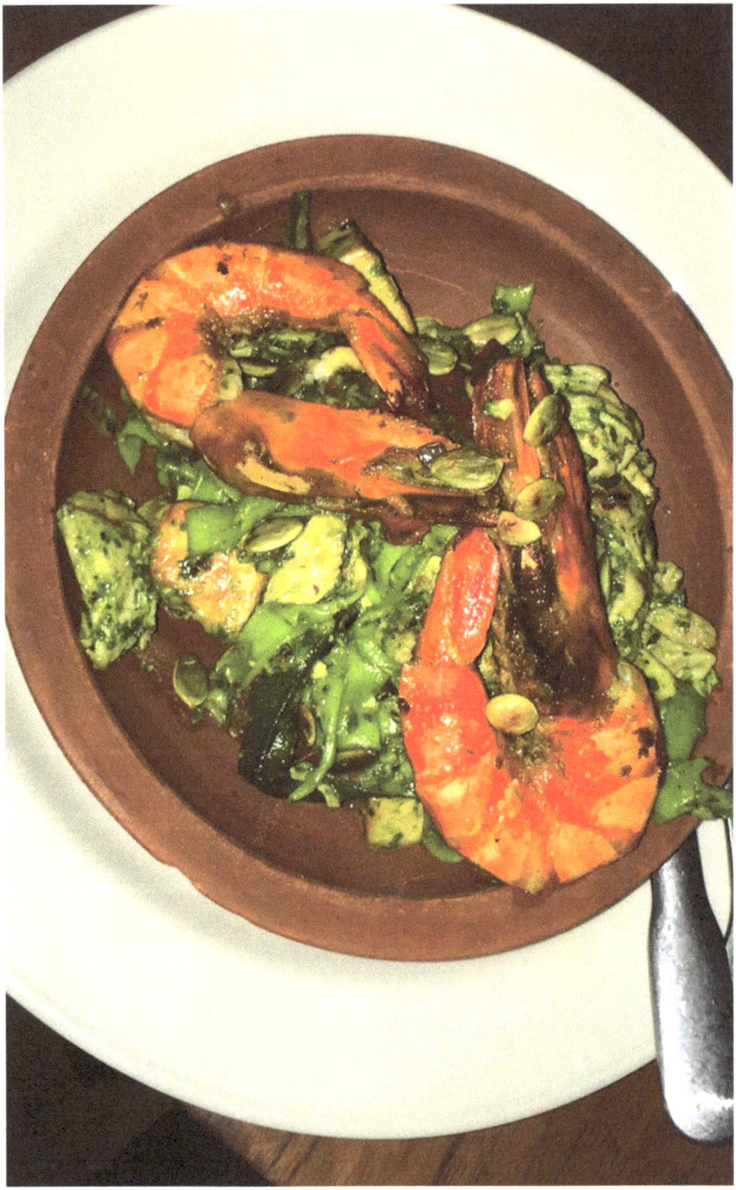

Marokkaner. Er wollte es sich nicht nehmen lassen, sich noch persönlich zu verabschieden. Wirklich ein entspannter Typ, was haben wir die letzten zehn Tage nicht alles über das Leben, die Musik und auch die Frauen philosophiert. Seine lockere Art ist dabei wirklich inspirierend, sie steht stellvertretend für das Lebensgefühl in Pondicherry, hier ist alles halb so wild.

›Wird schon werden. Einfach nicht aufregen, keep calm!‹ Hoffentlich kann ich mir diese Eigenschaft auch aneignen. Sie wäre ein wertvolles Urlaubsmitbringsel.

Im weißen Hemd mit klassischem Kent-Kragen, schwarzer Hose und dunklen Slippern geht es los. Wir treffen uns in der bekannten Rue Romain Rolland im Café Coromandel in einer prächtigen Kolonialstilvilla samt Palmengarten, die auch ein hervorragendes Restaurant beherbergt. Wir waren bereits vor einigen Tagen dort, wo wir in den Genuss der Mathematik-Rätselaufgabe gekommen waren. Ich hatte dort ein eigenes Gericht kreieren lassen, das meine Vorstellung sogar noch übertraf.

Als ich auch an diesem Abend dem Kellner meinen Wunsch erkläre, hausgemachte Tagliatelle mit Spinat, Kürbiskernen, Gambas und Hähnchenbrustfilet, werden aus einer Bestellung vier. Klingt überzeugend, so der O-Ton. Die Damen gönnen sich dazu noch eine Flasche Wein. Von unserem Platz auf der Veranda überblicken wir den gesamten Palmengarten. Es ist so wunderschön hier.

Langsam, aber sicher realisieren wir, dass wir es geschafft

haben. Das Camp ist absolviert, mit allem, was dazugehört. Das Camp selbst verlief, inmitten von zahlreichen Herausforderungen, ohne Zwischenfälle und erfolgreicher als gedacht. Wir sind seit knapp zehn Tagen hier, die Zeit verging wie im Flug. Jetzt genießen wir unseren letzten Abend, wahrlich ein Genuss. Das milde Abendklima, das tolle Flair und selbstverständlich die gute Gesellschaft. Auch heute hat Annette wieder spannende Geschichten aus ihrer Zeit als afrikanische Prinzessin parat.

Ihr Einblick in die afrikanische Seele ist überaus aufschlussreich. Sie berichtet mir von den politischen Gegebenheiten vor Ort und den offiziellen Reisen mit ihrem Mann, dem Kronprinzen, als Prinzessin an seiner Seite. Dokumentationen sind das eine, aber Erzählungen von Insidern unbezahlbar. Annette ist eine wundervolle Gesprächspartnerin.

Nachdem die Damen ihre Flasche Wein geleert haben, steigt der Tatendrang der Gruppe. Abenteuerlustig machen wir uns auf ins Innere der Kolonialstilvilla. Hohe Decken, Kronleuchter, Stuck, alles sehr charmant. Es mag eine politisch zweifelhafte Epoche gewesen sein, doch die Architektur und der Stil jener Zeit sind einmalig. Das verleitet unsere reizenden Damen zu einem spontanen Fotoshooting an der verspiegelten Bar des Restaurants. Wir haben alle sichtlich Spaß und die Kellner lachen, hoffentlich mit und nicht über uns.

Nach diesem feuchtfröhlichen Vergnügen bedarf es einer weiteren Stärkung. Glücklicherweise bietet das angeschlossene Café eine große Auswahl an Kuchen. Wir sind uns alle einig, dass am letzten Tag ein wenig gesündigt werden darf. Immerhin warten bald Wochen des Verzichts auf uns, um die »Indien-Pfunde« wieder loszuwerden. In meinem Fall sind das einige, sechs oder acht, und das in zehn Tagen. Wie ich das geschafft habe, ist mir ein Rätsel. Vielleicht hat meine neu entfachte Liebe für ›Baked-Peanut-Butter-Cheese-Cake‹ etwas damit zu tun? Aber nur vielleicht.

Es ist spannend, wie die anderen das Camp erlebt haben. Für Thomas und Martina war es eine tolle Selbsterfahrung der eigenen Heilkräfte. Durch die vielen Heilerfolge seien sie selbstbewusster in Bezug auf die eigenen Fähigkeiten geworden, berichten sie mir. Martina war davor noch ein we-

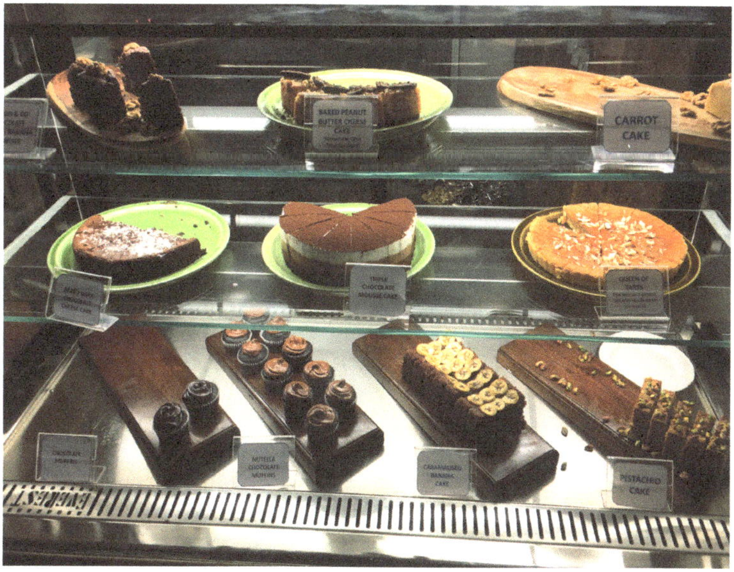

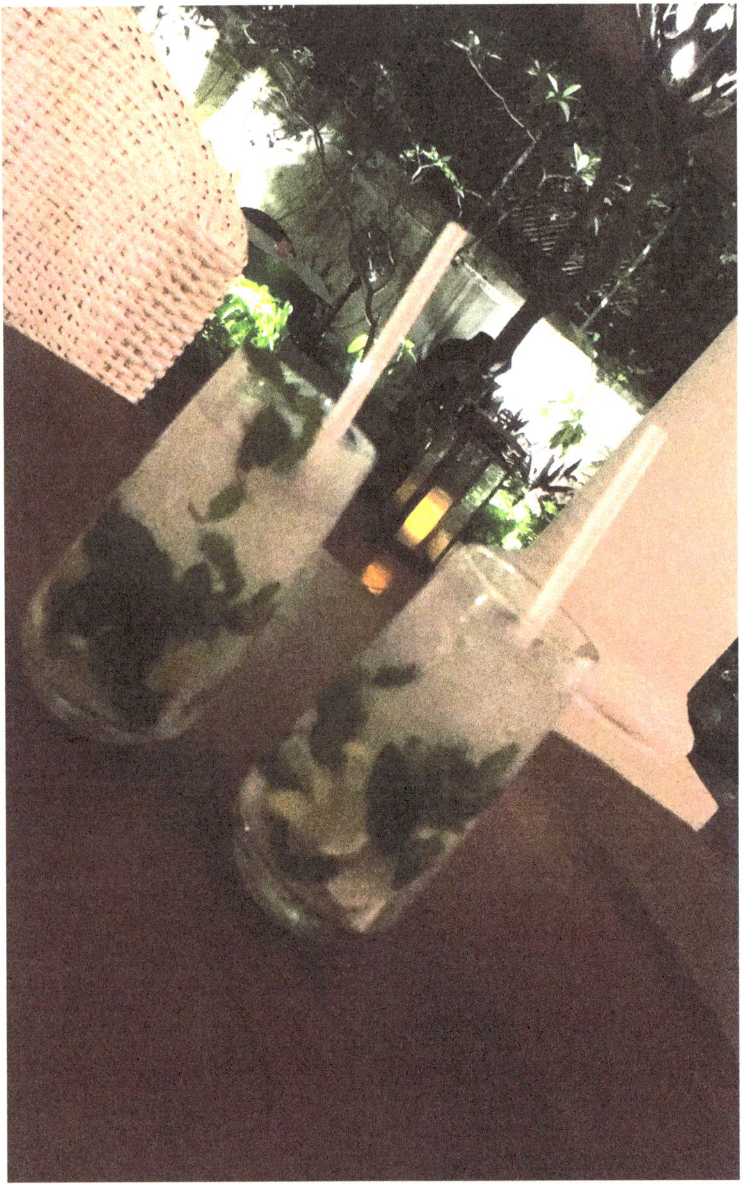

Zum Abschluss des Camps: Der beste Mojito der Stadt

nig unsicher gewesen. Jetzt fühlt sie sich mit Leib und Seele als Heilerin. Sie liebt es. Das sieht man am Leuchten ihrer Augen, sobald sie von ›ihren Esperenten‹ berichtet. Während des Camps hat sie sich abseits der regulären Heilstationen um Sonderfälle gekümmert, darunter beispielsweise Prabhats Familie. Dabei hat sie ganz unterhalb des Radars und der allgemeinen Wahrnehmung in einem separaten Raum Bemerkenswertes geleistet. Martina ist eine tolle Heilerin und liebgewonnene Freundin. Was habe ich mit ihr gelacht! Sie und Thomas haben mich bereits zu sich nach Bad Endorf eingeladen. Die beiden sind einfach klasse.

Auch mit Gwenn habe ich während des Camps viel Spaß gehabt. Leider war sie die ersten Tage mit Annette im Krankenhaus bei Zita, sodass wir uns erst spät richtig kennengelernt haben. Aber es war immer sehr lustig mit ihr. Wir beiden waren sozusagen die ›Youngsters‹, das schweißt zusammen. Bei solchen Gesprächspartnern am Tisch wundert es wohl kaum, dass die Stunden nur so dahinfliegen.

Wir haben bereits unsere Rechnung beglichen, als Annette einen weiteren Absacker vorschlägt. Nur noch einen schnellen Drink. Großartige Idee. Hatte ich mich an diesem Abend bisher mit Alkohol zurückgehalten und mich stattdessen an Cola gehalten, darf es jetzt zum Abschied ein Mojito sein. Mein Lieblingsdrink. Es ist der Beste, den ich je getrunken habe. Ob das an den Umständen liegt?

Ich wette, Annette war in ihrer Jugend ein wilder Feger, wie man damals sicher gesagt hat, mit einer ausgeprägten ›Einer-geht-noch-Philosophie‹. Die Art Mensch, um die sich die Party herum abspielt, mit Gute-Laune-Garantie. Während unserer letzten Stunde im Café Coromandel haben wir noch sehr viel gelacht. Leider sind Thomas und Martina bereits ins Hotel gegangen, aber so sind verliebte Pärchen eben.

Gegen Mitternacht machen auch wir uns auf. Natürlich begleite ich die Damen noch zu ihrem Hotel La Villa einige Straßen entfernt.

Danach geht es auch für mich ab ins Bett. Doch nicht, bevor ich noch eine Weile die Straßenhunde beobachtet habe. Tagsüber faul und träge, erwachen sie nachts und streunen laut bellend durch die Straßen. Faszinierende Tiere.

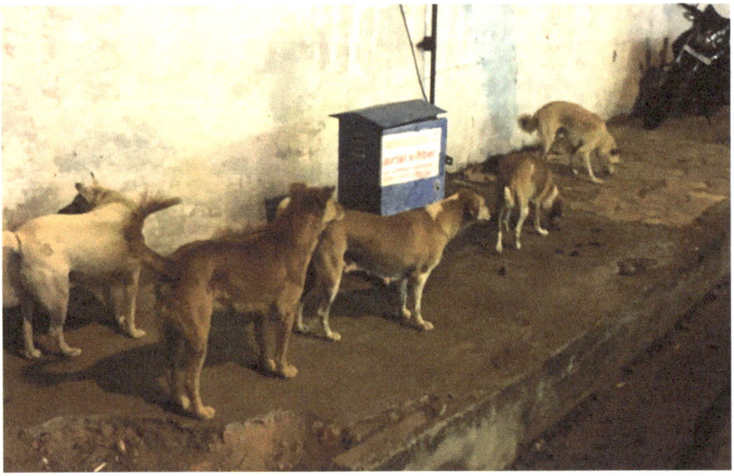

Straßenhunde bei Nacht in Pondicherry

Als ich endlich in meinem Zimmer bin, ist es fast ein Uhr nachts. Was soll's, denke ich mir. Auf der morgigen Reise kann ich schlafen, jetzt gilt es erst einmal die Koffer zu packen, auch wenn ich darauf gar keine Lust habe. Es kommt mir vor wie gestern, dass ich zu Hause beim Packen das Moskitonetz vergaß und nochmals quasi von vorne beginnen musste. Die Zeit verging so unglaublich schnell, wenngleich oder gerade weil wir so vieles erlebt haben. Ich kann mich immer noch nicht des surrealen Eindrucks des Ganzen erwehren.

Wir schreiben Januar, sind an einem exotischen Flecken ganz woanders auf der Welt, bei über 30 Grad mit 33 Heilerinnen und Heilern plus Entourage, die während der vergangenen Tage Revolutionäres geleistet haben. Hunderte Menschen geheilt, Tausende inspiriert, durch den direkten Einfluss auf das familiäre und soziale Umfeld. Ist das wirklich passiert? Ein wenig wirkt alles wie im Film oder in der Erzählung aus einem Geschichtsbuch. Doch dieser Gedanke ist nicht allzu weit von der Realität entfernt. Der Film wurde tatsächlich während dieser Tage gedreht, mein Reisetagebuch ist in der Entstehung, und vielleicht hält dieses Abenteuer tatsächlich Einzug in die Geschichtsbücher.

Bis dahin tragen die Menschen Pondicherrys, ich, und die 33 Heiler die Ereignisse der letzten Tage in ihren Herzen. So viel ist sicher!

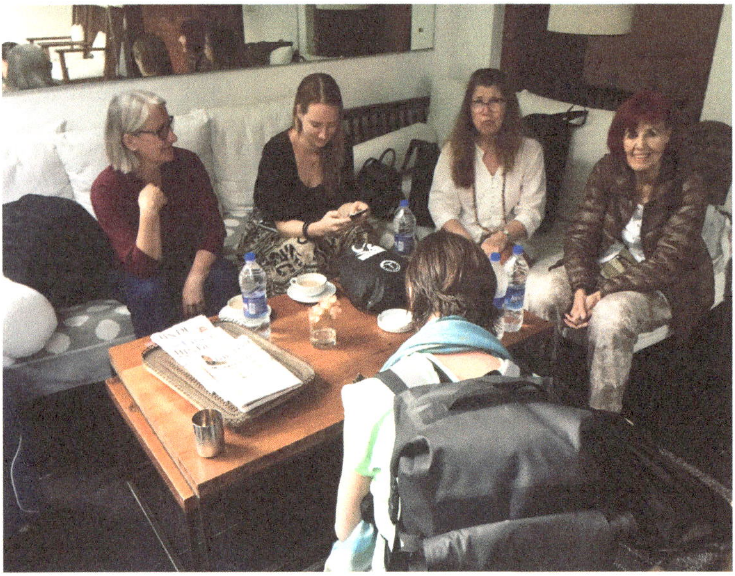

Freitag, 12. Januar:
Time to say goodbye

Guten Morgen, Pondicherry! Auch an diesem Morgen bescherst du mir einen sonnigen Start in den Tag. Heute heißt es schweren Herzens Abschied nehmen. Du warst ein so wundervoller Gastgeber, liebes Pondicherry. Ich durfte deine belebten Straßen entdecken und deine Einwohner ein wenig kennenlernen. Meine lieben Weggefährten haben Heilung und Inspiration gebracht und dafür so viel Dankbarkeit bekommen. Wir sind nicht dieselben wie vorher, wenn wir dich heute verlassen. Noch in Jahrzehnten wird unsere Zeit hier in Erinnerung bleiben, zumindest in unserer eigenen. Ich habe eine Szene vor Augen, wenn ich als alter Mann meinen Enkeln von diesem Abenteuer berichten werde.

Pondy, du hast einen Platz in meinem Herzen, ebenso die 33 Heiler und ihre Begleitung, die dieses Abenteuer möglich gemacht haben. Es war eine tolle Zeit mit euch und ich freue mich sehr über die Gewissheit, mit den Do ut Des-Heilertagen, die Neti veranstaltet, eine Plattform zu haben, euch jährlich wiederzusehen. Wisst ihr noch, damals in Indien? Der Alltag holt einen nur zu schnell wieder ein, doch das Healing Camp wird unvergesslich bleiben. Ihr bleibt unvergesslich. Eure Taten bleiben unvergesslich. So ganz verstehe ich noch nicht, wie all diese Heilungen geschehen konnten. Doch ich weiß, was ich dieser Tage gesehen habe. Hunderte Male! Strahlende Menschen, glückliche Menschen, dankbare Menschen – weil ihr sie geheilt habt, mit amazinGRACE.

Als wir an diesem Morgen wie gewohnt gemeinsam frühstücken, haben alle bereits ihre Koffer zum Eingangstor des Hotels gebracht.

Das dominierende Thema bei unserem letzten petit déjeuner ist die grenzenlose Dankbarkeit der Esperenten. Zum Abschied gibt es noch einmal Geschenke, Einladungen, herzliche Umarmungen und Danksagungen. Für alle, die da waren, braucht es keine Studienergebnisse, um zu wissen, was in den letzten Tagen bewirkt wurde. Denn es geht weit über das in der Studie Messbare hinaus.

Deutlich verspätet und überfüllt erreicht uns der Bus mit den Heilern aus den anderen Hotels. Dort ist nicht mehr genug Platz für uns, weswegen ein zweiter Bus zu uns unterwegs ist. Glück für uns, wie sich ca. eine halbe Stunde später herausstellt. Bequemer und in einem für indische Verhältnisse ausgesprochen guten Zustand rollt unser Gefährt daher. Hoffentlich bekomme ich einen Sitzplatz, denke ich mir, während ich unseren Damen selbstverständlich den Vortritt lasse. Ein letzter Blick fällt in Richtung der grünen Straßen Pondicherrys.

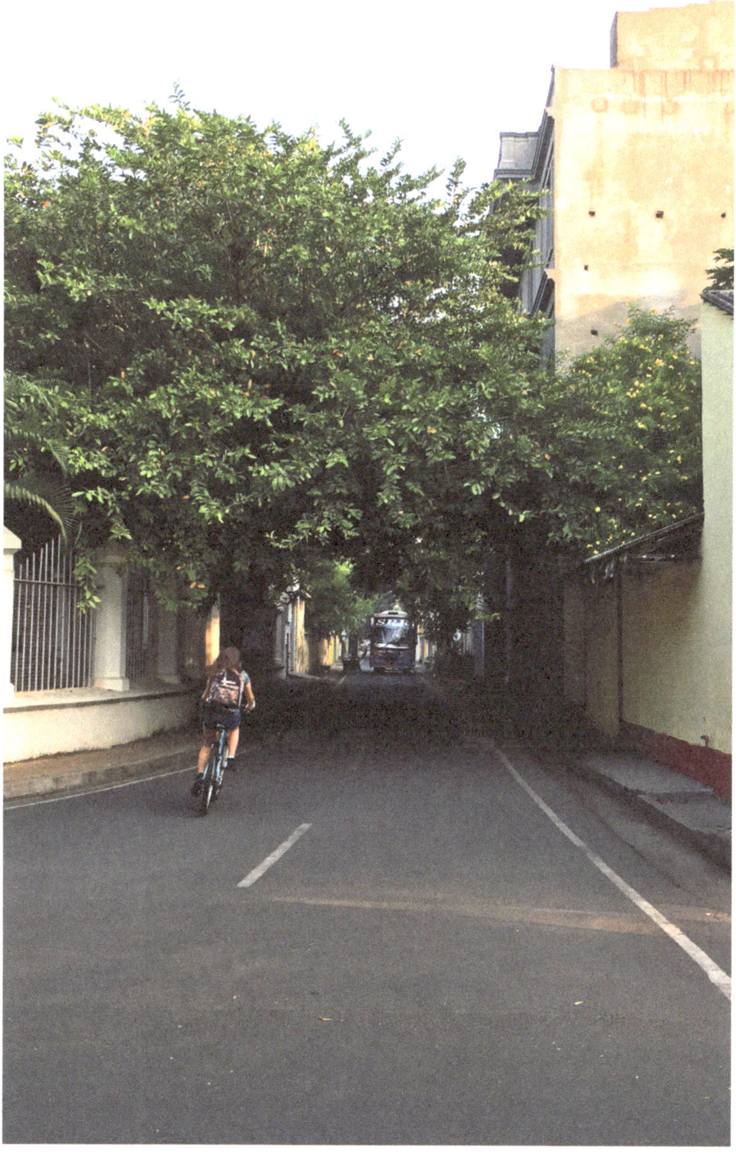

Die grünen Straßen Pondicherrys

Beim Betreten des Busses winkt mir meine Freundin Annette bereits zu und verweist auf den freien Platz neben sich, den sie extra für mich freigehalten hat. Nach dem Losfahren komme ich in den Genuss weiterer spannender Geschichten aus ihrem früheren Leben. Nur damit hier kein falscher Eindruck entsteht, ich bin die treibende Kraft dahinter, mit meiner unstillbaren Neugier. Als Journalist erkenne ich eine gute Quelle, und als ehemalige Prinzessin verfügt sie darüber allemal. Sie kann mir berichten, was ich in keinem Buch nachlesen kann – abgesehen von ihrem Lebensbuch. Eine tolle Lektüre.

Als wir die Stadt verlassen, fällt mir erneut auf, dass ich wieder keine einzige Ampel in Pondicherry gesehen habe. Zunächst hatte mich das nicht so sehr verwundert, unser Hotel und das Auditorium lagen nahe am Strand in einem relativ verkehrsberuhigten Bereich. Doch auch sonst gibt es offensichtlich keine, oder ich habe alle Ampeln übersehen. Dafür sollte ich am letzten Tag endlich einen der berüchtigten überfüllten indischen Züge sehen. Um es auf den Punkt zu bringen, sie sind tatsächlich überfüllt bis zum Gehtnichtmehr und ich habe so meine Vermutung, dass hin und wieder Passagiere während der Fahrt einfach herausfallen. Verrücktes Indien. Incredible India!

In Chennai angekommen, zeigt sich Indien von seiner weniger beschaulichen Seite. Die Millionenmetropole kämpft, wie viele Regionen des Subkontinents, mit Übervölkerung, Armut und einer maroden Infrastruktur. Die Straßen sind von

Schlaglöchern durchzogen, die belebten Häuser und Gebäude scheinen baufällig. Auf den Straßen liegen Bettler, die sich nur durch Herumliegen von den anderen Passanten unterscheiden. Es ist genau dieser Eindruck von Indien, der in der westlichen Welt verbreitet ist, und dennoch ist es etwas komplett anderes, dies alles mit eigenen Augen zu sehen.

Berüchtigt ist auch der Verkehr. Eine klare Syntax, ein Regelwerk oder Ähnliches lässt sich nur schwer erkennen. Das Überleben des Stärkeren scheint mir die dominante Strategie zu sein.

Vom Ortsschild Chennais bis zum Flughafen dauert es noch einmal anderthalb Stunden quer durch Slums und vorbei an

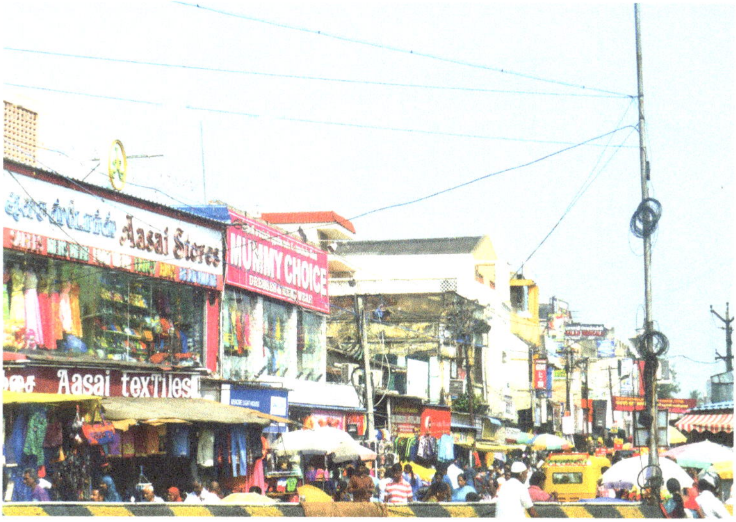

Chennai, auf dem Weg zum Flughafen

funkelnden Kaufhäusern. Diese Strecke sind wir wahrscheinlich bei der Ankunft auch schon gefahren, doch bei Tag ist es noch eindrucksvoller. Die Vollversion sozusagen, im Vergleich zur Lightversion bei Nacht. Gut, dass wir nach der Ankunft die Lightversion hatten, denke ich mir schmunzelnd. Es ist schon ein heftiger Anblick.

In diesem Moment erscheinen mir die meisten meiner Probleme in der Heimat geradezu lächerlich. Das erinnert mich an Maslow und seine berühmte Pyramide, in der er die menschlichen Bedürfnisse hierarchisch staffelt. Sie stammt ursprünglich aus der humanistischen Psychologie, ist inzwischen Standard in den Sozialwissenschaften und besagt, dass unsere Bedürfnisse gestaffelt sind. Schrittweise nähern wir uns

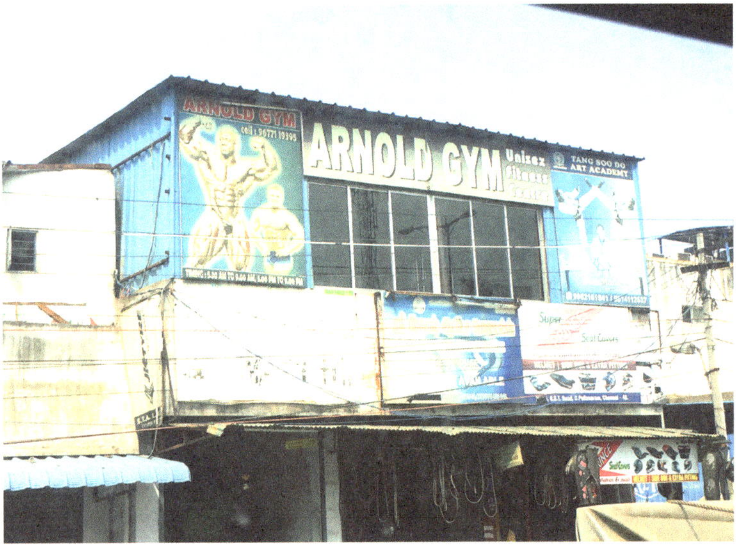

immer höheren Bedürfnissen. Erst hegen wir Existenzbedürfnisse wie Nahrung beispielsweise, dann kommt das Bedürfnis nach Sicherheit, bevor wir nach höheren Bedürfnissen streben: sozialen Kontakten, Anerkennung, Wertschätzung, Selbstverwirklichung, und so weiter.

In Deutschland führen wir ein so reiches Leben, dass unsere Bedürfnisse und Wünsche immer neue Höhen erreichen. Das Zweitauto sollte über eine Sitzheizung verfügen, der Fernseher über ein 3D-Bild, die Limonade sollte zuckerfrei sein und die Nachbarn werden im Idealfall mit eben erwähntem Auto eifersüchtig gemacht. Dabei vergessen wir zu oft, wie unser ständiger Wahn nach Konsum, nach immer mehr, uns völlig die Bodenhaftung verlieren lässt.

Eine Eigenschaft, die mich schon immer an anderen gestört hat, ist das ewige Meckern über Kleinigkeiten. Menschen, die sich an absoluten Nichtigkeiten aufhalten und sich darüber stundenlang empören. Empören über die Kinder, die beim Spielen lärmen, die Nachbarin, die zu laut durch ihre Wohnung läuft, über den Partner, der wieder keine Untersetzer benutzt hat, oder die viel zu lange Schlange an der Kasse im Supermarkt. Schattenseiten einer Überflussgesellschaft.

Indien hält uns einen Spiegel vor.

Am Flughafen Chennai angekommen, folgt erneut ein freudiger Tango mit der indischen Bürokratie. Offenbar mag man es dort nicht allzu digital. Familie Kappler-Müller-Wunderlich wird von Großmutter bis Enkeltochter nicht ohne Weiteres in die Abflughalle durchgelassen, da sie ihre Tickets lediglich digital mit sich führen, und nicht in ausgedruckter Form. Ebenso ergeht es mir. Ich mustere den Soldaten mit der stoischen Miene und dem vollautomatischen Maschinengewehr und beschließe nicht zu diskutieren, sondern seiner Anweisung Folge zu leisten.

Glücklicherweise gibt es im Freien, in den Flughafen dürfen wir nicht, einen Schalter unserer indischen Airline. Nach ewigem Hin und Her bekommen wir endlich unseren ausgedruckten Fünfzeiler, der ebenso wie mein digitales Ticket auf dem Handy bestätigt, dass ich ein Passagier bin. Endlich in der Flughalle angekommen, geselle ich mich zu den anderen Heilern, die in der Schlange vor dem Boardingbereich stehen.

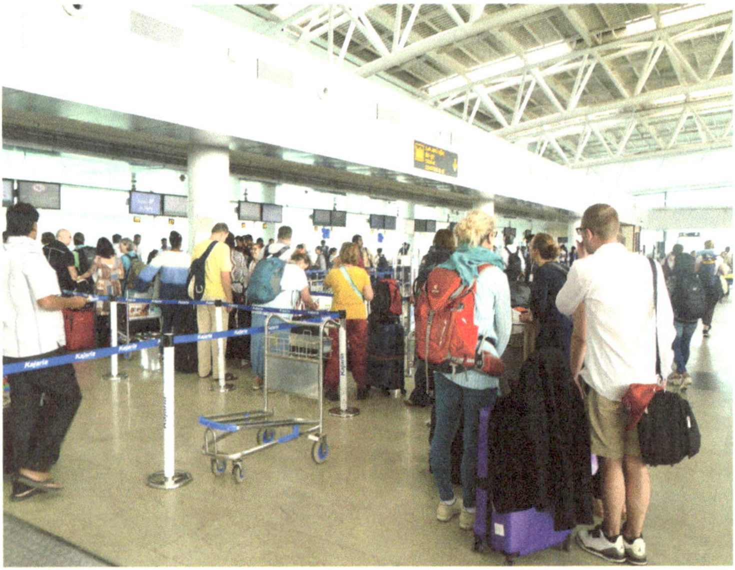

Nachdem ich dort ca. 20 Minuten mit allen anderen warte, fragt mich Christine plötzlich, ob ich denn schon mein Gepäck hätte checken lassen? Warum, wir sind doch im Boarding-Bereich? Das schon, aber die Koffer müsse man woanders, mitten im Terminal, durchleuchten lassen. Na toll. Zurück auf Start.

Eine halbe Stunde später ist der Koffer in einem fernen Teil des Flughafens durchleuchtet worden, damit ich ihn im anderen Teil des Terminals abgeben kann. Endlich stehe ich, natürlich wieder in einem anderen Bereich des Airports, vor dem Security Check. Dort stelle ich fest, dass Indien ein wesentliches Problem hat. Es ist ein Problem, an dem, wie ich vermute, die meisten Länder leiden. Es gibt einfach zu viele rücksichtslose Dumpfbacken, ohne den stärkeren Ausdruck zu benutzen, der mir zunächst in den Sinn kam.

Während ich gemeinsam mit einem sehr höflichen indischen Geschäftsmann anstehe, drängeln sich fünf Inder frech wie Oskar einfach vor uns. Zunächst dachte ich noch, das hätte schon irgendwo seine Richtigkeit. So dreist könne ja niemand sein, oder? Eben doch! Das erkenne ich, als der Geschäftsmann sie in perfektem Englisch höflich auf ihre Verfehlung hin anspricht. Die fünf Inder reagieren bewusst nicht, trotz dreimaliger Wiederholung. Dann lässt der Geschäftsmann, wie ich vermute, ein Schimpfwort auf Hindi fallen. Ich sehe ihn ein wenig fragend an. »Bastards«, übersetzt er für mich. Auf Englisch entgegne ich ihm, dass in Indien durchaus der Glaube an Karma bestehe. Damit war die Sache wohl geregelt. Der Geschäftsmann und zwei seiner Begleiter lachen.

Im Gegensatz zu den drei Geschäftsleuten habe ich nicht ganz verstanden, dass unser Slot just in diesem Moment schließt und ein anderer aber öffnet. Ich verstehe es erst, als die drei den Slot wechseln und mich zu sich rufen. Natürlich reihe ich mich hinter den Männern ein, auch wenn ich eben noch vor ihnen stand.

»No, no, please«, sagen sie und fordern mich auf, wieder meinen Platz vorne in der Schlange einzunehmen. Wirklich überaus anständig.

Danach erklärt mir einer von ihnen freundlicherweise noch die weiteren Schritte. Die seien relativ kompliziert und erfüllten den Zweck, meine Bordkarte nun drei Mal zu stempeln, von verschiedenen Kontrolleuren versteht sich. Das erinnert mich an meine Erfahrungen im Kaufhaus. Ich lache und antworte meinem höflichen Instruktor, dass in seinem Land offensichtlich gerne gestempelt werde. Wieder lacht die ganze Gruppe.

Der Geschäftsmann erklärt mir, dass es nötig sei, weil es Probleme in Indien gibt. Welche meint er wohl, Korruption? Ich entgegne ihm, jedes Land habe seine Probleme. In meiner Heimat Deutschland ist es das komplizierte Steuerrecht, das niemand so wirklich versteht und einen ganzen Berufsstand zwingend nötig macht. Ob wohl beides, das Stempeln in Indien und das komplizierte Steuerrecht in Deutschland, am Ende dazu dient, Arbeitsplätze zu schaffen? Diese Theorie behalte ich mal im Hinterkopf. Mal sehen, was Steuerberater Werner dazu sagt.

In jedem Fall zeigen mir diese Begegnungen erneut, wie unvollkommen unser Denken ist. Hätte ich nur das Erlebnis mit den fünf unhöflichen Männern gehabt, wäre die Versuchung wahrscheinlich groß zu verallgemeinern, ›Inder sind unhöflich‹. Das passiert so oft. Wir haben zwei oder vielleicht drei Erlebnisse, manchmal sogar nur eines und schließen daraus, dass alles so ist. Auch umgekehrt, wäre mir nur der höfliche Geschäftsmann begegnet. So durfte ich beides gleichzeitig erleben und kann einen überaus differenzierten Schluss daraus ziehen, ›Deppen und freundliche Menschen gibt's überall‹.

Tatsächlich kommt alles so, wie es mir der Geschäftsmann vorhergesagt hat. Am Security Check erhalte ich zwei Stempel, einen weiteren beim Verlassen des Security Checks, und am Gate sollte ich noch einen bekommen. Unglaublich. Doch bevor das Boarding beginnt, begegne ich noch Gerhard. Er ist auf der Suche nach etwas Essbarem und ich begleite ihn. Unser Handgepäck haben wir so lange bei unseren Damen gelassen. Nach zehn Minuten wird Gerhard sichtlich unruhig. Wir haben zwar noch lange Zeit bis zum Boarding, doch Gerhards Bestreben, immer (über-)pünktlich zu sein, macht sich nun deutlich bemerkbar. Diese innere Unruhe kenne ich bereits von ihm, Gerhard packt es einfach nicht, auch nur ein bisschen zu spät zu sein. Darin unterscheiden wir uns grundsätzlich, doch ich beneide seine Tugend. Ich bin nur einfach der Entspanntere, was das betrifft.

Als das Boarding dann tatsächlich beginnt und wir selbstverständlich pünktlich zugegen sind, kann ich es mir nicht verkneifen, das letzte Stempeln, durchgeführt von einem bewaffneten Soldaten, zu kommentieren.

»Was stimmt denn nicht mit mir, dass ich so oft abgestempelt werde?«, frage ich ihn.

Schmunzelnd verspricht er mir, dass es nun das letzte Mal für diesen Flug sei. Okay, sehr gut. Ein fünftes Mal würde ich das Ticket nur ungern aus der Tasche ziehen. Außerdem ist auf dem Ticket ja auch irgendwann kein freier Platz mehr. Es sieht ohnehin auch jetzt schon aus wie die Rückfront eines volltätowierten Rockmusikers.

Im Flugzeug bin ich ausgesprochen positiv überrascht von der großzügigen Dimensionierung der Sitzplätze. So viel Beinfreiheit findet man auf deutschen Inlandsflügen selten. Zugegeben ... eine derart veraltete Maschine findet man in Deutschland ebenfalls kaum.

Nächster Stopp, Mumbai! Dort trennen sich unsere Wege. Ein Großteil der Gruppe wird Neti nach Ganeshpuri folgen, um sich dort auf eine spirituelle Reise, eine Reise nach Innen zu begeben. Der Ort ist bekannt für seine Kraft. Dort hatte sie bereits viel Zeit verbracht, die vedischen Schriften studiert und ihre fundamentalen Erkenntnisse erhalten. Nun haben auch die Heilerinnen und Heiler die Gelegenheit, diesen spirituellen Ort kennenzulernen. Es ist der meditative Ausklang einer außergewöhnlichen Reise.

Plötzlich weckt mich mein Sitznachbar. Offensichtlich bin ich zuverlässig, wie immer nach dem Start, weggenickt. Leider mit den Fingern auf der Tastatur, sodass ich nun eine ganze Reihe sinnloser Buchstabenfolgen aus der Datei wieder herauslöschen muss. Doch zuerst lasse ich natürlich meinen indischen Sitznachbarn aufstehen, der offensichtlich auf die Toilette gehen möchte.

Links von mir zeigt sich ein bezauberndes Bild: drei unserer verehrten Heilerinnen schlafend mit Kopftuch. Natürlich kann ich nicht wiederstehen, ein Foto zu machen, doch ich sehe an dieser Stelle davon ab, es veröffentlichen zu lassen. Auch wenn es schwer ist zu widerstehen.

Als der Mann neben mir zurückkehrt, fragt er mich, wo ich denn herkomme. Ich erzähle ihm von den Erfahrungen der letzten Tage. Er hört gebannt zu. Natürlich möchte nun auch ich den Grund seiner Reise erfahren. Er habe gemeinsam mit seiner Frau seine Tochter in Chennai besucht. Die sei etwa in meinem Alter und noch unverheiratet, wie er mir versichert. Was er mir damit wohl sagen will? Dann bekomme ich noch ein Foto zu sehen. Wirklich hübsch, bekräftige ich ihn. Woher sie kommen, möchte ich wissen. Direkt aus Mumbai. Wir unterhalten uns noch eine Weile über das Leben dort. Am Ende laden mich die beiden sogar noch zu sich nach Hause zum Abendessen ein. Sehr herzliche Menschen. Solche Begegnungen lösen in mir etwas aus. Es ist ein ähnliches Gefühl wie das, welches die Heiler Tag für Tag in mir initiiert haben. Menschen wie sie machen die Welt zu einer besseren.

Am Flughafen der 21-Millionen-Metropole angekommen, erwartet uns ein erstaunlich modernes Gebäude. Wir versammeln uns, um gemeinsam weiter zum Abholband unserer Koffer zu gehen. Was dann passiert, ist der unglaublichste Moment meines Lebens, und hätte ich es nicht selbst erlebt, würde ich es nicht glauben. Doch es ist wirklich so geschehen!

Beim Betreten der großen Halle des Flughafens in Mumbai, vernehme ich im Hintergrund leise Musik. Mir wird ganz komisch. Die Melodie, die aus den Lautsprechern des Flughafens sanft ertönt, ist bekannt. Es ist das Lied Amazing Grace! Wir, die ganze Gruppe, sehen uns mit ungläubiger Verwunderung und leuchtenden Augen an. Unglaublich! So unglaublich wie die letzten Tage selbst.

Mich überkommt wieder eine Gänsehaut. Es ist das bewegende Happy End einer lebensverändernden Reise. Auch für mich.

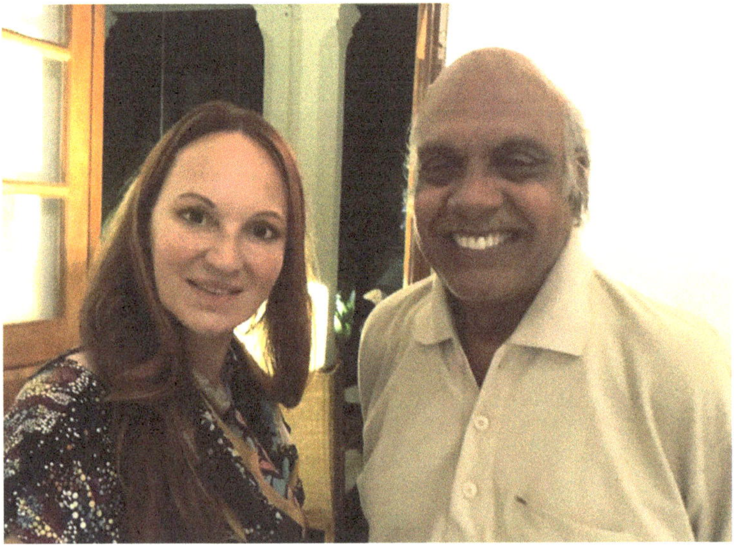

Neti und Prabhat

Mittwoch, 17. Januar 2018:
Abschließendes Interview mit Annette Müller

Es sind nun einige Tage vergangen. Noch immer sind meine Erlebnisse, die ich in Indien hatte, schwer zu begreifen. Wie war das alles möglich? Wie konnten solche Heilerfolge geschehen?

Mit diesen Fragen wende ich mich an Neti. Sie hat diese Heilmethode entwickelt. Wenn mir jemand diese Fragen beantworten kann, dann sie. Zurück in Deutschland, besuche ich sie deshalb in Frabertsham, an der École SAN ESPRIT. Im gemütlichen Wintergarten der Villa gibt sie mir das finale Interview. Es geht um die eine zentrale Frage nach dem ›Wie‹.

»Wenn du wissen möchtest, wie das alles möglich ist, muss ich zunächst etwas zu den Heilern sagen, die im Camp tätig geworden sind. Sie alle wurden an unserer Schule ausgebildet. Wir versprechen, dass jeder Absolvent unserer Schule Heiler ist und heilen kann. Alles andere ist unmöglich, und in all den

Jahren ist es noch nie vorgekommen, dass jemand nicht heilen konnte.« Sie sagt dies wieder mit einer verblüffenden Selbstsicherheit, so dass ich einhake: »Das erinnert mich an deine Antwort auf meine Frage in Indien, als ich die Möglichkeit ansprach, dass eventuell keine Heilung geschehen würde. Mit dem Stein im Wasser.«

»Genau so ist das«, bestätigt sie, »wen wir unterrichten, der wird heilen können, genauso wie er nass wird, wenn er im Wasser baden geht.«

»Das klingt so, als würde da kein Weg daran vorbei führen, und gleichzeitig vermute ich, dass dies an anderen Ausbildungsstätten wohl nicht so selbstverständlich ist, oder?«

»Ja, das kann ich dir aus eigener Erfahrung bestätigen«, führt sie aus.

»Deshalb war die Teilnahme an diesem Healing Camp den Schülern und Absolventen unserer Einrichtung vorbehalten. Ich habe auch viele Anfragen von Heilern aus den verschiedensten Richtungen erhalten, die mitkommen wollten, als sie von dem Projekt gehört hatten. Aber diese Interessenten konnte ich natürlich nicht mitnehmen. Ich weiß ja nicht, was sie wirklich können oder was sie machen, und ich darf das Projekt und meine Glaubwürdigkeit nicht riskieren. Nach Indien konnte ich wirklich nur Menschen mitnehmen, für die ich guten Gewissens die Verantwortung übernehmen konnte, und das waren definitiv alle Schüler, die ihren Abschluss an der École gemacht hatten oder sich aktuell in der Ausbildung befanden.«

»Das macht Sinn,« merke ich dazu an, »kann ich nachvollziehen!«

»Doch nun zu den Heilkräften. Sie sind latent in allen Menschen vorhanden.« Neti erklärt: »Diese höhere Intelligenz des Menschen wird im Verlauf der Ausbildung aktiviert und kommt dann zur tatsächlichen Anwendung. Deshalb hat jeder, der dort im Camp gewirkt hat, auch Heilerfolge erzielt. Es geht dabei weniger um die Heiltechnik, sondern um das elementare Können. Wir lehren primär die Nutzbarmachung der inneren Kräfte – und keine Pseudorituale.

Das unterscheidet uns von anderen Heilmethoden, Heilsystemen und Schulen. Aber das muss man erleben oder sehen, so wie du während des Camps.«

»Allerdings, die Erfolge kann ich bestätigen, obwohl ich das nicht begreife,« werfe ich ein.

»Es ist auch sehr schwer zu fassen,« bestätigt sie, »genau deshalb lade ich Menschen ein, bei den Heilungen von Verwandten oder Freunden dabei zu sein und gebe ihnen somit die Gelegenheit, diese Wunder unmittelbar zu erleben. Darüber hinaus bieten wir an der École Schnupperkurse an. Dort kann sich jeder selbst ein Bild machen. So wie du. Was die Leute danach denken, bleibt ihnen überlassen. Aber unsere Vision bei SAN ESPRIT geht weit über das hinaus. Meine Inspiration ist seit jeher das Lebenswerk von Ignaz Semmelweis.«

»Semmelweis, ein bekannter Name, ein Frauenarzt ungarisch/deutscher Herkunft, nicht wahr?« Ich kenne ihn als Retter der Frauen, die reihenweise dem Kindbettfieber erlagen.

»Ja, er hat in Ungarn und Wien studiert und gewirkt.« Sie erläutert:

»Mit ihm hat die Entwicklung unserer heutigen Hygiene vor ca. 150 Jahren ihren Anfang genommen. Seine dazugehörige Theorie entwickelte er während seiner Tätigkeit in einer Wiener Klinik, als er die Ausbreitung von Infektionen durch schmutzige Hände und einen Mangel an Hygienemaßnahmen beobachtete. Darauf baute er seine bahnbrechenden Hypothesen auf, mit denen er bei den zeitgenössischen Vertretern der Schulmedizin auf starke Kritik stieß. Die damaligen Ärzte und Professoren stempelten seine Ansätze als unwissenschaftlich ab, und so sollten noch viele Millionen weitere Menschen an mangelnder Hygiene sterben, eine der häufigsten Todesursachen zu dieser Zeit, bevor seine Hypothesen zur anerkannten Theorie wurden. Später folgte eine wahrhaftige Revolution der Hygiene.

Semmelweis ist es zu verdanken, dass unsere medizinische Vorsorge heute dank der Errungenschaften der Hygiene und allem, das damit einherging und bis heute einhergeht, für eine massive Steigerung der Lebenserwartung sorgte. Es ist kaum abzuschätzen, wie viele Leben durch seine Entdeckung, wenn auch verspätet, gerettet werden konnten. Er hat unsere moderne industrialisierte Gesellschaft und Gesundheitsvorsorge in ihrer heutigen Form erst ermöglicht. So bauen sämtliche Errungenschaften der modernen Medizin, beginnend bei sterilen Operationssälen, die erst eine adäquate Behandlung von Kranken ermöglichen, auf Semmelweis' Entdeckungen und Vermutungen auf. Dabei war es für den Chirurgen selbst nicht im Entferntesten absehbar, wohin und zu welchen Folgeentdeckungen seine Hypothesen führen würden und welch enorme Ausmaße diese annehmen sollten.«

»Und da siehst du Parallelen?«, erkundige ich mich bei ihr.

»Genau«, erörtert Neti, »so ist es auch bei der Integration des energetischen Heilens in die moderne Medizin kaum absehbar, wohin dieser Schritt führen wird, wie vielen Millionen Menschen dadurch geholfen werden kann, und welche Folgeentdeckungen dadurch möglich gemacht werden.«

Das klingt ganz nach einer Visionärin, die ich gerade interviewe, das inspiriert mich. Ich möchte mehr wissen. »Was siehst du da in der Zukunft?«

»Für mich hat diese Geschichte große Symbolkraft«, philosophiert sie. »Ich bin der festen Überzeugung, dass das wissenschaftlich fundierte energetische Heilen in den nächsten 50 Jahren ein fester Bestandteil eines jedes gebildeten Haushaltes sein wird, so normal wie das Händewaschen selbst. Semmelweis' Geschichte, die nur eine von vielen ist, zeigt uns auf, wie fatal sich die Wissenschaft irren kann und führt uns die Bedeutung von Vordenkern vor Augen, die sich davon nicht entmutigen lassen und für ihre Vision einstehen. Für mich ist es die globale Revolution des Gesundheitswesens und der Gesellschaft als Ganzes. Durch die Herstellung von Medikamenten europäischer und amerikanischer Pharmakonzerne, die ihre Produktion in Schwellenländer mit geringen regulatorischen Standards, darunter Indien, verlagern, wird die Umwelt nachweislich und nachhaltig belastet. Damit geht die Entstehung gefährlicher multiresistenter Keime einher, eines der großen und wachsenden Probleme des 21. Jahrhunderts. Darüber hinaus sind Gesundheitssysteme auf der ganzen Welt überlastet, eine Versorgung der Bürgerinnen und Bürger kann in vielen Ländern nicht mehr vollumfänglich gewährleistet werden. Krankenhäuser sind regelmäßig am Limit und horrende Medikamentenpreise führen Gesundheitssysteme ganzer Volkswirtschaften in den drohenden Kollaps. Dort knüpft die Integration fundierten Geistigen Heilens in die medizinische Vorsorge an und hat das Potenzial einer enormen Entlastung auf globaler Ebene. Sie ist der nächste logische und bedeutende Schritt in der Entwicklung des Menschen, der Gesellschaft und der Evolution. Für mich steht der Mensch im Vordergrund. Gesundheit ist das höchste Gut eines jeden von uns.«

»Das weiß man aber erst, wenn man seine Gesundheit verloren hat und zurückzugewinnen versucht,« füge ich als Bestätigung zu dem hinzu, was sie gerade ausgeführt hat.

»Nicht nur das, also dass es Kranken hilft, wieder gesund zu werden. Im Allgemeinen sind gesunde Menschen weniger verzweifelt, weniger ängstlich und selbstbewusster, das macht Individuen weniger anfällig für die systematische Manipulation, von der wir ständig umgeben sind, sowohl durch wirtschaftliche Akteure als auch durch Medien und politische Agenden. Darüber hinaus haben gesunde Menschen eine positivere Einstellung zum Leben, mit enormen Auswirkungen für die Gesellschaft und das soziale Miteinander. Im Kern meiner Lehre steht das selbstverantwortliche Handeln eines jeden Menschen mit all seinen philosophischen Auswirkungen. Die Kraft des Geistes, die Entdeckung der eigenen Göttlichkeit, die Abkehr vom reinen Materialismus hin zu einer friedlicheren und besseren Welt. Diese Entwicklung strebe ich seit mehr als zehn Jahren an. Es läuft so vieles schief in der Welt, und es liegt an einem jeden von uns, den notwendigen Wandel herbeizuführen, oder es zumindest zu versuchen. Wir beginnen mit ›The Man In The Mirror‹, also bei uns selbst!«

Durch ihr Engagement in Indien ist Annette Müller ihren Zielen ein gutes Stück näher gekommen. Im Zuge der Studie vor Ort wurden über 300 Studienbücher ausgefüllt. Für die Vordenkerin geht es jetzt weiter nach Essen, wo sie in der Praxis von Frau Dr. med. Cordelia Schott den zweiten Teil der Studie durchführen wird. Unter ärztlicher Überwachung und unter Zuhilfenahme moderner bildgebender Verfahren wird die SAN ESPRIT-Gründerin das Heilpotential von amazinGRACE bei über 30 Studienteilnehmerinnen und -teilnehmern auswerten lassen.

Ich bin mir sicher, wir werden noch viel von Annette Müller und SAN ESPRIT hören.

— Ende —

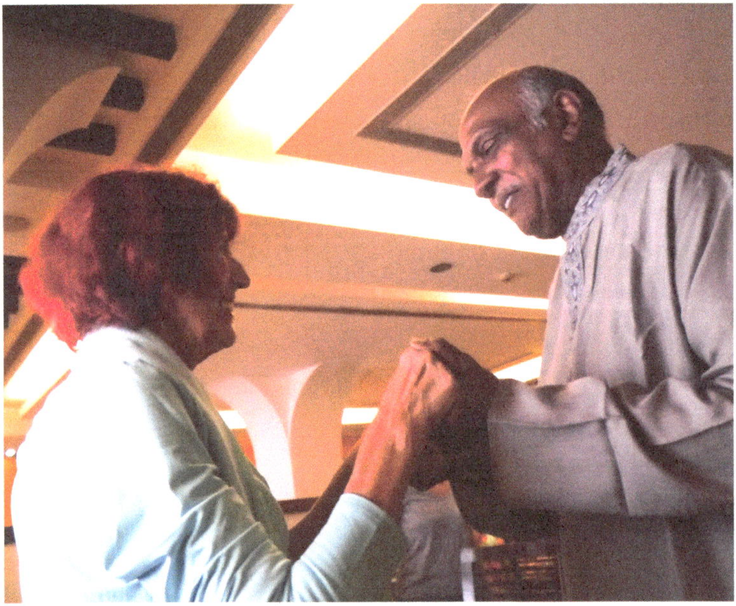

Zita mit Dr. Prabhat Poddar

NACHWORT

von Prof. Dr. Prabhat Poddar

»Jeder hier war zutiefst berührt und sehr bewegt von der Aktion der Heiler ohne Grenzen. Ich habe von sehr vielen positiven Veränderungen erfahren. Die Leute haben mir davon berichtet, wie sie die Energie in ihrem Körper gespürt haben, und dass danach alles besser wurde. Jeder hier war unglaublich begeistert und sehr dankbar für das Engagement. Die Heiler haben sich wirklich sehr gut um die Menschen gekümmert.

Das war eine große Aktion. Das Camp konnte zeigen, welches enorme Potenzial im energetischen Heilen steckt. Es wurde im Ashram sehr viel über das Healing Camp geredet und es ist dort auf viel Begeisterung gestoßen. So wurden die großartigen Ergebnisse als Weckruf vernommen, noch mehr in dem Bereich zu unternehmen, mehr Heilarbeit und weniger Chemie. Nun ist das Bestreben hoch, das ganze Thema der energetischen Flüsse verständlicher zu machen.

Ich wurde deshalb gebeten, Kurse zu veranstalten und genauer zu erläutern, wie das energetische System des Körpers funktioniert.

Die Leute im Ashram sind sehr interessiert daran zu lernen und zu verstehen, wie es im Körper wirkt. Ich kann mir sehr gut eine langfristige Partnerschaft mit den Heilern ohne Grenzen vorstellen, beispielsweise in Form eines Healing-Centers, einem Ort, an dem geheilt und unterrichtet wird, mit Unterkünften für Heiler und Esperenten. So ein Center wäre in Pondicherry leicht möglich. Wir haben noch ein großes Grundstück direkt am Strand. Dort könnten wir gemeinsam etwas Großes errichten. Meine große Vision ist es, so ein Center in jedem Land der Erde zu errichten, um so die Weichen für eine bessere Zukunft zu stellen.

Was ich abschließend noch sagen möchte: Ich bin den Heilerinnen und Heilern von San Esprit sehr dankbar für ihr Wirken. Ihr habt uns das schönste vorstellbare Geschenk gemacht, und das auf eigene Kosten, nur um zu helfen. Die Menschen in Pondicherry und ich, wir sind zutiefst berührt und sehr dankbar. Ich hoffe und wünsche mir, dass sich der Traum der Healing-Centers irgendwann erfüllen wird.«

INTERVIEW

mit Dr. med. Cordelia Schott (Aus der Dokumentation »Eine Reise ins Glück« – 2018 Good Spirit Filmproduktion, München)

Good Spirit:

»Was hat Sie dazu veranlasst eine Studie durchzuführen?«

Dr. Schott:

»Neugier. Wissensdurst. Unbefriedigende Antworten in der Literatur, der Wissenschaft, in Büchern im Internet. Was ich gesehen habe, war zu viel, um es als Schwachsinn abzutun, aber zu wenig, um zu sagen, das ist ein Beleg, das sind Fakten.

Es gibt Studien zum Geistheilen, die divergieren, und auch nicht genug. Als ich keine befriedigende Studie mit Kontrollgruppe fand, das will man immer gerne, also eine Placebo-Gruppe, das ist eine Gruppe die keine Heilung erhält, um sie mit der anderen Gruppe zu vergleichen, mit der Versuchsgruppe, die Heilung erhält, habe ich selbst etwas designed. So ist das über Jahre gewachsen. Erst fand eine große Anwendungsbeobachtung in Indien statt, und dann kontrollierte, prospektiv randomisierte Studien in Deutschland.«

Good Spirit:
»Gibt es schon erste Ergebnisse dazu?«

Dr. Schott:
»In der Studienbegleitung der Heiler in Indien war, soweit ich das nachvollziehen kann, sichtbar, dass viele Erfolge aufgetreten sind. Das deckt sich tatsächlich mit den Auswertungen der Studiendaten, die dort erhoben worden sind. Man sieht deutlich sichtbare Effekte vor und nach dieser Heilbehandlung. Die Placebo-Gruppen in Deutschland zeigen keinen wesentlichen Effekt vor und nach der Behandlung. Es geht den meisten etwas besser. Da ist auch statistisch signifikant ein Unterschied zu der Gruppe, die Heilbehandlungen erfahren haben. Ich wage nicht zu sagen, dass man hier wirklich eine wissenschaftliche Aussage machen kann, aber es sind auf jeden Fall Effekte da, die man erklären muss und wo man sich fragen muss, was passiert am Patienten und wieso können wir Effekte messen, vorher und nachher.«

Good Spirit:
»Was heißt das für Sie?«

Dr. Schott:
»Es macht Sinn über den Tellerrand zu gucken, auch wenn man sehr schnell in diese verrufene, esoterische Scharlatan-Ecke gerät. Es war bei vielen, vielen Heilmethoden im Laufe der Jahrhunderte und Jahrtausende sicherlich anfangs so gewesen, dass neue Sachen ausgelacht wurden. Ich bitte jeden,

der Sinn und Verstand hat, und Interesse an Medizin, kritisch zu hinterfragen und hinzugucken, und immer noch eine Frage mehr zu stellen, was es hinter diesen normalen, klassischen Meinungen gibt, die wir immer so als festgemauert sehen.«

Good Spirit:

»Hat Sie der Erfolg bei den Heilern begeistert?«

Dr. Schott:

»Das ist völlig persönlich. Wenn Sie eine Studie durchführen und Menschen mit Studienbüchern belästigen, und die müssen Daten erheben und akribisch ausfüllen; das ist total anstrengend. Aber den Eindruck hatte ich bei den Heilern in Indien nicht. Sie haben mit einem Lächeln diese Studienbücher mit Inbrunst ausgefüllt, sehr akribisch und überdurchschnittlich vollständig. Ich habe das natürlich von der Ferne aus Deutschland über Video begleitet, die sahen glücklich aus. Am Ende des Tages, einem anstrengenden Tag in einem heißen Land, im Ausland mit sehr viel Heilarbeit und diesen ganzen Studiendaten-Erhebungen, sahen die glücklich aus. Das hat mir gut gefallen.«

—·—

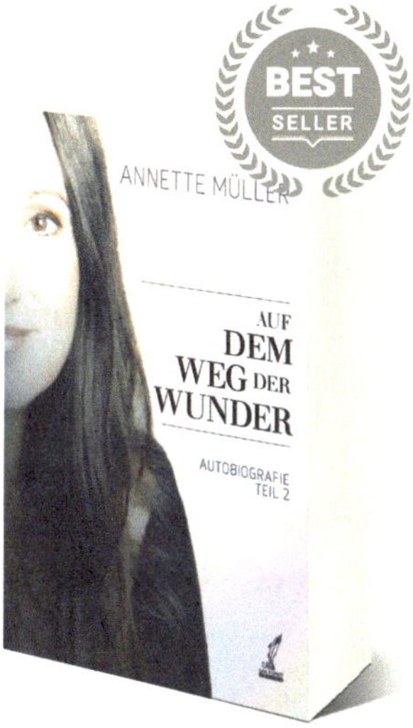

Auf dem Weg der Wunder

Annette Müller, Autobiografie Teil 2

In diesem fesselnden zweiten Teil ihrer Autobiografie enthüllt Annette Müller, wie das Geistige Heilen nicht nur ihr eigenes Leben, sondern auch das zahlreicher anderer Menschen transformiert hat. Die Autorin reflektiert über ihren erstaunlichen Werdegang zur Bewusstseinsevolutionärin und Botschafterin für das energetische Heilen. Dieser ist nicht ohne Herausforderungen und persönliche Opfer. Sie öffnet ihr Herz und gewährt Ihnen Einblicke in ihr Leben, ihre Gedanken und ihre außergewöhnlichen Erfahrungen. Sie nimmt Sie mit auf ihre abenteuerlichen Reisen, von Cannes bis Hawaii, erzählt von Begegnungen mit inspirierenden Menschen und teilt Momente der Selbstreflexion und innerer Transformation. Dieses Buch ist nicht nur eine Autobiografie, es ist ein Fenster in ihre Seele, ein ehrliches und authentisches Werk, das Sie tief berühren wird.

Sie erzählt von schwierigen Zeiten und emotional berührenden Momenten auf internationalen Bühnen – diese Autobiografie ist eine Hymne an das menschliche Potenzial, die Kraft des Geistes und die Möglichkeit, eine bessere Zukunft zu gestalten. Ein Buch voller Hoffnung und Inspiration. Tauchen Sie ein in die faszinierende Welt der alternativen Heilmethoden und wie diese in der Gesellschaft zunehmend ihre Anerkennung finden.

Taschenbuch:
ISBN 978-3-943099-34-8
€ 17,49

E-Book:
ISBN 978-3-943099-45-4
€ 14,99

SAN ESPRIT VERLAG

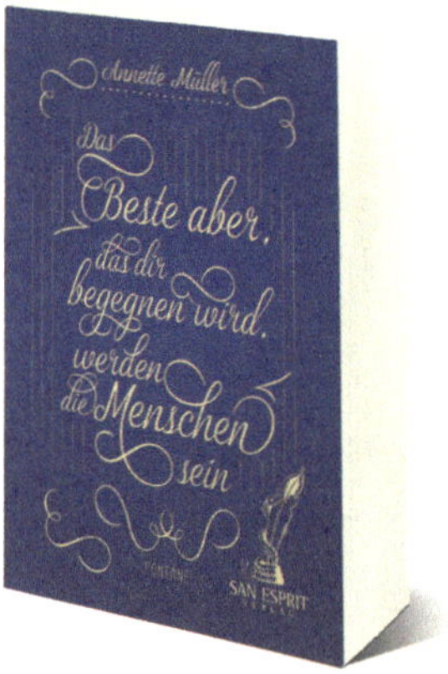

Das Beste aber, das dir begegnen wird, werden die Menschen sein

Annette Müller

Über die wahre Bedeutung des Menschseins

Ein berührendes Buch über faszinierende Begegnungen

Die Autorin Annette Müller leitet lediglich mit einem Prolog in die Lektüre dieses wahrhaft persönlichen Buches ein. Es folgen zwölf berührende Kapitel, in denen Menschen, die der begnadeten Geistheilerin begegnet sind, aus ihrer jeweiligen Perspektive über ihren eigenen Weg zum Geistigen Heilen erzählen.

Diese bewegenden Berichte sind weit mehr als nur Beschreibungen – es sind vielmehr schnörkellose Einladungen, unmittelbar an ganz besonderen Erlebnissen und den damit verbundenen Zweifeln, Ängsten sowie vor allem an der hiermit verbundenen Freude teilzuhaben.

Die Geschichten ermutigen, auf Kräfte zu vertrauen, die in jedem einzelnen von uns schlummern und diese wachzurufen. Das Buch macht uns auf jeder Seite bewusst, dass wir wahrlich Unglaubliches bewirken können, wenn wir alte Pfade und beengende Muster verlassen.

Taschenbuch:
ISBN 978-3-943099-08-9
€ 6,85

www.San-Esprit-Verlag.de

SAN ESPRIT VERLAG

amazinGRACE – Die neue Dimension der Heilung

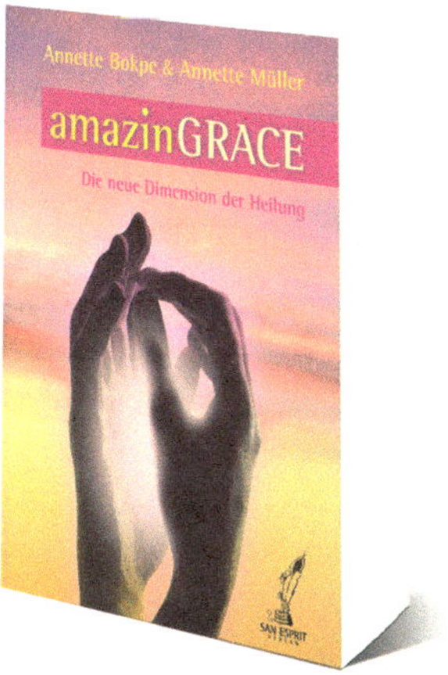

Annette Bokpe & Annette Müller

Mit journalistischen Eifer beginnt Annette Bokpe die Ausbildung zur Heilerin, um ihre Erlebnisse in einem Buch zu dokumentieren. Voller Vorurteile begleitet sie die Seminare – sicher, doch noch das Haar in der Suppe zu finden. Doch schon nach dem ersten Ausbildungswochenende kann sie mit amazinGRACE® Heilerfolge verzeichnen. Eingebettet in die Geschichte ihrer Entwicklung von der belustigten Skeptikerin zur amazinGRACE®-Heilerin, erläutert Annette Bokpe gemeinsam mit Annette Müller die Heilmethode und lässt insbesondere Schüler der ÉCOLE SAN ESPRIT® mit ihren Erfahrungen und Erlebnissen zu Wort kommen. Letztlich erweist sich für Annette Bokpe: Jeder trägt das unglaubliche Potenzial zum Heilen in sich und kann es erfolgreich anwenden.

Annette Bokpe schildert in diesem einzigartigen Buch ihre persönlichen, mitreißenden Erfahrungen auf dem Weg zu ihrer heutigen Berufung: dem Leben und Wirken als begnadete Heilerin. Kommentiert werden die erstaunlichen Erlebnisse und Einsichten, welche sie während ihrer zweijährigen Ausbildung erfährt, von der Begründerin von amazinGRACE® – ihrer Lehrerin und Mentorin Annette Müller.

Taschenbuch:
ISBN 978-3-943099-01-0
€ 14,99

E-Book:
ISBN 978-3-943099-03-4
€ 14,99

Audio:
Dauer: 6 h, 29 min.
€ 11,99

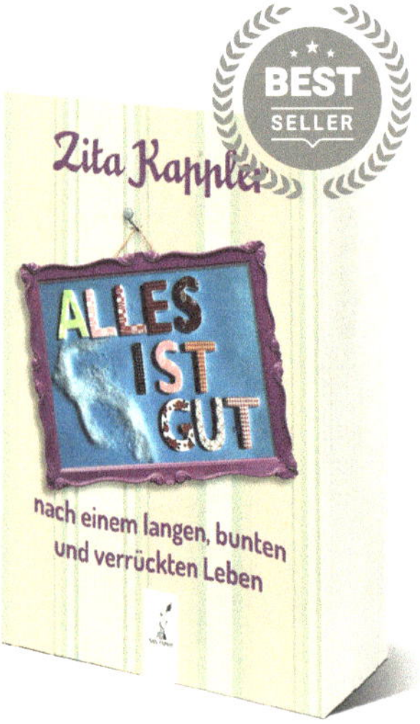

ALLES IST GUT – nach einem langen, bunten und verrückten Leben

---

Zita Kappler

Zita Kappler ist eine außergewöhnliche Frau. 1926 geboren, erlebt sie den Krieg und ist dadurch Zeitzeugin. Es folgen bewegte, spannende Lebensjahre.

Ihr spirituelles Wirken auf andere Menschen entfaltet sich allerdings erst in sehr späten Jahren. Im Alter von 78 Jahren beginnt sie ein ganz neues Leben. Profanes lässt sie hinter sich, wird erfolgreiche Heilerin und unterrichtet das Geistige Heilen an der ÉCOLE SAN ESPRIT®. An der ersten Klinik für Geistiges Heilen betreut sie viele Hilfesuchende. Bis ins ganz hohe Alter wirkt sie als Heilerin sowie als Weisheitslehrerin und sie hat auf unzählige junge und alte Menschen einen maßgeblichen Einfluss. Sie ermutigt zum Umdenken und fordert dazu auf, die eigene Größe zu erkennen und in diese hineinzuwachsen.

Ein Buch, das den Glauben an das Gute im Menschen stärkt, und das mit großer Hoffnung an eine gute Zukunft erfüllt.

Taschenbuch:	E-Book:	Audio:
ISBN978-3-943099-30-0	ISBN 978-3-943099-40-9	9h 18 min
€ 17,49	€ 14,99	€ 14,99

www.San-Esprit-Verlag.de

SAN ESPRIT VERLAG

Ich geh den Weg der Wunder

Annette Müller

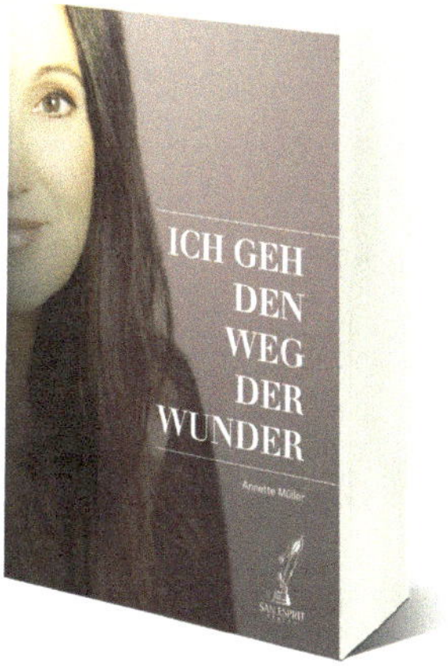

Durch einen Autounfall aus ihrem geschäftigen Leben als Verlagskauffrau herauskatapultiert, fand Annette Müller nach einer darauffolgenden Odyssee durch die Schul- und Alternativmedizin den Weg zu einem Geistheiler.

Die Begegnung mit den geistigen Kräften berührte sie so sehr, dass sie diesen Weg der Heilung weiter beschritt und schließlich selbst das Geistige Heilen erlernte. Heute leitet sie die erste stationäre Fachklinik für Geistiges Heilen in Deutschland und die daran angeschlossene Heilerschule ÉCOLE SAN ESPRIT®. In ihrer Autobiografie lässt Annette Müller den Leser Anteil nehmen an ihrem außergewöhnlichen und wechselvollen Leben. Spannend und lebensnah werden die schicksalhaften Ereignisse geschildert, die sie schließlich zur erfolgreichen Geistigen Heilerin werden ließen.

Taschenbuch:
ISBN 978-3-943099-00-3
€ 8,75

E-Book:
ISBN 978-3-943099-02-7
€ 8,99

Audio (english):
ISBN 978-3-943099-24-9
€ 11,95

www.San-Esprit-Verlag.de

SAN ESPRIT VERLAG

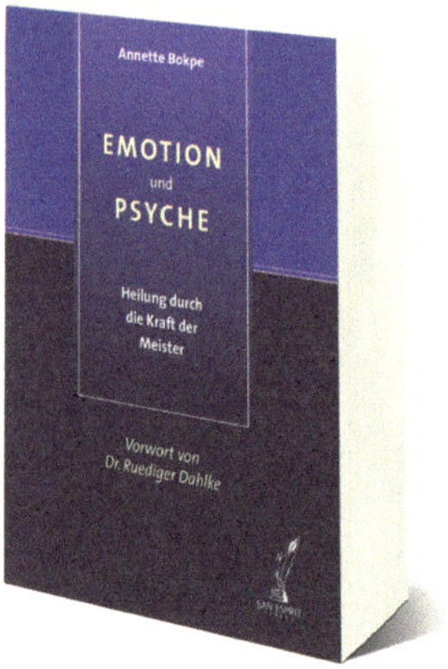

Emotion und Psyche – Heilung durch die Kraft der Meister

Annette Bokpe

Jeder hat sie in sich, die göttliche Energie. Aber kaum jemand ahnt, wie man sie sich zugänglich machen kann. Auch Annette Bokpe war kritisch, als sie von ihrer Freundin und Mentorin Annette Müller erfuhr, wie einfach es sein kann, diese kraftvolle Energie zu nutzen, um damit andere Menschen und sogar sich selbst zu heilen.
Die von Annette Müller entwickelten Methoden SKYourself® und amazinGRACE® bergen einen Zugang zu dem Jahrtausende alten Wissen großer spiritueller Meister. Die damit bislang bei vielen Menschen erzielten Heilerfolge sind jenseits der herkömmlichen Vorstellungen unserer Gesellschaft: Psychische Konditionierungen, die uns den Weg zu unserem wahren Selbst verstellen, werden mit SKYourself® aufgelöst.

Aus dem Vorwort von Dr. med. Rüdiger Dahlke:
»Ich kann dieses Buch nur jedem empfehlen, der seinen Horizont und sein Bewusstsein erweitern will. Dieses Buch zielt auf alle, die noch nicht ganz eingeschlafen sind und stattdessen komplett erwachen wollen. Daher gibt es ein ungeheuer großes Potenzial an Lesern, für die dieses Buch einen wichtigen und entscheidenden Impuls auf ihrem Lebensweg darstellen kann.«

Taschenbuch:
ISBN 978-3-943099-10-2
€ 14,99

E-Book:
ISBN 978-3-943099-19-5
€ 14,99

www.San-Esprit-Verlag.de

SAN ESPRIT VERLAG

Gedanken zur Menschlichkeit

Annette Müller

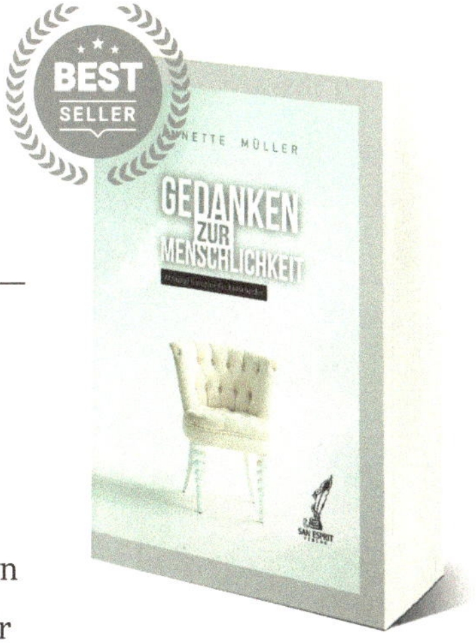

Wer in der westlichen Welt lebt, ohne darüber nachzudenken, wer er ist, wo ihn sein Weg hinführt und was das Leben für einen Sinn hat, der ist meist in gewisser Weise unglücklich. Obwohl wir global betrachtet im Vergleich zu ärmeren Regionen sprichwörtlich in Saus und Braus leben, tragen wir eine große Unzufriedenheit in uns. Wir sind gefangen im Hamsterrad des Lebens. Was dabei auf der Strecke bleibt, ist unser Bewusstsein. Dabei kann jeder sein Bewusstsein weiterentwickeln und zum Bewusstseins-Evolutionär werden, indem er sich auf alte Weisheiten besinnt, sich nach innen wendet und Möglichkeiten findet, sich selbst weiterzuentwickeln.

Mit »Gedanken zur Menschlichkeit« präsentiert Annette Müller wertvolle Impulse, die dazu anregen sollen, das eigene Menschsein zu hinterfragen und den Aufbruch zu wagen in eine bewusstere, selbstbestimmtere Zukunft.

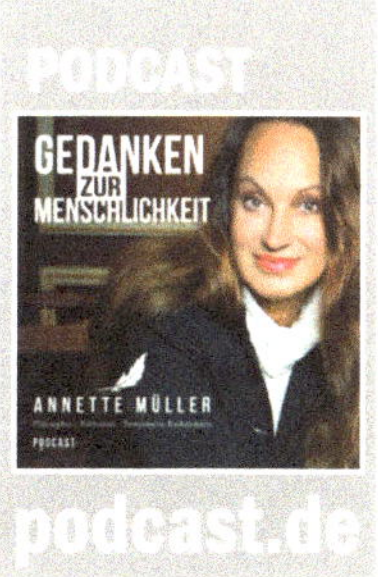

Taschenbuch:
ISBN 978-3-943099-31-7
€ 17,49

E-Book:
ISBN 978-3-943099-41-6
€ 14,99

www.San-Esprit-Verlag.de

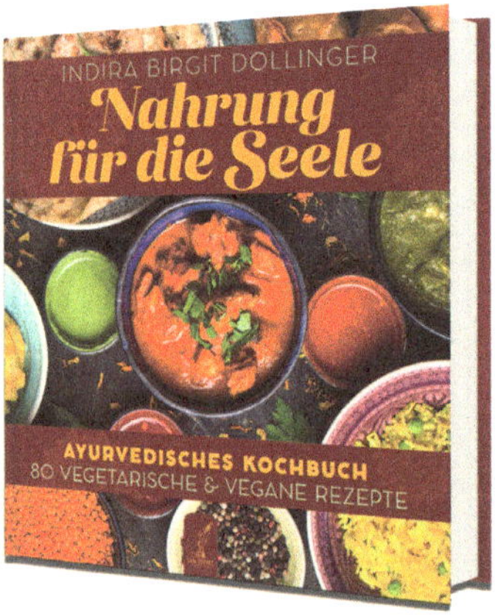

NAHRUNG FÜR DIE SEELE
80 vegetarische & vegane Rezepte

Indira Birgit Dollinger

Dieses Buch vermittelt Wissen und Können. Es ist eine Fusion der Ayurvedischen Ernährungs- und Kochphilosophie sowie der westlichen Ernährungslehre. Für westlich geprägte Menschen wird hier die Ayurveda-Philosophie verständlich und nachvollziehbar dargestellt. Dadurch kann man sich mit dem Basiswissen der Philosophie, den Konstitutionstypen, den unterschiedlichen Geschmäckern und mit der Ayurvedischen Küche vertraut machen. Man findet ein gesundes Mittelmaß zwischen typgerechter Ernährung, Geschmack und vor allem auch Genuss.

Das Besondere an den Rezepten ist die Kombination aus ayurvedisch, vegetarisch und vegan. Alle Rezepte bieten eine gesunde und schmackhafte Alternative zur herkömmlichen Ernährung. Dabei spielen die Freude am Kochen und Essen eine ganz wichtig Rolle.

ISBN 978-3-943099-32-4
Hardcover
€ 23,99

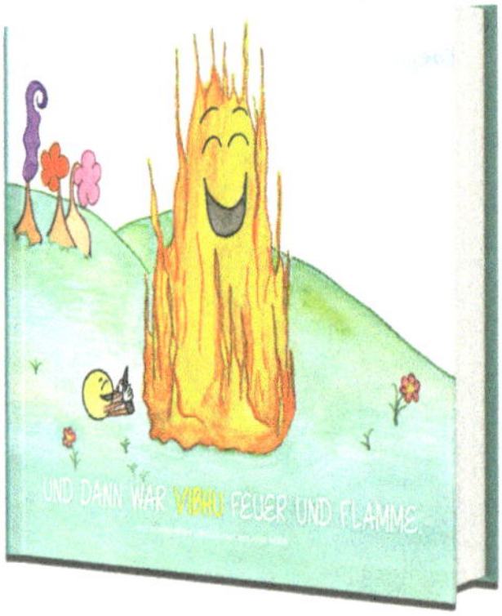

... und dann war Vibhu Feuer und Flamme

Text und Idee von **Annette Müller**
Illustration von **Anya Müller**

Vibhu ist zwar nur ein Stück Holz, ein kleines und ganz gewöhnliches, und dennoch schafft das kleine Ding Außergewöhnliches. Es bringt fertig, was selbst so manche Könige, Staatspräsidenten, Supermanager und Superreiche nie schaffen. Sie alle wollen die Spitze erklimmen, dort sein, wo kaum jemand ankommt, dem Himmel ganz nahe sein und sich von der Sonne liebevoll streicheln lassen. Auch Vibhu will das. Aber dieses kleine Holz sieht, wie einsam und kalt es dort oben ist. Wieder zurück auf der Erde, bei sich angekommen, erlebt Vibhu eine Überraschung. Da ist jemand, der in ihm viel mehr als ein Stück Holz erkennt – er kann Vibhu nämlich entfachen und sich an ihm wärmen. Eine Erfahrung, die Vibhus Welt verändert und ein Lebensgefühl, mit dem Vibhu die Welt verändert.

Ursprünglich hatte Annette Müller gar nicht vor, diese Geschichte zu schreiben, um sie einer großen Leserschaft zu präsentieren. Die Autorin wollte lediglich mit einer Parabel verständlich machen, was im Kern ihrer eigentlichen beruflichen Tätigkeit geschieht. Sie ist Leiterin der ersten Fachklinik für geistiges Heilen in Deutschland und Gründerin der Heilerschule École San Esprit®.

Hardcoverbuch:
ISBN 978-3-943099-06-5
€ 11,95

www.San-Esprit-Verlag.de

SAN ESPRIT VERLAG

Audio-Books, deutsch

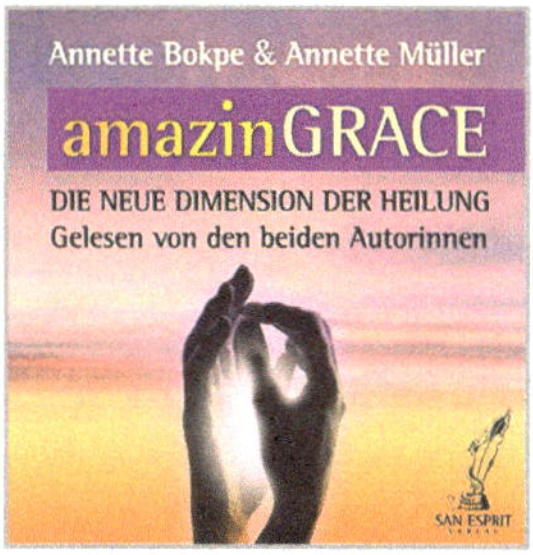

amazinGRACE

Die neue Dimension der Heilung

ISBN 978-3-943099-22-5
€ 11,99
Sprecher: Annette Bokpe,
Annette Müller
Spieldauer: 6 h und 29 min.

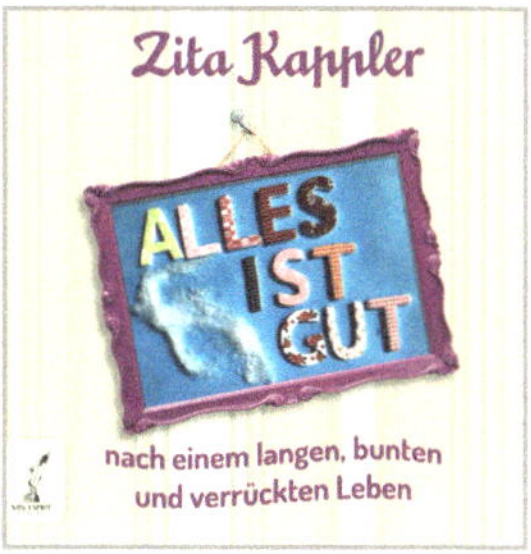

ALLES IST GUT – Nach einem langen, bunten und verrückten Leben

ISBN 978-3-943099-43-0
€ 14,99
Gesprochen von: Zita Kappler
Spieldauer: 9h 18 min

PODCAST

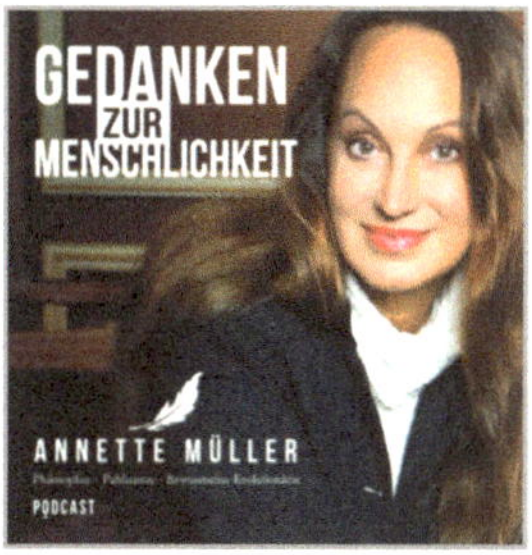

Gedanken zur Menschlichkeit

podcast.de

www.San-Esprit-Verlag.de

SAN ESPRIT VERLAG

Audio-Books, english

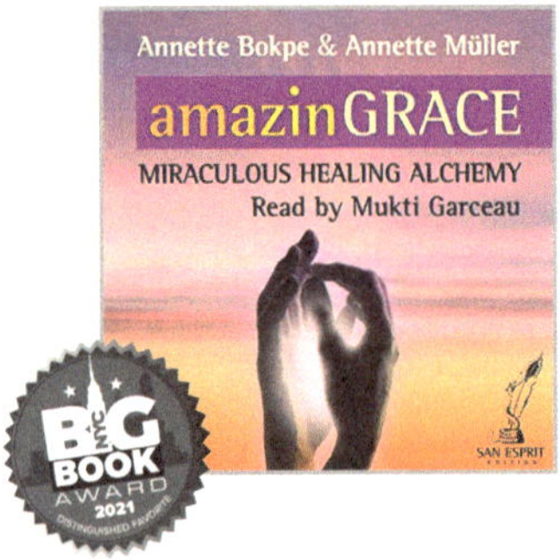

amazinGRACE

Miraculous Healing Alchemy

ISBN 978-3-943099-23-2
€ 11,99
Annette Bokpe und Annette Müller
Read by: Mukti Garceau
Time: 6 h und 3 min.

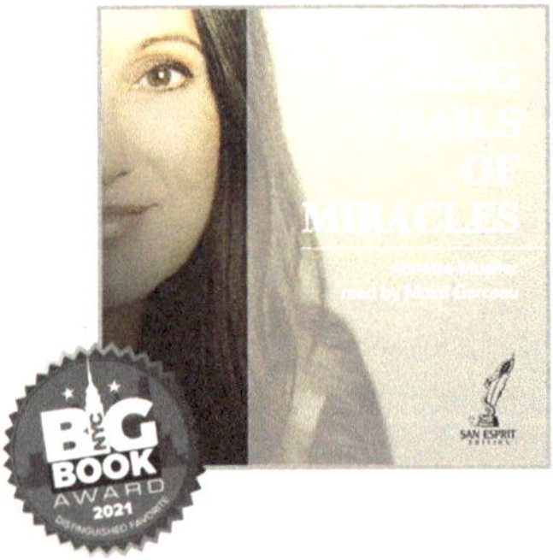

BLAZING TRAILS OF MIRACLES

ISBN 978-3-943099-24-9
€ 11,99
Annette Müller
Read by: Mukti Garceau,
Time: 3 h und 57 min.